CACHEXIA AND SARCOPENIA

悪液質と
サルコペニア

リハビリテーション栄養アプローチ

荒金英樹　若林秀隆　編著

医歯薬出版株式会社

This book was originally published in Japanese
under the title of :

AKUEKISHITSU TO SARUKOPENIA – REHABIRITĒSHON EIYŌ APURŌCHI
(Cachexia and Sarcopenia – Rehabilitation Nutrition Approach)

Editors :
ARAGANE, Hideki
  Chief, Digestive Surgical Division, Aiseikai Yamashina Hospital

WAKABAYASHI, Hidetaka
  Assistant Professor, Department of Rehabilitation Medicine,
  Yokohama City University Medical Center

©2014 1st ed.

ISHIYAKU PUBLISHERS, INC.
  7-10, Honkomagome 1 chome, Bunkyo-ku,
  Tokyo 113-8612, Japan

巻頭に寄せて

　多くの医療の現場で栄養サポートチーム (NST) が整備され，栄養療法に関する最新の知見が臨床現場に導入されるようになり，多くの患者に福音がもたらされるようになりました．しかし，私自身，消化器外科医として手術，抗がん剤などのがん治療に従事し，ときに進行していくがん患者さんの終末期を支援させていただくなかで，がん治療における栄養サポートの重要性とともに，薬物療法，栄養療法の限界も感じるようになりました．

　近年，欧米を中心に悪液質についての新たなコンセンサスが提唱され，悪液質の定義，病態，病期の設定に加え，リハビリテーションを含めた多方面からの介入の必要性が盛り込まれ，薬物療法，栄養療法単独での介入の限界を感じ始めていた医療現場に大きなインパクトを与えました．そうした機運が国際的にも醸成されてきた時期に，わが国でリハビリテーションには栄養が必要という「リハビリテーション栄養」の概念との出会いはリハビリテーションの知識の乏しい自分にとってまさに天恵でした．その出会いのおかげで日本リハビリテーション栄養研究会の第2回大会が，悪液質をテーマに京都で開催され，多くの先生方とディスカッションを重ねていくなかで本誌の企画が考想されました．

　悪液質については過去にも多くの知見が報告されてきましたが，新たな定義，病期，栄養療法だけではなくリハビリテーション，精神療法などの多職種による複合的な介入の必要性が提唱されたことにより，従来の知見が見直され，新基準に基づいた臨床試験がはじまり，新たな知見が得られることが期待されています．本書はこうした悪液質の概念の黎明期に，最前線でご活躍されている先生方のご協力のおかげで，がんだけではなく，さまざまな疾患に対して最新の情報が数多く盛り込まれ，悪液質に関する研究の現状を明示にした他に類をみない書になったと自負しています．是非，多くの方々に，本書を手にとっていただき，新たな研究，眼前の患者さんへの最適な治療，支援を考える一助にしていただければと願っています．

　最後にご多忙のなか，執筆いただきました先生方には本書の主旨にご理解，ご協力いただきましたこと，厚く御礼申し上げます．また，慣れない監修作業のなかで至らぬところを調整，ご指導いただきました医歯薬出版株式会社の小口真司さんにあらためて深謝申し上げます．

2014年2月吉日
荒金英樹
若林秀隆

【編者】

荒金　英樹（あらがね　ひでき）	愛生会山科病院消化器外科
若林　秀隆（わかばやし　ひでたか）	横浜市立大学附属市民総合医療センターリハビリテーション科

【執筆者】

森　　直治（もり　なおはる）	藤田保健衛生大学医学部外科・緩和医療学講座
東口　髙志（ひがしぐち　たかし）	藤田保健衛生大学医学部外科・緩和医療学講座
佐久間邦弘（さくま　くにひろ）	豊橋技術科学大学健康支援センター
網谷真理恵（あみたに　まりえ）	鹿児島大学医歯学総合研究科地域医療学分野
乾　　明夫（いぬい　あきお）	鹿児島大学医歯学総合研究科社会行動医学講座心身内科学分野
池永　昌之（いけなが　まさゆき）	淀川キリスト教病院ホスピス・こどもホスピス病院
吉田　貞夫（よしだ　さだお）	沖縄メディカル病院内科，金城大学
豊田　義貞（とよた　よしさだ）	松井調剤薬局まつばら
若林　秀隆（わかばやし　ひでたか）	横浜市立大学附属市民総合医療センターリハビリテーション科
仁田美由希（にった　みゆき）	愛生会山科病院栄養科
柏木雄次郎（かしわぎ　ゆうじろう）	関西福祉科学大学心理科学部心理科学科
大野　　綾（おおの　りょう）	総合病院聖隷浜松病院リハビリテーション科
荒金　英樹（あらがね　ひでき）	愛生会山科病院消化器外科
佐藤　　弘（さとう　ひろし）	埼玉医科大学国際医療センター消化器外科
安井　久晃（やすい　ひさてる）	神戸市立医療センター中央市民病院腫瘍内科
片倉　　朗（かたくら　あきら）	東京歯科大学口腔病態外科学講座
辻　　哲也（つじ　てつや）	慶應義塾大学医学部リハビリテーション医学教室
飯田　有輝（いいだ　ゆうき）	愛知県厚生連海南病院リハビリテーション科
高橋　浩平（たかはし　こうへい）	田村外科病院リハビリテーション科
石田　順朗（いしだ　じゅんろう）	田園調布中央病院総合診療科
小川　佳子（おがわ　よしこ）	帝京大学医療技術学部スポーツ医療学科
上月　正博（こうづき　まさひろ）	東北大学大学院医学系研究科機能医科学講座内部障害学分野
海堀　昌樹（かいぼり　まさき）	関西医科大学外科学講座
水田　敏彦（みずた　としひこ）	伊万里有田共立病院
西口　修平（にしぐち　しゅうへい）	兵庫医科大学肝胆膵内科
増子　佳世（ますこ　かよ）	山王メディカルセンター内科，国際医療福祉大学臨床医学研究センター
東別府直紀（ひがしべっぷ　なおき）	神戸市立医療センター中央市民病院麻酔科／NST

（執筆順）

悪液質とサルコペニア
リハビリテーション栄養アプローチ

目次

第1章 悪液質とサルコペニア ……………………………………………………… 1

1. 悪液質とは ……………………………………………………………………… 2
定義 2／症候 4／分類 6／今後の課題 8

2. サルコペニアとは ……………………………………………………………… 11
サルコペニアとは 11／サルコペニアの分子メカニズム 12／おわりに 16

3. 悪液質のメカニズム …………………………………………………………… 18
悪液質 18／食欲・摂食調節 18／悪液質での食思不振 19／悪液質におけるサイトカイン 19／悪液質における脳-腸-脂肪-筋のクロストーク 20／サルコペニア 23／筋萎縮のメカニズム 25／グルココルチコイドとインスリン 26／おわりに 27

4. 悪液質の対応 …………………………………………………………………… 29
①緩和ケア総論：悪液質に対する緩和ケア ……………………………………… 29
ホスピスから緩和ケアへ 29／緩和ケアの変化 30／わが国の緩和ケアとがん対策 32／緩和ケアにおけるがん悪液質の疫学と症候 34／全人的苦痛の視点からみた悪液質に対する緩和ケア 35

②リハビリテーション栄養総論 …………………………………………………… 37
リハビリテーションと栄養の相補的な関係 37／リハビリテーション栄養とは 38／リハビリテーション栄養の実践 39／リハビリテーション栄養の悪液質への応用 41／がん悪液質のステージとリハビリテーション栄養の必要性 42／リハビリテーション栄養とチーム医療 42／おわりに 42

③薬物療法 …………………………………………………………………………… 45
悪液質における薬物療法の位置付け 45／薬効の概念 45／薬剤別各論 48

④運動療法 …………………………………………………………………………… 53
悪液質による運動機能低下 53／運動機能評価 54／悪液質の運動療法 57

⑤栄養療法 …………………………………………………………………………… 60
悪液質による栄養障害 60／二次性の栄養障害の予防 60／悪液質の病期に応じた栄養カウンセリング 63／家族を含めた栄養指導 64

⑥心理療法 …………………………………………………………………………… 65
悪液質による心理障害 65／心理評価 66／悪液質の心理療法 68

⑦摂食・嚥下リハビリテーション ………………………………………………… 70
悪液質による摂食・嚥下障害 70／摂食・嚥下機能評価 71／悪液質の摂食・嚥下リハビリテーション 73

v

第2章 主な疾患の悪液質に対するリハビリテーション栄養　77

1. がん　78
①総論　78
はじめに　78／がん悪液質の定義　79／がん悪液質の病態　79／悪液質のステージ　80／がんと栄養　81／介入方法　81／何を目標にするか　83

②外科周術期　85
はじめに　85／がん悪液質に対するリハビリテーション栄養　85／周術期管理の工夫　87／おわりに　90

③化学療法（がん薬物療法）　92
はじめに　92／進行・再発がんにおける栄養障害　92／進行・再発がんに対する化学療法　94／がん悪液質に対するリハビリテーション栄養　96／GPSと免疫栄養療法　97／新規の薬物療法　99／おわりに　99

④口腔衛生　101
がん悪液質に対する口腔ケアの重要性　101／症状　102／対応　103／周術期口腔機能管理　104

⑤がんリハビリテーション　106
がんリハビリテーションの必要性　106／がんリハビリテーションの概要　106／がん悪液質とリハビリテーション　109／がんリハビリテーションの実際　111

2. 慢性心不全　115
はじめに　115／心臓悪液質とは　115／心臓悪液質の病態　116／慢性心不全の骨格筋　116／心臓悪液質に対するリハビリテーション栄養　117／心臓悪液質の栄養管理　118／心臓悪液質の運動処方　119／おわりに　119

3. 慢性閉塞性肺疾患　122
はじめに　122／COPDにおける低栄養の原因　122／COPDと悪液質　123／COPDとサルコペニア　124／COPDに対する介入　125／COPDに対する終末期医療　129／おわりに　129

4. 慢性腎不全　133
はじめに　133／PEWとは　133／PEWの診断基準と疫学　135／PEWに対するリハビリテーション栄養　137／おわりに　142

5. 肝機能障害　144
はじめに　144／肝臓疾患別リハビリテーション　144

6. 膠原病　153
はじめに　153／リウマチ悪液質の定義・診断基準　154／リウマチ悪液質の疫学　155／リウマチ悪液質のリハ栄養－生物学的製剤の時代（biologic era）にどう介入するか　156／その他の膠原病と悪液質　158／おわりに　159

7. 敗血症　162
はじめに　162／敗血症とは　162／炎症状態が全身に与える影響：敗血症から悪液質に陥る機序　164／ICU関連筋力低下症と敗血症　165／敗血症の治療　166／その他のICUAWのリスク因子　170／おわりに　170

索引　173

第1章

悪液質とサルコペニア

第1章 悪液質とサルコペニア

1. 悪液質とは

> **ポイント**
> ○悪液質は慢性消耗性疾患をベースとして生じる，筋肉量の減少を主徴とした複合的な代謝異常の症候群で，身体機能の低下，生活の質の悪化，治療毒性の増強，予後の悪化をもたらす．
> ○慢性消耗性疾患における悪液質，およびがん悪液質の定義やステージ分類が発表され支持を集めつつあるが，診断基準はいまだ流動的である．
> ○進行した悪液質の段階で栄養状態を改善することは困難で，早期からの栄養サポートによる低栄養の予防が重要と考えられている．

定義

1. 悪液質をめぐる歴史

悪液質はがんに限らず，呼吸不全や心不全などの慢性消耗性疾患においてみられる栄養不良の終末像で，衰弱した状態を指す言葉として古くから用いられてきた[1,2]．悪液質の主症状である体重減少，食思不振を伴う衰弱状態は，聖書や古代ギリシャの文献にも記載があるが[2]，悪液質を意味する英語 "cachexia" は，ギリシャ語の kakós（bad）と hexis（condition）に由来し[3]，古くは紀元前1世紀のローマの医師の記述に登場している[1]．現在に至るまで多くの歴史上の人物が，がんなどの慢性消耗性疾患の進行とともに，悪液質と考えられる状況に陥ったことは，さまざまな歴史書のなかに描かれている[2]．

多くの疾患の治療成績が向上した現代医学において，慢性疾患における難治性の消耗状態である悪液質の克服が次第に強く求められるようになった．1970年代以降，高カロリー輸液をはじめ，種々の栄養療法が，進行がん患者の栄養不良の改善のため試みられてきたが[4-6]，通常の飢餓に対する効果とは異なり，悪液質に対しては必要エネルギーや栄養素を補う原則的な栄養療法では十分な成果をあげることができず，悪液質は種々の代謝異常を伴う，治療抵抗性の栄養不良の症候群で，飢餓とは異なる病態[3,7]であることが知られるようになった．

慢性消耗性疾患の栄養不良の進展に，炎症，インスリン抵抗性，蛋白・脂質分解などの代謝異常がみられることは比較的早くから専門家の間では認識されていた[8]が，悪液質の定義・診断基準は，体重減少や食思不振を中心に考えられてきた[2,9,10]．

2000年代に入り，筋肉量の減少[11]，種々の代謝異常[12]，難治性の栄養不良[13]，複雑な機序による症候群[14] などの表現を用いた悪液質の定義が報告されるようになったが，臨床現場と研究者に受け入れられる悪液質の明確な定義の欠如は，慢性消耗性疾患の栄養不良を指す言葉の混乱を招き，悪液質患者の治療や早期発見，治療方法のメタアナリシスなどの研究の障害となるため，世界規模で定義の必要性が叫ばれるようになった[7,15]．

2. 慢性消耗性疾患における悪液質の定義

2006年末に米国ワシントンで行われた欧米のエキスパートによるCachexia Consensus Working Groupで，「悪液質は基礎疾患によって引き起こされ，脂肪量の減少の有無にかかわらず，筋肉量の減少を特徴とする複合的代謝異常の症候群である．臨床症状として成人では体重減少（体液貯留を是正して評価），小児では成長障害がみられる（内分泌疾患を除外して評価）．食思不振，炎症，インスリン抵抗性，筋蛋白分解を高頻度に認める．悪液質は飢餓，加齢による筋肉量の減少，うつ病，吸収障害や甲状腺機能亢進とは異なる病態で，疾患罹患率を増加させる」[7] と慢性消耗性疾患における悪液質の定義がなされ（以下，ワシントン定義），それまで混乱があった悪液質の概念を明確にした画期的なものとなった．

3. がん悪液質の定義

ワシントン定義ではがんに限らず慢性疾患全般を対象としていたため，他の慢性疾患に比較し経過が早いなどのがんの特性を考慮した悪液質の定義が求められるに至った．いくつかのがん悪液質の定義や診断基準が提唱され，2006年にFearonらは，①10％以上の体重減少，②1,500kcal/日未満の経口摂取，③全身の炎症反応，CRP>1.0 mg/dLの3項目をあげており[12]，2009年のSCRINIO Working Groupの10％以上の体重減少の有無と食思不振，早期満腹感あるいは倦怠感の有無による悪液質の状態の分類[1] が，それぞれ単施設での悪液質患者のデータに基づいたものとして報告されている．

その後，European Palliative Care Research Collaborative（EPCRC）から「がん悪液質とは，栄養療法で改善することは困難な著しい筋肉量の減少がみられ（脂肪量の減少の有無にかかわらず），進行性に機能障害をもたらす複合的な栄養不良の症候群で，病態生理学的には，栄養摂取量の減少と代謝異常によってもたらされる蛋白およびエネルギーの喪失状態である」[16] とがんの特性を考慮した"がん"悪液質についての定義（以下，EPCRCの定義）が提唱され，コンセンサスペーパー[16] とガイドライン[17] 上で紹介された．この定義は，ステージ分類とともに広く利用され，わが国でも日本緩和医療学会「終末期癌患者に対する輸液治療のガイドライン（2013年版）」[18] をはじめ，がん悪液質の標準的な定義として用いられつつある．

4. 悪液質の定義と診断基準

慢性消耗性疾患における悪液質の診断基準として，ワシントン定義では12カ月以内に5％以上の体重減少（あるいはBMI20kg/m^{2}未満）に（a）筋力低下，（b）疲労感，（c）食思不振，（d）除脂肪体重低値，（e）生化学データの異常値（1.CRP>0.5mg/dLあるいはIL-6>4.0pg/ml，2.Hb<12g/dL，3.Alb<3.2g/dL），の5項目中3項目以上がある場合としている（図1）[7]．また，2011年のEPCRCによるがん悪液質の診断基準

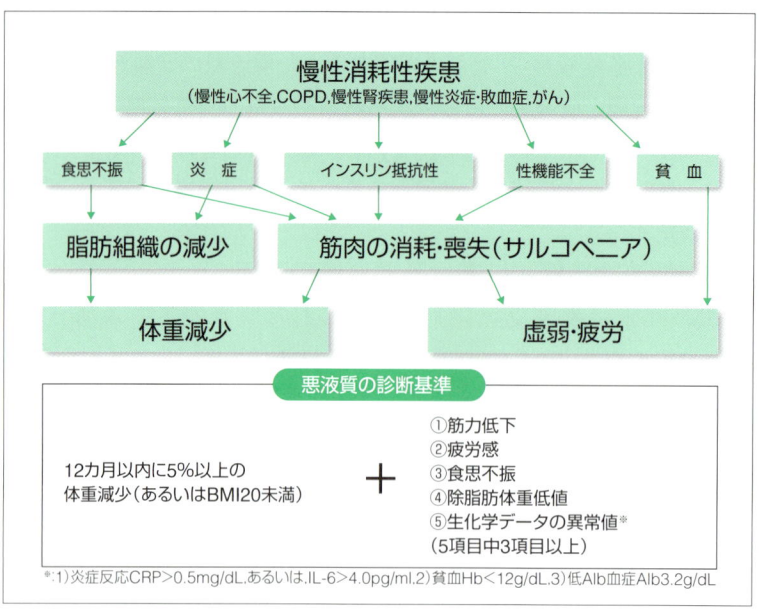

図1　悪液質の病態と診断基準　　　　　　　　　　　　　　　　(Evans et al 2008)[7]

では，A. 6ヵ月間に5％以上の体重減少，B. BMI < 20kg/m² かつ2％以上の体重減少，C. 筋肉減少（サルコニペア）かつ2％以上の体重減少のいずれか[16]としている．

これらの基準は，同時に提唱された定義に基づき，発表されているが，診断基準に関しては議論も多く，確固たる生物学的指標の確立を含め，今後のさらなる検討が必要とされている．

5．わが国における悪液質の定義

わが国でもがんを対象に，悪液質の定義が発表されているが，2000年以降，東口らはがん悪液質を「がん進展に伴う蛋白代謝を主体とする高度の不可逆的な栄養障害，あるいは治療にても制御不能の全身浮腫，胸水，腹水をきたす病態」と定義し，この有無による緩和ケアの栄養サポートの方針（担癌・末期癌患者に対する輸液・栄養管理実施基準）をいち早く発表している[19]．2007年に日本緩和医療学会からが発刊された「終末期癌患者に対する輸液治療のガイドライン」では，「悪性腫瘍の進行に伴って，栄養摂取の低下では十分に説明されない，るいそう，体脂肪や筋肉量の減少が起こる状態」と記載され[20]，改訂された2013年版では，2011年に発表されたEPCRCの定義，ステージ分類が紹介・掲載されている[18]．

症候

1．悪液質をもたらす疾患と病態

悪液質はがん，慢性心不全，慢性腎不全，慢性閉塞性肺疾患，自己免疫疾患，慢性の感染症・敗血症などの慢性消耗性疾患に伴いみられ[7]（**表**）[21]，異化亢進をもたらす代謝異常と，食思不振などによる安静時エネルギー摂取量の減少が複雑に関連して

栄養不良の状態を形成している[7,22]．悪液質の発症機序は次第に解明されつつあるが，いまだ不明な点も多い．炎症性サイトカインの活性化は，さまざまな代謝異常や食思不振に深く関与し，悪液質のメカニズムの中心的な役割を果たしていることが明らかとなり，近年，悪液質は種々のサイトカインを介する全身の炎症状態として捉え

表　慢性消耗性疾患における悪液質の頻度

疾患	頻度（%）
がん	28〜57
慢性心不全	16〜42
慢性腎不全	30〜60
慢性閉塞性肺疾患	27〜35
慢性関節リウマチ	18〜67
HIV/AIDS	10〜35

(Farkas et al 2013)[21]

られるようになっている[3]．悪液質を呈する慢性消耗性疾患では，持続的，慢性的な高サイトカイン血症が，食思不振や慢性炎症，蛋白分解亢進などをもたらし，これに加齢や治療などの要因が加わることで，病態を複雑にしている[15,16,22]．また，がんでは腫瘍における独自の代謝反応，腫瘍から放出される proteolysis-inducing factor (PIF), lipid mobilizing factor (LMF) などの関与があり[22]，腫瘍の進展速度や生物学的態度，抗がん治療による副作用などの要因に重症度が大きく影響される[16]．

2．体重減少

意図しない体重減少は，多くのがん患者が経験する臨床症状の一つ[23]で，さまざまな割合の筋肉量や脂肪量の減少と，機能障害に直結する要因である[10]．体重減少は，食思不振，嚥下障害，通過障害などによる直接的，および疼痛や倦怠感のような間接的な経口摂取量の低下がベースとなり，これに種々の代謝異常，異化亢進が加わり顕著となる[10]．体重減少は，悪液質の定義や診断基準として，早くから用いられており，健康時の10%を超える体重減少がある場合[9]を体重減少ととらえる考え方が多く，その他，さまざまな程度や減少のスピードに基づく基準が提唱されている．近年，体重減少より，より悪液質のアウトカムを反映する筋肉量の減少，体組成変化の評価が重視されるようになりつつあるが，ワシントン定義，EPCRCの定義ともに，体重減少を診断基準の一つとしている．

3．食思不振，早期満腹感，経口摂取量の低下

悪液質の代表的な症状である食思不振は，消化管の機能不全がもたらす早期満腹感とともに経口摂取量の低下を招き，栄養不良の進行，予後に大きく影響する[1]．食思不振には，炎症性サイトカインや視床下部・神経内分泌系の異常が明らかとなり，次第にそのメカニズムも解明されつつある[24]．また，がん悪液質患者の経口摂取量の低下は，消化管の通過障害や種々の抗がん治療の影響が少なくないが，これらの事象もまた，悪液質における経口摂取量の低下として扱うようになっている．ワシントン定義，EPCRCの定義ともに，食思不振あるいは経口摂取量の低下を定義に掲げている．

4．筋肉量の減少，体組成変化，筋力変化

筋肉量の減少は生活の質（以下，QOL）を悪化させ，倦怠感を生ずる誘因となるが，がん患者においては抗がん剤の反応性を低下させるなど，予後にも影響を与える[25]．悪液質では，飢餓とは異なり栄養不良の早い段階から筋肉量の減少がみられ，筋肉量の減少は悪液質の主徴で，不可欠な徴候であるが，簡単に評価を行う指標がないため，定義や診断基準で扱われてこなかった．近年，客観性が高く，比較的簡単に筋肉量を

評価する方法（CTなどの断層画像，二重エネルギーX線吸収測定法，生体インピーダンス法など）が利用できるようになり，代謝異常とエネルギー摂取の不足がもたらすアウトカムとして，悪液質を反映する筋肉量，筋力の評価が重要視されるようになった．また，筋肉量が著明に減少するものの脂肪組織量はあまり変化しない悪液質患者の存在が知られるようになり，ワシントン定義，EPCRCの定義ともに，脂肪組織の減少は必須ではなく，筋肉量の減少を不可欠なものとしており，診断基準において，筋力あるいは筋肉量の減少を評価項目としている．

分類

1. 悪液質のステージ分類

　悪液質でみられる高度の体重減少，食思不振，早期満腹感，貧血，浮腫などの症状は，進行した悪液質で顕著となるが，早い段階では明確でなく，症状の発現に要する時間も原疾患の進行速度や種々の要因によって大きく左右される[12]．近年，悪液質のステージ分類が求められるようになったが，その理由として，（a）進行した悪液質は現在の栄養療法で改善は実質上困難である，（b）悪液質に進行する潜在的な段階（pre cahcexia）を注意喚起することが必要，（c）ステージ分類によって早期の悪液質（pre cahcexia）の生物学的指標を確立できる可能性がある，（d）悪液質の治療より，予防がより重要というコンセンサスができつつある，（e）早期の悪液質から進行した悪液質への移行は一直線ではない，（f）ステージ分類は，治療の適切なタイミングや方法の究明に役立つ可能性が高い，という点をMuscaritoliらは挙げている[3]．悪液質の前段階として，pre cachexiaが提唱されるようになり[1,15]，2010年にEuropean Society for Clinical Nutrition and Metabolism（ESPEN）の2つのSpecial Interest Group（SIG）であるcachexia-anorexia in chronic wasting diseasesとnutrition in geriatricsからコンセンサスペーパーが発表され[3]，前述のステージ分類が必要な理由が述べられている．ここでは，"pre cachexia"と"cachexia"の二段階としたことについて，悪液質の多くの段階へのステージ分類は，医療従事者や介護者に混乱や，診断の遅れを招く恐れがあり，2つのグレードに分けたとしている．

　その後，がん患者において，"severe cachexia"[15]あるいは"late cachexia"[10]などとよばれていた高度に悪液質が進んだ段階が，ESPENやEPCRCなどから"refractory cachexia"とよばれるようになり[10,16,17]，"pre cachexia"，"cachexia"，"refractory cachexia"と3段階のステージ分類（**図2**）[16]が提唱されるに至った．

2. 前悪液質

　前悪液質（pre cachexia）は悪液質（cachexia）に至る前段階で，慢性疾患を背景に，軽度の体重減少，慢性の炎症反応と食思不振のある状態とされている[3]．ESPENのSIG on cachexia-anorexia in chronic wasting diseasesの定義では，a. 慢性疾患がある，b. 過去6カ月間に5%以下の意図しない体重減少，c. 慢性的あるいは繰り返す全身の炎症反応，d. 食思不振やそれに関連する症状があることとしている[3]．また，がんを対象としたEPCRCのガイドラインではほぼ同様に，（a）6カ月以内に5%以下の体重減少，（b）食思不振，（c）耐糖能異常などの代謝異常の発生を診断基準にあげている[16,17]．

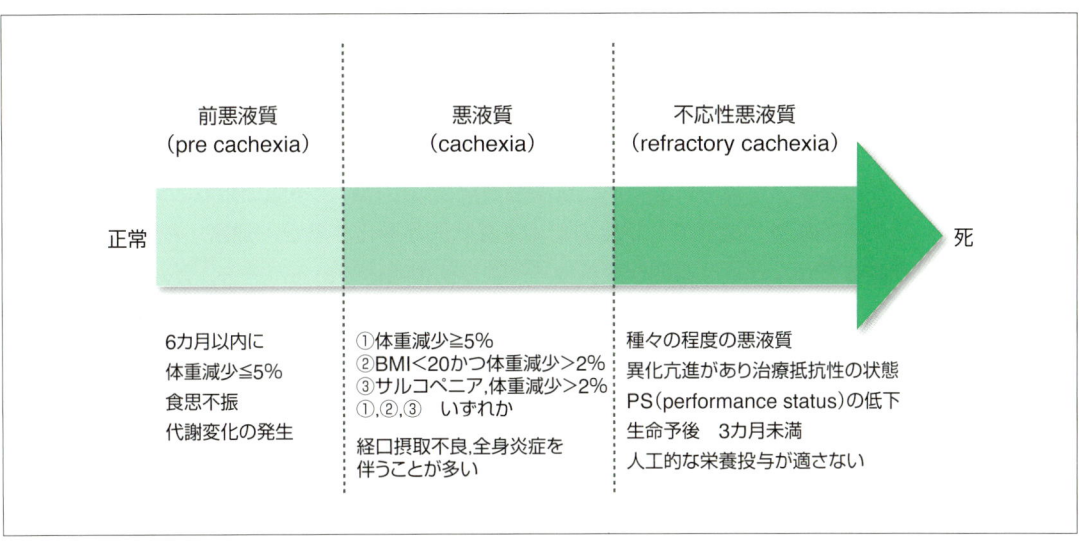

図2 悪液質のステージ　　　　　　　　　　　　　　　　　　　　　　　　　　　　　　（Fearon et al 2011）[16]

前悪液質の定義の明確化により，多施設にわたる大規模疫学研究や，悪液質の進行や筋肉量の減少を遅らせる介入研究などが行われることが期待され[3]，その後，関節リウマチ[26]やがん症例[27]における前悪液質の検証が報告されている．

進行した悪液質に対する有効な治療法が困難な現在，前悪液質の段階での栄養サポートを始め，回避可能な要因による栄養不足を最小限とし，栄養状態の悪化を可及的に遅らせることが重要と考えられているが，現時点で前悪液質の状態を同定する生物学的指標はない[17]．

3．不応性悪液質

不応性悪液質（refractory cachexia）は，高度に進行した，あるいは抗がん治療に抵抗性で，急速に進展するがんのため，もはや体重減少を回復させることが困難な段階を表すとしている[16,17]．診断基準として（a）悪液質の定義を満たす，（b）予後が3カ月未満，（c）PSの低いこと（WHOのPerformance Statusで3か4），（d）抗がん治療に不応，（e）次第に加速する進行性の異化亢進，（f）人工的な栄養投与が適さない，の6項目が記載されている[16,17]が，この基準に関しては，十分な検証が行われていない．このステージでは，人工的な栄養投与の負荷やリスクは，栄養投与によるメリットを上回ると考えられ，栄養サポートは食欲の刺激や，嘔気あるいは食事に関する種々の障害への対応が中心となるとしている．一方，これまで述べてきた悪液質のステージではその病態の主たる原因は，炎症性サイトカインとそれに関連する代謝学的ネットワークによる反応として説明されてきたが，本来ならばサイトカインの上昇とともにエネルギー消費量の増大されるはずである．しかし，実際には死に至る最終段階ともいえる状況でエネルギー消費量および細胞内ATP産生量が増加するとは考えられにくい．最近の間接熱量計を用いた研究では，死に至る2～3週間前にはエネルギー消費量が有意に低下することが報告されている[28]．したがって，この時期における一般的なエネルギー投与はかえって患者の代謝動態に負荷をきたすこと

になり，症状の増悪につながるため，投与量を減ずる必要性が示唆される．

不応性悪液質は，現在，がん悪液質に対する定義，診断基準が提唱され，他の慢性消耗性疾患を想定した定義や検証は行われておらず，今後の課題となっている．

4. がん悪液質ステージ分類の意義

がん患者は，腫瘍による消化管閉塞や抗がん治療による経口摂取の減少など，エネルギー摂取量の絶対的な不足のため栄養状態が悪化するが，通常，この栄養不良は，代謝障害がなければ適切な栄養投与により回復可能である．一方，がんの進行とともに栄養状態は悪化し，十分な栄養投与を行っても，異化亢進，代謝障害のため低栄養の改善は困難となる．がん患者の悪液質の進展においても，炎症性サイトカインの活性化は，種々の代謝異常や食思不振に深く関与ししている[16]が，がん独自のものとして腫瘍から放出されるPIF, LMFの関与，腫瘍組織内における代謝の影響などがあり，抗がん治療の応答性や腫瘍個々の性質が，悪液質の進展に大きく影響する[16,22]．がんは他の慢性消耗性疾患より急速な経過をとることが多く，抗がん治療の成否，応答性自体にもまた，栄養状態が大きく影響するため，より迅速な悪液質のステージ診断が求められる．早期の栄養サポートにより栄養不良の進展を遅延させ，抗がん治療への耐用性を向上できると考えられるようになり，前悪液質の概念が重要視されつつある[1,15]．一方，不応性悪液質は栄養状態の回復が不可能な段階であり，栄養サポートの目的は，栄養状態の改善よりもむしろ症状の制御やQOLの維持・向上を重視したものとなる．不適切なエネルギーや輸液の投与によりQOLを悪化させることがないよう慎重な栄養サポートが求められる（がん悪液質のマネジメント・アルゴリズムについては，第1章4⑥心理療法，p67，図2を参照）．各ステージの診断基準に関してはいまだ議論が多く，検討の余地があるが，"悪液質"の前後にある"前悪液質"と"不応性悪液質"の概念を理解することは，"悪液質"を念頭に置いた栄養管理を行ううえで不可欠となっている．

5. Phenotype（表現型）と genotype（遺伝子型）

悪液質の症候の多様性は，悪液質の進行という時間軸によるステージの概念とともに，phenotype（表現型）の多様性として捉えられるようになっている[16]．食思不振，経口摂取低下，炎症反応，筋肉量減少の程度，肥満の有無やがんの活動性などのphenotypeの違いによって，悪液質の重症度は左右される．Phenotypeを形成する要因の解析は，悪液質の成因や治療，生物学的指標の同定に結びつくと考えられ，症候や炎症反応などついて報告されている[29-31]．Phenotypeは，genotype（遺伝子型）および，抗がん治療をはじめとする種々の環境要因によって影響を受け，悪液質の進展には，炎症を惹起する特定のサイトカインや接着分子の発現に関わる遺伝子をはじめ，いくつもの遺伝子の関与が想定されている[32,33]．

今後の課題

慢性消耗性疾患における悪液質そして，がん悪液質の定義が提唱され，いくつかの異論があるものの，世界中で概ね支持を集めつつあり，悪液質は現在，次のコンセンサスがほぼできている[34,35]．

①進行性の筋肉量（多くの場合，体重，脂肪も）の減少が特徴．
②経口摂取量の低下と種々の代謝変化がみられる．
③経口摂取量の低下は食思不振と，経口摂取に影響を与える原疾患，または治療による有害事象によってもたらされる．
④代謝の変化は悪液質の絶対的な特徴の一つで，炎症反応，蛋白・脂肪分解の増加などが複合的に影響する．
⑤がん悪液質はがんの経過の早期から始まり，潜在性に進行し，次第に明らかな症状を呈する段階へ進展する．
⑥悪液質のもたらす重要な有害事象として，身体機能の低下，QOLの悪化，治療毒性の増強，予後の悪化がある．

　一方，悪液質の診断基準は，ステージ分類の診断基準を含め，いまだ多くの議論があり，合意が得られたとはいいがたい[34]．なかでも悪液質の診断，進展の生物学的指標は，身体所見や血液生化学検査値，画像所見などから種々の評価法が報告されている[36]が，コストや手間，侵襲性の問題があり，いまだ決定的なものはなく[34]，悪液質の早期診断や，進行度評価の障害になっている．この10年間に悪液質をめぐる状況は，新たな段階へステップアップし，そのメカニズムや治療法などの解明に貢献すると予想されるが，さらに世界規模で，十分なコンセンサスが得られる確固たる診断基準や診断指標が確立されることが期待されている[34,35]．　　　（森　直治，東口髙志）

文　献

1) Bozzetti F, Mariani L: Defining and Classifying Cancer Cachexia: A Proposal by the SCRINIO Working Group. *JPEN J Parenter Enteral Nutr* **33**:361-367, 2009.
2) Bennani-Baiti N, Walsh D: What is cancer anorexia-cachexia syndrome? A historical perspective. *J R Coll Physicians Edinb* **39**:257-262, 2009.
3) Muscaritoli M et al: Consensus definition of sarcopenia, cachexia and pre-cachexia: joint document elaborated by Special Interest Groups (SIG) "cachexia-anorexia in chronic wasting diseases" and "nutrition in geriatrics". *Clin Nutr* **29**:154-159, 2010.
4) Nixon DW et al: Hyperalimentation of the cancer patient with protein-calorie undernutrition. *Cancer Res* **41**:2038-2045, 1981.
5) Cohn SH et al: Changes in body composition of cancer patients following combined nutritional support. *Nutr Cancer* **4**:107-119, 1982.
6) Shaw JH: Influence of stress, depletion, and/or malignant disease on the responsiveness of surgical patients to total parenteral nutrition. *Am J Clin Nutr* **48**:144-147, 1988.
7) Evans WJ et al: Cachexia: a new definition. *Clin Nutr* **27**:793-799, 2008.
8) De Wys W: Working conference on anorexia and cachexia of neoplastic disease. *Cancer Res* **30**:2816-2818, 1970.
9) Loprinzi CL: Management of cancer anorexia/cachexia. *Support Care Cancer* **3**:120-122, 1995.
10) Blum D et al; European Palliative Care Research Collaborative: Evolving classification systems for cancer cachexia: ready for clinical practice? *Support Care Cancer* **18**:273-279, 2010.
11) MacDonald N et al: Understanding and managing cancer cachexia. *J Am Coll Surg* **197**:143-161, 2003.

12) Fearon KC et al: Cancer Cachexia Study Group: Definition of cancer cachexia: effect of weight loss, reduced food intake, and systemic inflammation on functional status and prognosis. *Am J Clin Nutr* **83**:1345-1350, 2006.
13) Ohnuma T: Complications of cancer and its treatment. In: Holland-Frei Cancer medicine, 6th ed Kufe DW et al (eds). Hamilton, (ON) BC Becker, 2003.
14) Dahele M, Fearon KC: Research methodology: cancer cachexia syndrome. *Palliat Med* **18**:409-417, 2004.
15) Fearon KCH: Cancer cachexia: developing multimodal therapy for a multidimensional problem. *Eur J Cancer* **44**:1124-1132, 2008.
16) Fearon K et al: Definition and classification of cancer cachexia: an international consensus. *Lancet Oncol* **12**:489-495, 2011.
17) Radbruch L et al: Clinical practice guidelines on cancer cachexia in advanced cancer patients with a focus on refractory cachexia. European Palliative Care Research Collaborative: www.epcrc.org
18) 日本緩和医療学会：終末期癌患者に対する輸液治療のガイドライン（2013年版），2013．
19) 東口髙志・他：末期癌患者の輸液療法．日医師会誌 **132**:61-64，2004．
20) 日本緩和医療学会：厚生労働科学研究「第3次癌総合戦略研究事業 QOL 向上のための各種患者支援プログラムの開発研究」班：終末期癌患者に対する輸液治療のガイドライン（第1版），2007．
21) Farkas J et al: Cachexia as a major public health problem: frequent, costly, and deadly. *J Cachex Sarcopenia Muscle* 2013.〔Epub ahead of print〕
22) Tisdale MJ: Mechanisms of Cancer Cachexia. *Physiol Rev* **89**:381-410, 2009.
23) Blum D et al; Collaborative EPCR: Cancer cachexia: a systematic literature review of items and domains associated with involuntary weight loss in cancer. *Crit Rev Oncol Hematol* **80**:114-144, 2011.
24) Laviano A et al: Cancer anorexia: clinical implications, pathogenesis, and therapeutic strategies. *Lancet Oncol* **4**:686-694, 2003.
25) Fearon K et al: Understanding the mechanisms and treatment options in cancer cachexia. *Nat Rev Clin Oncol* **10**:90-99, 2013.
26) van Bokhorst-de van der Schueren MA et al: Relevance of the new pre-cachexia and cachexia definitions for patients with rheumatoid arthritis. *Clin Nutr* **31**:1008-1011, 2012.
27) van der Meij BS et al: Pre-cachexia and cachexia at diagnosis of stage III non-small-cell lung carcinoma: an exploratory study comparing two consensus-based frameworks. *Br J Nutr* **109**:2231-2239, 2012.
28) 東口髙志・他；知っておきたい癌緩和ケアの進歩 全身症状に対する緩和ケア．外科治療 **96**:934-941, 2007．
29) Del Fabbro E et al: Clinical outcomes and contributors to weight loss in a cancer cachexia clinic. *J Palliat Med* **14**:1004-1008, 2011.
30) Laird BJA et al: Pain, depression, and fatigue as a symptom cluster in advanced cancer. *J Pain Symptom Manage* **42**:1-11, 2011.
31) Scheede-Bergdahl C et al: Is IL-6 the best pro-inflammatory biomarker of clinical outcomes of cancer cachexia? *Clin Nutr* **31**:85-88, 2012.
32) Tan BHL; European Palliative Care Research Collaborative: Identification of possible genetic polymorphisms involved in cancer cachexia: a systematic review. *J Genet* **90**:165-177, 2011.
33) Solheim TS et al: Is there a genetic cause for cancer cachexia? - a clinical validation study in 1797 patients. *Br J Cancer* **105**:1244-1251, 2011.
34) Baracos VE: Pitfalls in defining and quantifying cachexia. *J Cachex Sarcopenia Muscle* **2**:71-73, 2011.
35) Macdonald N: Terminology in cancer cachexia: importance and status. *Curr Opin Clin Nutr Metab Care* **15**:220-225, 2012.
36) Blum D, Strasser F: Cachexia assessment tools. *Curr Opin Support Palliat Care* **5**:350-355, 2011.

第1章　悪液質とサルコペニア

2. サルコペニアとは

> **ポイント**
> ○サルコペニアには，原発性（一次性）と二次性のものがある．
> ○サルコペニアの分子メカニズムには，まだまだ不明な点が多い．
> ○ユビキチン-プロテアソーム経路は，サルコペニアに無関係である可能性が高い．

サルコペニアとは

　わが国では超高齢社会に突入し，国をあげて健康寿命，すなわち高齢者ができるだけ長く通常どおり生活できるような方策が考えられている．老化は身体的に自立している能力を徐々に奪い，日常生活の質を低下させる．高齢者におけるこれらの問題を引き起こす根本的原因は，無意識のうちに進行するサルコペニア（sarcopenia, 加齢性筋肉減弱症），すなわち筋量および筋機能の低下である．サルコペニアは転倒によるケガの危険性を増加させ，身体活動量の減少を引き起こし，それに伴う骨密度の減少，肥満，糖代謝の低下などを引き起こす．30歳を超えると10年おきに筋肉量が3～5%減少し，この減少率は60歳を超えるとさらに加速していく[1]．

　このサルコペニアという言葉は，1989年にRosenbergにより提唱された．ギリシャ語でsarcoは「肉・筋肉」，peniaは「減弱・減少・消失」を意味する．European Working Group on Sarcopenia in Older People（EWGSOP）ではサルコペニアを加齢に伴って生じる原発性（一次性）サルコペニア，活動減少，栄養不足，疾患に伴って生じる二次性サルコペニアに分類している（**表**）[2]．EWGSOPが提唱したサルコペニア診断には，歩行速度，握力，筋肉量が用いられる．サルコペニア診断における基準は欧米においてしっかり確立しているが，体型が明らかに異なる日本人には適していない．日本人対象のサルコペニア診断の簡易基準がいくつか提唱されているが，これが有用であるか検証が必要である．

　サルコペニアの分子メカニズムははっきりと解明されていないが，①骨格筋幹細胞（衛星細胞）の活性化機構の変化[3]，②内分泌系の機能変化（ホルモン，成長因子，炎症性サイトカインの分泌量変化）[4]，③酸化ストレスによるミトコンドリアDNAの変異とそれに起因した筋核アポトーシスの増加，④筋組織における栄養素や力学的負荷刺激に対する応答性の低下などがあげられる．おそらくサルコペニアはいくつか

表　サルコペニアの分類

○原発性サルコペニア (Primary sarcopenia)	
加齢性サルコペニア (Age-related sarcopenia)	加齢以外に明らかな原因がないもの (No other cause evident except ageing)
○二次性サルコペニア (Secondary sarcopenia)	
活動関連サルコペニア (Activity-related sarcopenia)	寝たきり，不活発な生活習慣，失調あるいは無重力状態が原因となり得るもの (Can result from bed rest, sedentary lifestyle, deconditioning or zero-gravity conditions)
疾患関連サルコペニア (Disease-related sarcopenia)	重症臓器不全（心臓，肺，肝臓，腎臓，脳），炎症性疾患，悪性腫瘍や内分泌疾患に付随するもの [Associated with advanced organ failure (heart, lung, liver, kidney, brain), inflammatory disease, malignancy or endocrine disease]
栄養関連サルコペニア (Nutrition-related sarcopenia)	吸収不良，消化管疾患，あるいは食思不振を起こす薬剤使用などに伴うエネルギーおよび／または蛋白質の摂取量不足に起因するもの (Results from inadequate dietary intake of energy and/or protein, as with malabsorption, gastrointestinal disorders or use of medications that cause anorexia)

(Cruz-Jentoft et al, 2010)[2] を改変

の要因が組み合わさることによって引き起こされるものと思われる[5]．

サルコペニアの分子メカニズム

　骨格筋細胞はさまざまな理由で萎縮する．筋細胞内にはたくさんの蛋白質が含まれているが，その量は蛋白の合成と分解のバランスによって制御されている．蛋白合成が減退し，分解が亢進すれば当然のことながら組織内の蛋白量が減り，その結果筋細胞が萎縮する．蛋白合成を促進する代表的な経路として PI 3-k（phosphatidylinositol 3-kinase）-Akt-mTOR（mammalian target of rapamycin）経路があり，また蛋白分解を制御する代表として，ユビキチン-プロテアソーム経路とオートファジー経路がある．加齢した骨格筋では，これらの蛋白合成および分解を調節する経路に一定の変化がみられる．また加齢に伴う周辺環境の変化（たとえば内分泌ホルモンの濃度）も，蛋白合成・分解に影響を及ぼすようである．蛋白合成・分解にかかわる経路の加齢に伴う変化を，ここで概観したいと思う．

1. 筋肥大促進物質の変化

　PI 3-k-Akt-mTOR 経路は，骨格筋肥大を促す代表的な経路である．実際にインスリン様成長因子1型（IGF-1）の刺激で誘導される筋管細胞の肥大は，PI 3-k や mTOR を薬理的に阻害すると生じない[6]．また，マウスの代償性筋肥大は IGF-1 の発現亢進

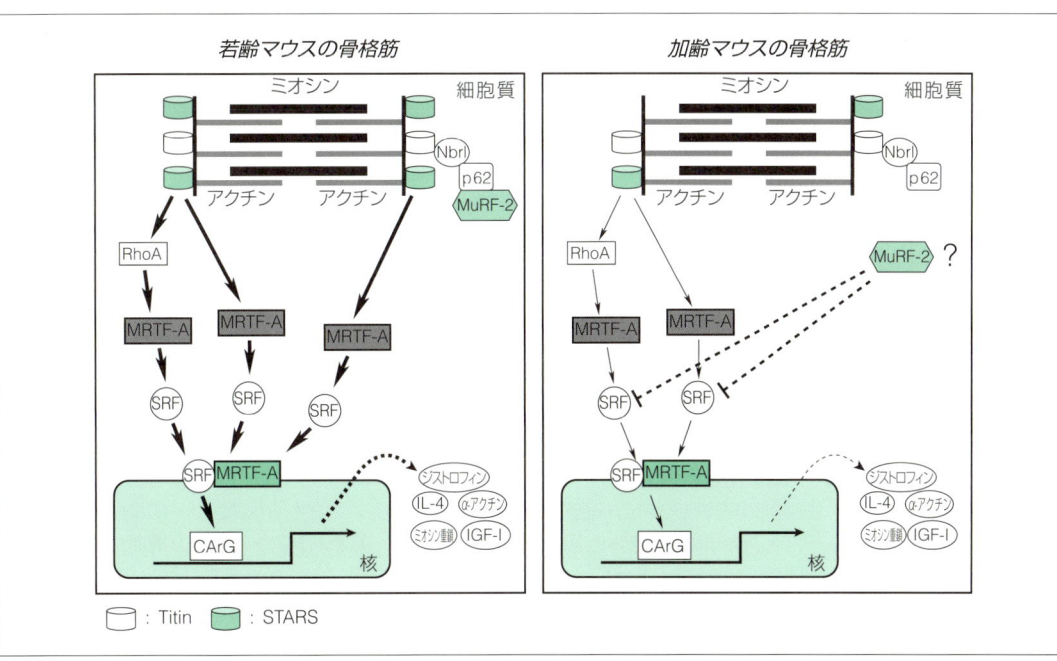

図1 若齢および加齢マウスの骨格筋におけるSRF依存性のシグナル経路
　筋収縮によって生じる機械的刺激はミオシンとアクチンの相互作用を引き起こし，STARSとTitinを活性化する．若齢マウスの骨格筋では，豊富に存在するSTARSがRhoA依存性あるいは非依存性にMRTF-Aを活性化する．活性化MRTF-AはSRFに結合し，骨格筋特異的な遺伝子発現（α-アクチン，ジストロフィン，IGF-1，IL-4，ミオシン重鎖）を亢進する．一方，加齢マウスの骨格筋では，STARS，MRTF-A，SRFが少ないために骨格筋特異的な遺伝子発現は減少する．Nbr1はTitinとp62と結合している[11]．若齢マウスにおいて，p62はユビキチンリガーゼであるMuRF-2と結合している．一方高齢マウスでは，p62から外れたMuRF-2が核内のSRFを減少させ，SRF依存性の遺伝子発現を抑制する．

(Sakuma et al, 2013)[10]

により生じる可能性が高いが，このとき筋内でのAkt活性化が顕著であり，この肥大はmTOR阻害剤の投与によりほぼ完全に抑制される[6]．

　加齢期の骨格筋では，この経路が減退することが予想されるが，骨格筋内のこれら物質の安静時の量に加齢の影響はみられない[5]．しかしながら，一過性の機械的刺激やアミノ酸摂取によるPI 3-k-Akt-mTOR経路の活性化の程度は，加齢した筋で有意に減少する[5]．したがって筋肥大経路の反応性には，明らかな加齢の影響がみられる．

　一方SRF（serum response factor）も，骨格筋構造に関与するさまざまな因子（αアクチン，デスミン，トロポニンなど）のmRNA発現を誘導することで筋肥大を促す[7]．実際に生まれつきSRFをもたないマウスは，骨格筋が形成不全（低形成）となる[8]．興味深いことに，このSRFおよびその補助因子MRTF-A（myocardin-related transcription factor-A）ともに加齢筋では著しく量が減る[9]．またSRF，MRTF-Aらの上流で働くSTARS（striated muscle activator of Rho signaling）のmRNA量も加齢に伴う発現減少が認められる．加齢筋におけるSTARS - MRTF-A - SRF経路の減弱は，サルコペニアの大きな要因となる可能性がある．その概要を**図1**に示す[10]．

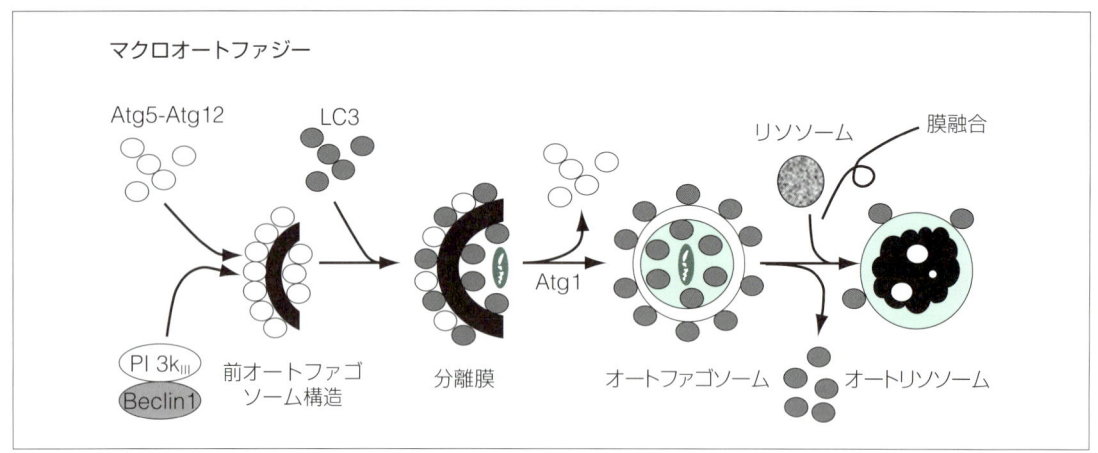

図2　マクロオートファジーにおける蛋白分解
　さまざまなオルガネラ（細胞内小器官）を含む細胞質内のあらゆるものがマクロオートファジーにより分解される．この過程において，最初にPI 3k$_{III}$-Beclin1複合体とAtg5-Atg12が結合し，前オートファゴソーム構造が形成される．これにLC3が結合して分離膜がつくられ，さらにAtg1が働きオートファゴソームが形成される．その後リソソームと膜融合してオートリソソームとなる．PI 3k$_{III}$; Phosphatidylinositol 3-kinase of class III, Atg; オートファジー．

(佐久間，2010)[13]

2. 筋萎縮誘導物質の変化
(1) ユビキチン-プロテアソーム経路
　ユビキチン-プロテアソーム経路は，蛋白分解を促し，骨格筋を萎縮させる代表的な経路である．Atrogin-1およびMuRF-1は，2001年に除神経，後肢懸垂，筋固定の3種類の筋萎縮モデルを用いて特定された[12]．実際にAtrogin-1およびMuRF-1を遺伝的に欠損させたマウスは，除神経後の筋萎縮の程度が少ない[12]．Atrogin-1やMuRF-1はさまざまな蛋白質に結合するユビキチンリガーゼであり，結合された蛋白質はユビキチンとプロテアソームの働きにより分解される．このAtrogin-1およびMuRF-1はあらゆる筋萎縮の場面で共通に働くことが想定されてきたが，ヒトを対象にした筋萎縮モデルでのデータは整合性がついていない[13,14]．また，加齢期の骨格筋でも，研究者間で統一した知見が得られていない．短期間に急激に進行する筋萎縮の場合にはこれらのユビキチンリガーゼが働く可能性があるものの，緩やかに徐々に進行する筋萎縮（サルコペニアにおける蛋白分解）に関与する可能性は極めて低い[5]．

(2) オートファジー経路
　蛋白分解にかかわる機構として最近，特に注目を集めているのは，リソソームによるオートファジー経路である．オートファジーは，そのメカニズムの違いから，①マクロオートファジー，②ミクロオートファジー，③シャペロン介在性オートファジーの3つに分類される．このなかで最も一般的なのがマクロオートファジーで，それについて詳細を**図2**に示した[13]．オートファジー経路の代表的な構成物質であるLC3（microtuble-associated protein light chain3）は，飢餓状態や除神経後の萎縮した骨格筋において著しく量が増える．一方，LC3やp62は，実際に加齢筋で高値を

示すことが知られている[15,16]．加齢筋におけるオートファジー経路の活性化をさらに検証する必要があるが，サルコペニアでの蛋白分解に関与する可能性のある興味深い物質である．

（3）Myostatin（ミオスタチン-Smad3経路）

Transforming growth factor-β（TGF-β）スーパーファミリーに属するmyostatinは強力な筋肥大抑制遺伝子であり，このmyostatinが欠損したマウスの筋では，筋細胞数が増加し，各筋細胞が著しく肥大した特徴をもつ[17]．このmyostatinの遺伝的な欠損については，ウシやヒトでも報告されている．後肢懸垂，除神経，筋固定といった萎縮モデルにおいて，筋肉内のmyostatin蛋白量は著しく増加する．

Myostatinやその受容体であるActRIIBの発現量も，加齢筋において調べられているが，やはり知見が安定していない．ただmyostatinとTGF-βの下流で共通に働くSmad3は，加齢筋で発現が亢進し，筋再生に不都合な環境をつくり出しているとされる[18]．Smad3は，幹細胞の増殖および分化を強力に抑制するのである．しかし加齢筋におけるSmad3発現亢進が，myostatinの作用によるものかどうかについては今後検証が必要である．

3. 筋再生機能低下

衛星細胞は，骨格筋の再生に必須の物質であることがごく最近証明された[19]．この衛星細胞の密度は加齢に伴い減少するという知見と，変化しないという知見が同等に存在する[5]．しかしながらこの衛星細胞が増殖・分化する能力は，加齢に伴い低下するようである．Conboyら[3]は，個体発生において重要な役割をもつNotch分子のシグナルが，加齢期骨格筋再生能の重要な因子であることを示している．彼らは，筋損傷後の再生能力低下が認められた加齢マウスの骨格筋では，衛星細胞の増殖能力の低下およびNotchシグナルのリガンド（活性化因子）であるDeltaの発現量低下を報告している．そして，若齢骨格筋においても，Notchシグナルを抑制すると筋再生が障害を受けること，さらにNotchシグナルを強制的に活性化させた加齢期骨格筋では，衛星細胞の増殖能の増加と筋再生能の回復が認められたとしている．また同じグループから，加齢に伴うWntシグナルの増強が衛星細胞を線維芽細胞への分化転換を引き起こすことにより，筋再生能が低下することが報告されている[20]．さらにWntシグナルについては，衛星細胞が脂肪細胞へと分化転換する際にも重要な役割を担っている可能性が報告されている．

現時点では，NotchやWntシグナルが衛星細胞の増殖や分化機能に及ぼす詳細なメカニズムについてはわかっていないが，骨格筋の線維化や脂肪化がよく知られており，衛星細胞における多分化能が加齢によってどのように影響されるかについては興味深い．筋肥大，筋萎縮，筋再生に関与する物質が，サルコペニアに及ぼす影響についてまとめたものを図3に示す．

4. ホルモン・サイトカインの分泌量変化

加齢に伴って内分泌環境の変化が生体に起こることはよく知られている．成長ホルモン（GH）は，視床下部から分泌されるGH放出ホルモン（GHRH）に反応して，脳下垂体から血中にパルス上に分泌される．GHは全身の標的臓器に作用するが，肝臓でIGF-1を産生させる．成人では，加齢に伴いGH分泌が10年ごとに約14％ずつ低

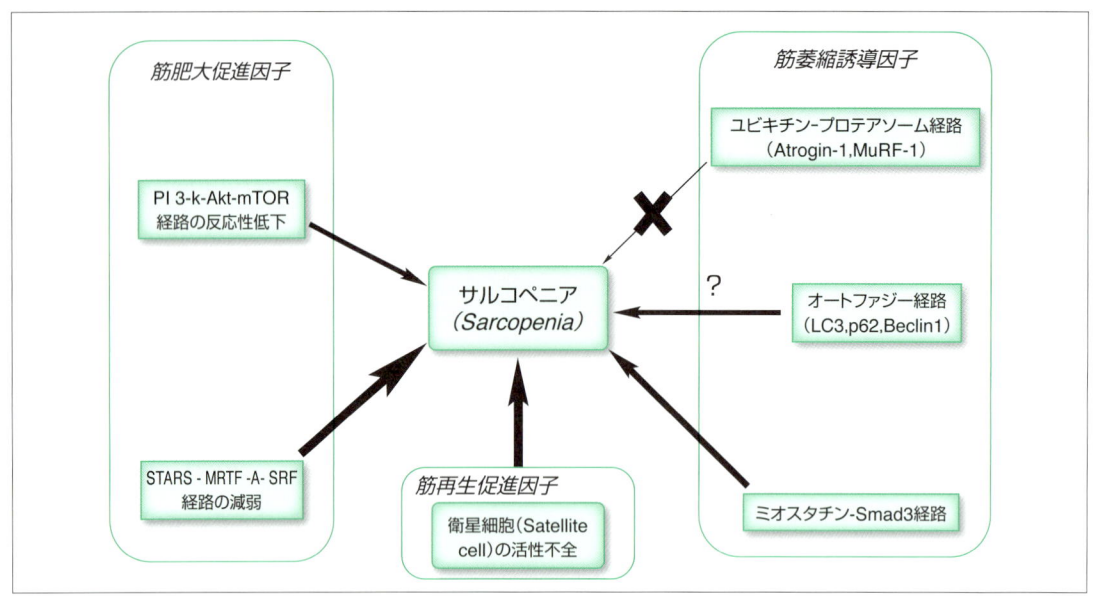

図3　サルコペニアに影響を及ぼす因子
　サルコペニアに影響を及ぼす因子としてさまざまなものが想定されているが，STARS - MRTF-A - SRF 経路の減弱と，衛星細胞の活性不全が最も大きく影響すると思われる．ミオスタチン-Smad3 経路の影響も十分に考えられる．オートファジー経路がサルコペニアに影響を及ぼすかどうかは不明であるが，ユビキチン-プロテアソーム経路はサルコペニアに伴う蛋白分解に影響を及ぼさない可能性が高い．

下するといわれている．それに伴い，IGF-1 分泌も低下する．GH，IGF-1 の低下は，筋力・筋量の低下，骨量減少に密接にかかわっていると考えられている．不思議なことに，GH や IGF-1 を直接投与してもサルコペニア症状に改善が認められない[5]．

　加齢に伴う脂肪量の増加や性ホルモンの低下によって，IL-6 や TNF-α のような炎症性サイトカインの産生が増加するといわれている．特に TNF-α の亢進は，細胞内の NF-κB 経路を活性化し蛋白分解を促進することが予想される．しかしながら，加齢筋において NF-κB 量が増加することを直接証明した論文は見当たらない．一方で TNF-α は，細胞内アポトーシスを制御している．加齢筋における筋核のアポトーシスがサルコペニアに起因するという説[21]もあることから，高齢者の血中で増加した TNF-α の作用をもう少し詳細に研究する必要があると思われる．

おわりに

　サルコペニアを規定する明確な基準が日本では確立されていない．サルコペニアや悪液質に関する専門の学会が存在する欧州と比べると，10 年以上研究が遅れている印象を受ける．サルコペニアは急性に起こる筋萎縮ではなくて，緩やかに徐々に起こる現象である．急性筋萎縮の蛋白分解で重要な役割をするユビキチン-プロテアソーム経路の研究が多く行われてきたが，実際にはこの経路はサルコペニア時の筋萎縮に関与していない可能性が高い．サルコペニアを調節する分子メカニズムはまだまだ不

明な点が多いが，複数の物質が関係しているのではないかと個人的には思う．

(佐久間邦弘)

1) Lexell J et al: What is the cause of ageing atrophy? Total number, size and proportion of different fiber types studied in whole vastus lateralis muscle from 15- to 83-year-old men. *J Neurol Sci* **84**: 275-295, 1988.
2) Cruz-Jentoft AJ et al: Sarcopenia: European consensus on definition and diagnosis. *Age Ageing* **39**: 412-423, 2010.
3) Conboy IM et al: Notch-mediated restoration of regenerative potential to aged muscle. *Science* **302**: 1575-1577, 2003.
4) Sakuma K et al: Sarcopenia and age-related endocrine function. *Int J Endocrinol* **2012**: Article ID 127362, 2012.
5) Sakuma K et al: Sarcopenia: Molecular mechanisms and current therapeutic strategies. Cell Aging, Nova Science Publishers, NY, 2011, pp93-152.
6) Bodine SC et al: Akt/mTOR pathway is a crucial regulator of skeletal muscle hypertrophy and can prevent muscle atrophy in vivo. *Nature Cell Biol* **3**: 1014-1019, 2001.
7) Sakuma K et al: Serum response factor (SRF) -dependent signaling in regenerating, hypertrophied, and pathological skeletal muscle. *Front Pathol Genet* **1**: 1-9, 2013.
8) Charvet C et al: New role for serum response factor in postnatal skeletal muscle growth and regeneration via the interleukin 4 and insulin-like growth factor 1 pathways. *Mol Cell Biol* **26**: 6664-6674, 2006.
9) Sakuma K et al: Age-related reductions in expression of serum response factor and myocardin-related transcription factor A in mouse skeletal muscles. *Biochim Biophys Acta Mol Basis Dis* **1782**: 453-461, 2008.
10) Sakuma K et al: Current understanding of molecular mediators regulating sarcopenia. Striated Skeletal Muscle (in press), Academy Publish, WY, 2013.
11) Lange S et al: The kinase domain of titin controls muscle gene expression and protein turnover. *Science* **308**: 1599-1603, 2005.
12) Bodine SC et al: Identification of ubiquitin ligases required for skeletal muscle atrophy. *Science* **294**: 1704-1708, 2001.
13) 佐久間邦弘: 筋萎縮. 運動生理学のニューエビデンス, 真興交易医書出版部, 2010, pp108-113.
14) Foletta VC et al: The role and regulation of MAFbx/atrogin-1 and MuRF1 in skeletal muscle atrophy. *Pflügers Arch* **461**: 325-335, 2011.
15) Sakuma K et al: Current understanding of cellular mechanism on sarcopenia. Recent Researches in Medicine and Medical Chemistry, WSEAS Press, 2012, p13.
16) Wenz T et al: Increased muscle PGC-1alpha expression protects from sarcopenia and metabolic disease during aging. *Proc Natl Acad Sci U S A* **106**: 20405-20410, 2009.
17) McPherron AC et al: Regulation of skeletal muscle mass in mice by a new TGF-beta superfamily member. *Nature* **387**: 83-90, 1997.
18) Carlson ME et al: Imbalance between pSmad3 and Notch induces CDK inhibitors in old muscle stem cells. *Nature* **454**: 528-532, 2008.
19) McCarthy JJ et al: Effective fiber hypertrophy in satellite cell-depleted skeletal muscle. *Development* **138**: 3657-3666, 2011.
20) Brack AS et al: Increased Wnt signaling during aging alters muscle stem cell fate and increases fibrosis. *Science* **317**: 807-810, 2007.
21) Marzetti E et al: Mitochondrial death effectors: relevance to sarcopenia and disuse muscle atrophy. *Biochim Biophys Acta Gen Subj* **1800**: 235-244, 2010.

第1章 悪液質とサルコペニア

3. 悪液質のメカニズム

> **ポイント**
> ○悪液質は食思不振と骨格筋の減少を特徴とする代謝性の症候群である．
> ○炎症性サイトカインが悪液質の食思不振と骨格筋減少を惹起する．
> ○中枢性および末梢性の食欲調節ペプチドは筋代謝にも作用し，脳-腸-脂肪-筋のクロストークがみられる．

悪液質

　悪液質は，悪性腫瘍，感染症，炎症性疾患，心不全，慢性肺疾患など，多くの基礎疾患に関連して生じる．がん患者全体の 60〜80％ に認められる悪液質は，がん死の 20〜25％ を占めるといわれる．悪液質の病態の解明と治療法の開発について強く望まれているなかで，悪液質の原因となるメカニズムの解明が飛躍的に進んでいる[1]．2006 年に Cachexia Consensus Working Group で提唱された悪液質の定義では，「悪液質は基礎疾患に関連して生じる複雑な代謝性の症候群であり，骨格筋の減少を特徴とする．臨床的に特徴的にみられるのは成人では体重減少，小児では成長障害である．食思不振，炎症，インスリン抵抗性，筋蛋白質崩壊が消耗性疾患に関連して高率に生じる．消耗性疾患は飢餓，加齢に伴う筋量の減少，うつ状態，栄養吸収障害，甲状腺機能亢進症は除く」と述べられている．なかでも食思不振と骨格筋の減少は悪液質の主要な病態であり，生命予後や quality of life（QOL）に多大に影響する．ここでは，食思不振と体重減少，筋萎縮を中心としてメカニズムについて述べる．

食欲・摂食調節

　体重はエネルギー摂取量と消費量のバランスに基づき調節されており，食欲調節とエネルギー消費が悪液質の病態において重要である．

食欲調節
　視床下部は摂食行動および末梢エネルギー代謝を調節することで，生体の摂食・体重調節を行っている．視床下部弓状核（arcuate nucleus；ARC）は第 3 脳室底にあり，摂食中枢である視床下部のなかでも中心的役割を果たしており，同部位には摂食亢進物質である神経ペプチド Y（neuropeptide Y；NPY）およびアグーチ関連蛋白

（agouti-related protein；AgRP）を産生・含有する NPY/AgRP ニューロンと，摂食抑制物質であるプロオピオメラノコルチン（pro-opiomelanocortin；POMC）およびコカイン・アンフェタミン調節転写産物（cocaine-and amphetamine-regulated transcript；CART）を産生・含有する POMC/CART ニューロンが存在する．これらのニューロンは互いに拮抗していると考えられており，ともに室傍核（paraventricular nucleus；PVN）に存在するメラノコルチン4型受容体（melanocortin-4 receptor；MC4R）を発現するニューロンとシナプスを形成している．

　活性化された POMC ニューロンからは，MC4R の内因性作動薬であるαメラニン細胞刺激ホルモン（alpha-melanocyte-stimulating hormone；α-MSH）が産生され，MC4R を活性化し，結果として摂食抑制に働く．また，NPY/AgRP ニューロンから産生される AgRP は MC4R の内因性拮抗薬であり，α-MSH に対する拮抗作用により摂食促進に働く．野生型ラットに MC4R 拮抗薬を脳室内投与すると摂食が亢進，逆に MC4R 作動薬を脳室内投与すると摂食が抑制され，MC4R が欠損している MC4R KO マウスは著明な過食，肥満を認める[2]．セロトニンもまた重要な食欲抑制物質である．セロトニンの生理活性が亢進すると，POMC/CART ニューロンに発現する 5-HT$_2$CR を刺激し，活性化された POMC ニューロンから内因性作動薬であるα-MSH が放出され，PVN の MC4R にシグナルが伝達される[3]．また，AgRP ニューロンに発現する 5-HT$_1$BR を刺激することで，MC4R の内因性アンタゴニストである AgRP および POMC/CART に対して抑制性に働くγ-アミノ酪酸（γ-aminobutyric acid；GABA）の放出を抑制する．その結果，摂食は抑制される[4]．

悪液質での食思不振

　がん患者の「食べたいけれど食べることができない」という訴えが，悪液質の病態を反映している．がん患者が食べられない背景には，通常の飢餓状態とは異なったメカニズムがある．このような病態をもたらす要因は，食思不振とエネルギー消費の増大にあると考えられてきたが，悪液質の病態は経静脈栄養では改善しない点からも，栄養失調の上流にサイトカインや腫瘍由来物質の産生が重要な役割を果たしていると考えられている．また，食欲調節における脳腸相関はよく知られているが，近年では悪液質の病態には食欲調節と筋萎縮の双方を全体的にとらえる視点が重視されており，脳腸相関に加えて，脂肪および筋代謝との相関が注目されている．

悪液質におけるサイトカイン

　悪液質では，炎症性サイトカインと抗炎症性サイトカインのバランスが重要である．炎症性サイトカインには IL-1β，IL-6，TNF-αおよび interferon-γ（IFN-γ）が含まれ，食思不振とエネルギー消費亢進を起こす原因となる．これらの炎症性サイトカインは副腎皮質刺激ホルモン放出ホルモン（corticotropin releasing factor；CRF）を増加させ，食思不振を誘起させる．筋萎縮には，IL-1β, IL-6, TNF-αそして leukemia inhibitory factor（LIF）が関与している．IL-1βを中枢性に投与すると筋萎

縮が生じ，副腎を摘出するとIL-1βによる筋萎縮は起こらなかった[5]．そのため，中枢神経系の炎症は視床下部-下垂体-副腎系を介して筋萎縮を誘発していることが示唆されている．IL-6は筋での脂肪代謝に関与し，脂肪酸酸化を増加し，インスリンによる脂質合成効果を減弱させる．TNF-αはサイトカインに誘発されて骨格筋蛋白分解を引き起こすNF-κBを活性化する．LIFは食欲抑制系であるPOMCのmRNAの発現と副腎皮質刺激ホルモン分泌を促し，食思不振を引き起こしている．

抗炎症性サイトカインにはIL-4, IL-10, IL-12, IL-15が含まれ，悪液質に拮抗する特性をもつ．IL-15はグルコースの骨格筋への取り込みを促進し，蛋白同化作用を示す[6]．さらに筋由来のIL-15は脂肪の沈着を減らし，in vitroでは骨格筋を肥大させる作用をもつ[7,8]．IL-12をcolon26担がんマウスに投与すると，体重減少が改善するなど，悪液質を緩和させる作用を示している．

これらのサイトカインは，食思不振のほか，急性期蛋白合成に加えて，発熱，疲労，傾眠，抑うつなどの病的行動（sickness behavior）を引き起こす[9]．

悪液質における脳-腸-脂肪-筋のクロストーク

1. 中枢性メカニズム

AgRPがMC4Rの内因性拮抗薬であり食欲を亢進させることは前述のとおりであるが，悪液質においてはAgRPの分泌は抑制されている．最近の研究で，AgRPは摂食量を増加しエネルギー消費を減らすことで，がん，尿毒症[10]，慢性腎不全[11]に伴う悪液質を緩和することが分かった．また，colon26担がんマウスにAgRPの中枢投与を行うと，炎症性サイトカインを減少させ，エネルギー消費，摂食量，体重，筋肉量，脂肪量が改善するとの報告もある[11-13]．さらに，AgRP投与だけでなく，MC4R拮抗薬を投与された担がんマウスは，摂食量を増加させ，体重を維持した．近年では，経口投与が可能な選択的MC4R拮抗薬が開発され，正常マウスで摂食量を増加し，またcolon26担がんマウスの悪液質も改善させる効果があることが分かり，今後の臨床応用への可能性として注目を集めている[14]．

悪液質においてはセロトニンも食思不振の重要な因子である．サイトカインが増加すると，メラノコルチン系が刺激され[15]，セロトニンの発現が誘発され，POMCの食欲抑制系が賦活される．結果としてMC4Rがセロトニンにより活性化し食思不振を引き起こす[3]．

CRFはストレスにより上昇し，消化管運動を抑制することで食思不振が生じる．飢餓状態のラットでは視床下部のCRFは減少しているのに対し，担がんラットではCRFは上昇し，NPYは減少する．IL-1, IL-2, Interleukin-6（IL-6），TNF-αおよびIFN-γのような炎症性サイトカインは，視床下部でのCRFの発現を促進することも知られており[16]，がん悪液質における食思不振のメカニズムの一つとして，5HTとCRF受容体2（CRFR2）を介したCRFの増加によりグレリンが抑制されることもあげられる[17]．また，CRF2R作動薬は筋肉量の減少を予防する効果が期待されている．Lewis lung carcinomaの担がんマウスにCRF2R作動薬を投与すると，腫瘍進展の各段階において筋肉量減少に効果的であった[18]．

このように，中枢性ではAgRPとMC4R，CRFが悪液質病態の理解において重要な役割を果たしていることから，悪液質の治療対象として注目されている．

2．末梢性メカニズム

（1）レプチン

脂肪組織から脂肪量を反映して分泌されるレプチンは，摂食量とエネルギー消費を制御する働きをし，体重を維持しようとすることはよく知られている．つまり，体脂肪量減少下では，血中レプチンレベルは体脂肪量の減少を反映して低下する．レプチンは視床下部に存在する食欲促進系のNPY/AgRPニューロンを抑制し，同時に食欲抑制系のPOMC/CARTニューロンを活性化することにより食欲抑制作用を発現する．したがって，飢餓状態におけるレプチンの減少は，食欲を亢進させることとなる．

がん性悪液質におけるレプチンは，動物およびヒトにおいて腫瘍の進行段階に応じて減少している[19,20]．食道がん患者における研究では，レプチンはbody mass index（BMI），tumor necrosis factor-alpha（TNF-α），アルブミン，ヘモグロビンと直接的な関連があり，IL-6，IL-8，C反応性蛋白（CRP；C-reactive protein）とは間接的な関連があると示唆されている[21]．

しかし，がん性悪液質においてはがんもしくは担がん宿主から放出されるIL-1α，IL-1β，IL-6，TNF-αなどの炎症性サイトカインがレプチン様のシグナルを脳内の視床下部に伝えることで，十分な体脂肪量の備蓄が存在するかのような誤った食欲・体重調節応答が行われる．つまり，この機序は不適切な食欲抑制系の活性化（CRF，5-HT，MC）および食欲促進系の相対的低下（グレリン，NPY，AgRP）に基づく．その結果，体重減少下にもかかわらず，食思不振とエネルギー消費の増加をもたらすことになる．

レプチンはその食欲調節作用とは別に，炎症性サイトカインの産生も調節している[22]．悪液質においてレプチン濃度は低下しているにもかかわらず，レプチンは炎症性反応を強め，IL-1，IL-6，TNF-αなどの炎症性サイトカインを増加させる．これらの炎症性サイトカインは，視床下部でレプチン受容体の発現を増加させ，レプチン様作用を起こすことで悪液質を誘起させる[23,24]．悪液質モデルマウスにおけるグレリン，レプチン濃度は自由摂取下での非担がんマウスと比べるとグレリンは増加し，レプチンは低下しているがPair feeding下での非担がんマウスと比べるとグレリンの相対的低下，レプチンの相対的上昇がみられる[12]．このことから悪液質では食欲抑制系が優位状態にあるといえる．

また，レプチンは脂肪から分泌されるアディポカインとして知られているが，近年の研究で培養された筋細胞もレプチンを分泌することが示唆されている[25]．臨床では，サルコペニアとともに内臓脂肪の増加（obesity）が併存する「サルコペニア肥満（sarcopenic obesity）」の概念も提唱されている．中年から高齢の男女において，レプチンは内臓脂肪と正の相関があるのに対し，大腿筋面積とは負の相関を示すとの報告もある[26]．これらの研究からレプチンは食欲・エネルギー調節のみならず，筋代謝の調節にも関与している可能性が示唆される．

（2）グレリン

グレリンは胃から分泌される食欲亢進ペプチドであり，成長ホルモン分泌促進因子

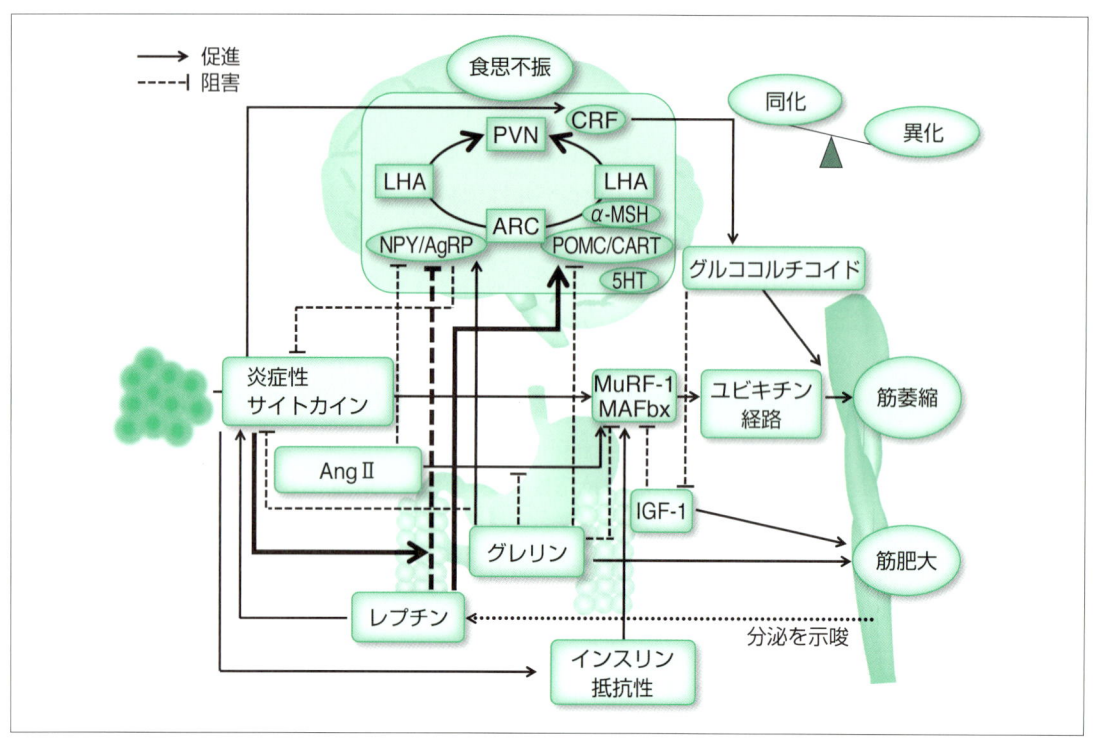

図1 悪液質

　TNF-α，IL-1β，IL-6 などの炎症性サイトカインやアンギオテンシンII，インスリン抵抗性は MuRF-1/MAFbx の発現を亢進し筋萎縮を促進する．グレリン，IGF-1 は MuRF-1/MAFbx の発現を抑制し，筋萎縮を防ぐ．グルココルチコイドは IGF-1 の作用を阻害することで筋萎縮を促進する．食欲亢進ペプチドとして知られるグレリンは，抗炎症性サイトカインやアンギオテンシンII を抑制する．食欲抑制ペプチドであるレプチンは炎症性サイトカインの産生を促す．さらに，炎症性サイトカインは視床下部でのレプチン受容体を増やし，レプチン様作用を起こして食欲を低下させる．AgRP は炎症性サイトカインを減少させ，筋萎縮を防ぐ．

　MuRF-1: muscle ring Finger-1, MAFbx: muscle atrophy F-box, IGF-1: insulin-like growth factor-1, Ang II: angiotensin II, NPY: neuropeptide Y, AgRP: agouti-related protein, POMC: pro-opiomelanocortin, CART: cocaine-and amphetamine-regulated transcript, CRF: corticotrophin releasing factor, 5-HT: 5-hydroxytryptamine, PVN: periventricular nucleus, ARC: arcuate nucleus, LHA: lateral hypothalamic area.

（Amitani et al, 2013)[1] を改変

受容体（growth hormone secretagogue receptor-1a；GHSR-1a）に結合して食欲とエネルギー代謝を調節している．グレリンは飢餓状態に反応して分泌され，がん性悪液質の患者においても，飢餓ほどではないが，増加している[27]．飢餓に反応して分泌されるグレリンは，視床下部で NPY/AgRP の発現を促進し，POMC/CART を抑制することで食欲亢進作用を示すが，悪液質においても，グレリンおよびグレリンアナログ（BIM-28131）は NPY/AgRP の発現を促進し食欲亢進作用を示す．結果として体重減少や筋重量の減少を防ぐため[28]，グレリンは悪液質の治療として期待され，臨床研究が進んでいる．

　グレリンはその食欲亢進作用のみならず，悪液質の病態の中心となるレプチンに誘

起されるIL-1β，IL-6，TNF-αなどの炎症性サイトカインを抑制する作用があることもわかっている[24]．グレリン治療を行った担がんラットでは炎症性サイトカインは減少し，なかでもグレリンはIL-1受容体の発現を抑えてPOMCからα-MSHへのプロセシングを阻害する作用が報告されている[28]．

悪液質では，TNF-α，IL-1，IL-6などの炎症性サイトカインやアンギオテンシンIIにより骨格筋の萎縮が惹起される．筋代謝のメカニズムとして重要な役割をもつ筋特異的RING-Finger蛋白質-1（Muscle RING-Finger Protein-1；MuRF-1）と筋萎縮Fボックス（muscle atrophy factor box；MAFbx）に対するグレリンを始めとした消化管ペプチドの関係について解明が進んでいる．

グレリンの骨格筋に対する作用は，マウスでアンギオテンシンIIにより誘発される骨格筋の異化作用を改善させる作用や[29]，ラットの心不全モデルにおいてグレリンアナログ（BIM28125，BIM28131）がMuRF-1やMAFbxの上昇を抑え，体重を増加させる働きがあることが報告されている[30]．また，グレリン受容体作動薬であるGHRP-2は，ラットの関節炎モデルでMuRF-1およびMAFbxの発現を抑える[31]．ラットの熱傷後に生じる筋蛋白分解に対しては，グレリンが筋でのTNF-αとIL-6の発現を抑えグルココルチコイド濃度を正常化し，MuRF-1およびMAFbxの発現を抑えることが報告されている[32]．

グレリンやレプチンなどの食欲調節ペプチドは，食欲やエネルギー代謝のみならず筋代謝にも作用しているため，悪液質およびサルコペニアについて脳-腸-脂肪-筋のクロストークの鍵となる因子となる（図1）[1]．

サルコペニア

骨格筋量は20歳を過ぎると50歳までに約5〜10％低下し，さらに50〜80歳までに30〜40％の筋肉量が減少するといわれている．この加齢に伴う筋量減少と筋力の低下をサルコペニアとよぶ（詳細はp11〜参照）．筋量減少は呼吸機能障害など筋力低下に伴う機能障害を招来し，死亡率に影響する．筋は体内の60％の蛋白を貯蓄しており，代謝調節を要する状態では，筋に蓄えられた蛋白は，アミノ酸となり免疫系や肝・消化管などへ動員される．そのため，筋量の減少はこのような蛋白の貯蓄場としての機能が減少することとなる．サルコペニアは基本的には加齢に伴い生じるが，悪液質や低栄養状態，廃用症候群などが基礎背景にあると，年齢に関係なく起こり得る．加齢に伴うサルコペニアは，筋量と画像検査における横断面積の減少，筋への脂肪と結合組織による浸潤など複雑な特徴が含まれる．その病態としては，テストステロン，エストロゲン，成長ホルモン（GH），インスリン様成長因子（insulin-like growth factor-1; IGF-1）など同化作用をもつホルモンの減少と，筋繊維のアポトーシスの増加，炎症性サイトカインの上昇，フリーラジカルの蓄積による酸化ストレスの増加，筋細胞におけるミトコンドリア機能の変化，α運動ニューロンの衰えが示唆されている[33]．悪液質とサルコペニアは，その病態において共通している点も多く，患者においてどの要因が原因かを区別することは難しい．しかし，悪液質では炎症性サイトカインが筋萎縮と食思不振に強く影響していることが特徴的である．加齢によ

表 飢餓状態と悪液質および加齢によるサルコペニアの特徴

	飢餓状態	悪液質	加齢
体重	↓	↓	→
体脂肪	↓	↓	↓
エネルギー摂取	↓	↓	→
REE	↓	↑	→
骨格筋	→	↓	↓
蛋白質分解	↓	↑	↑
NPY	↑	→	↓
AgRP	↑	↓	↓
CRF	↓	↑	→
レプチン	↓	↓	→
グレリン	↑	↓	↓
インスリン	↓	↑	↑
IGF-1	↓	↓	↓
コルチゾール	→	↑	→
アルブミン	↓	↓	→

REE: 安静時エネルギー消費量, NPY: neuropeptide Y, AgRP: agouti-related protein, CRF: corticotropin releasing hormone, IGF-1: insulin-like growth factor-1. (Inui, 2002)[34] を改変

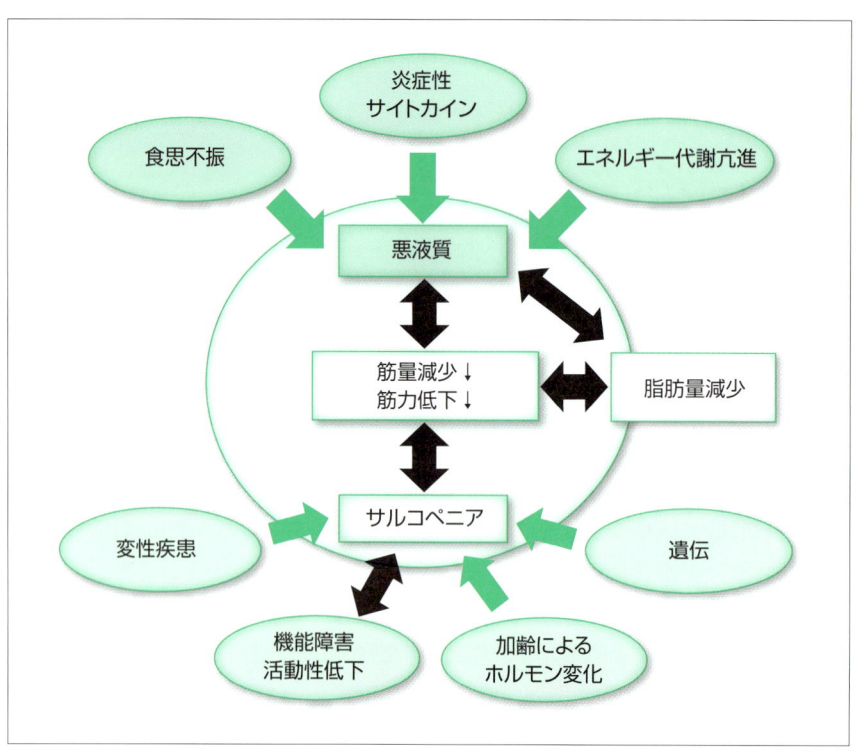

図2 悪液質とサルコペニア (Muscaritoli et al, 2010)[33] を改変

るサルコペニアのみでは，食思不振や脂肪量の減少は生じないことが多い．加齢によるサルコペニアと悪液質，飢餓状態との相違点を表に示す（**表，図2**）[33,34]．

筋萎縮のメカニズム

　筋萎縮は悪液質の主要病態であり，筋の異化を防ぐことで寿命を延ばすことが報告されている[35]．

　悪液質では，基礎疾患の病態により分泌されるサイトカイン，lipid mobilizing factor（LMF），proteolysis-inducing factor（PIF）の作用により，炭水化物，脂質，蛋白質それぞれの代謝に影響を及ぼし，筋肉の崩壊や脂肪の減少，体重減少を引き起こす．特にサルコペニアにおいては，蛋白質代謝が重要な役割をもつ．

（1）炭水化物代謝

　がん組織ではブドウ糖の取り込みが促進され，ブドウ糖の再合成のためにCoriサイクルの活性化がみられ，エネルギー消費が亢進する．また，悪液質でインスリンは増加し，肝臓，骨格筋，脂肪組織でインスリン抵抗性がみられる．後述するように，インスリン抵抗性は筋蛋白分解を促進させる．

（2）脂質代謝

　悪液質における脂肪の減少は脂肪融解の増加による．LMFとZAG（zinc α2-glycoprotein）がcAMPを介して脂肪融解を促進している．ZAGの発現はβ3-アゴニスト（SR59230A），グルココルチコイドにより促進される．つまりグルココルチコイドはZAGを増加させることにより脂肪融解を活性化する作用もある．一方でβ3-アンタゴニストやEPA（eicosapentaenic acid）はZAGの発現を抑制することで，脂肪融解を抑える働きをもつ[19]．

（3）蛋白質代謝

　通常は蛋白質の合成と分解はバランスが保たれている．しかし悪液質の筋萎縮では，蛋白質合成の低下および蛋白分解の亢進を生じる．分岐鎖アミノ酸（BCAA）は蛋白合成を促す作用があり，なかでもロイシンは担がんマウスの蛋白合成を促進させ，蛋白分解を抑制することで体重の減少を緩和する作用をもつ[20]．

　蛋白分解には主に3つの経路がある．①細胞外蛋白と細胞受容体の分解に関与するリソソーム経路，②組織障害性，壊死，自己分解に関与するカルシウム依存性経路，③筋フィラメントの分解にATPを要するユビキチン経路である．筋蛋白の分解にはユビキチン経路が重要であり，ユビキチンリガーゼであるMAFbx（atrogin-1）とMuRF-1はがん性悪液質などの異化状態において発現が高まり，これらの過剰発現は筋萎縮を誘発する．MAFbxまたはMuRF KOマウスは筋萎縮に抵抗性を示すことからも，MAFbxとMuRF-1が筋萎縮の主要因子であることが分かる．腫瘍由来物質のPIFは，MAFbxの上流でユビキチン-プロテアソーム経路を活性化させることにより骨格筋分解を促進させる．さらに，アンギオテンシンⅡ（Ang Ⅱ）もMAFbxとMuRF-1を介してユビキチン-プロテアソーム経路を活性化することにより骨格筋の異化を促進させる．アンギオテンシン変換酵素阻害薬は皮下脂肪と筋肉量を増加させる作用がある．その他の筋蛋白分解を促進するメカニズムとして，グルココルチコイドとイン

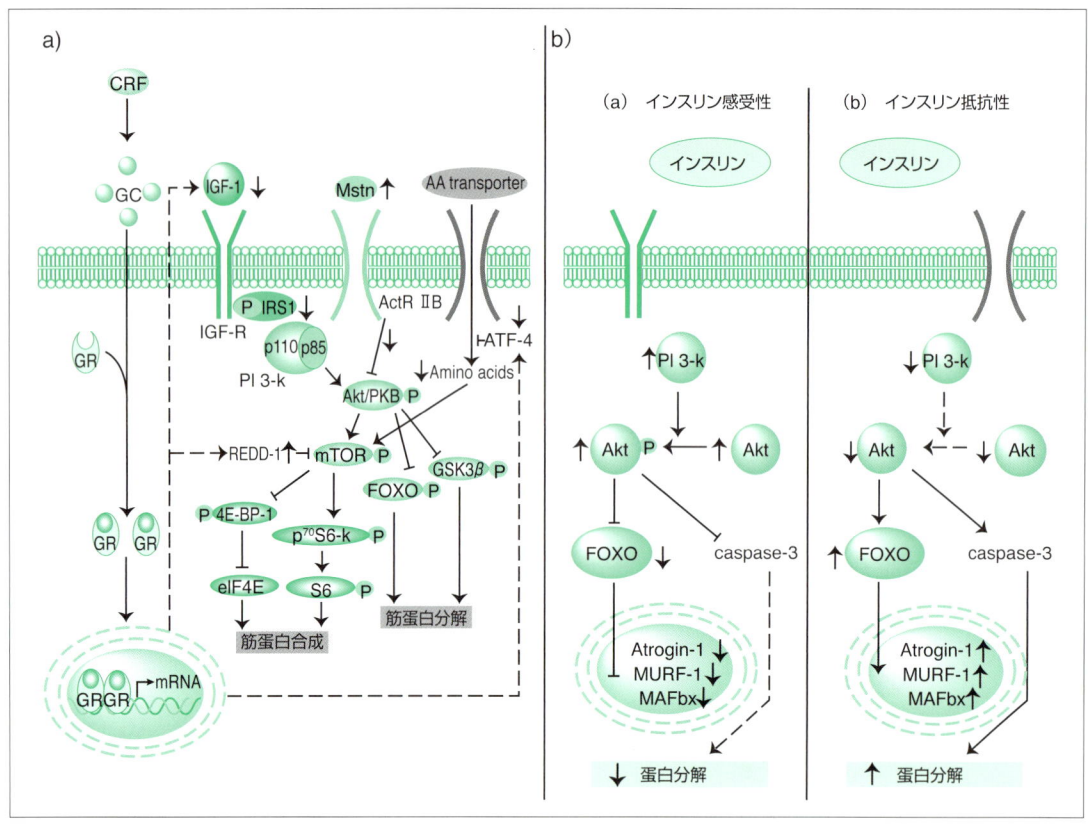

図3 筋萎縮におけるインスリンのシグナリング
　インスリン感受性が維持されている状態では，インスリンが受容体に結合するとPI 3-kが活性化し，Aktのリン酸化が生じる（a）．リン酸化したAktはFoxOを阻害し，MuRF-1/MAFbxの発現が抑制される．結果として蛋白分解は抑制される．インスリン抵抗性の状態では，PI 3-kの活性が阻害され，リン酸化Aktが減少し，FoxOがMuRF-1/MAFbxを発現し，蛋白分解が生じ，筋萎縮を起こす． （Schakman et al, 2009)[37]を改変

スリンが重要である．グルココルチコイドとインスリンのシグナリングについては後述する．

グルココルチコイドとインスリン

　グルココルチコイドとインスリン抵抗性は筋萎縮を促進することが知られており，グルココルチコイドとインスリンは筋代謝において重要な役割を示す（**図3**）[36,37]．インスリンはPI 3-kの活性化，FoxOの抑制を介してMuRF-1とMAFbx，Atrogin-1の発現を抑制し，蛋白分解を防ぐ作用がある．しかし，悪液質ではインスリン抵抗性が認められ，インスリン抵抗性の存在下ではMuRF-1とMAFbx，Atrogin-1の発現が亢進し，蛋白分解が促される．IGF-1と成長ホルモンは骨格筋の蛋白合成を刺激し，筋重量を増加させる．さらに，IGF-1はMuRF-1とMAFbxの誘導を抑制し，骨格筋萎縮を防ぐ作用がある．

　一方，グルココルチコイドやサイトカインはIGF-1の合成を抑制する．グルココル

チコイドは蛋白分解を促進し，蛋白合成を抑制する両方の作用から，骨格筋の萎縮を促進させる．グルココルチコイドが蛋白合成を阻害するメカニズムは，アミノ酸の筋への取り込み阻害と，骨格筋合成を刺激する IGF-1 とインスリン，ロイシンなどのアミノ酸の蛋白合成作用を阻害することによる．

このような悪液質病態におけるインスリンのシグナリングは，悪液質治療への可能性が期待されている．

おわりに

悪液質とサルコペニアの病態について，そのメカニズムが解明されつつある．グレリンやレプチンなどの食欲調節ペプチドは食欲やエネルギー代謝のみならず，筋代謝にも作用していることも明らかになり，悪液質およびサルコペニアの病態解明には，脳−腸−脂肪−筋のクロストークに目を向けることが重要である．

〈網谷真理恵，乾　明夫〉

文　献

1) Amitani M et al: Control of food intake and muscle wasting in cachexia. *Int J Biochem Cell Biol* p ii : s1357-2725（13）00239-2, 2013.
2) Huszar D et al: Targeted disruption of the melanocortin-4 receptor results in obesity in mice. *Cell* **88**: 131-141, 1997.
3) Tecott LH Serotonin and the orchestration of energy balance. *Cell Metab* **6**: 352-361, 2007.
4) Heisler LK et al: Serotonin reciprocally regulates melanocortin neurons to modulate food intake. *Neuron* **51**: 239-249, 2006.
5) Braun T P et al: Central nervous system inflammation induces muscle atrophy via activation of the hypothalamic-pituitary-adrenal axis. *J Exp Med* **208**: 2449-2463, 2011.
6) Busquets S et al: Interleukin-15 increases glucose uptake in skeletal muscle. An antidiabetogenic effect of the cytokine. *Biochim Biophys Acta* **1760**: 1613-1617, 2006.
7) Quinn LS et al: Overexpression of interleukin-15 induces skeletal muscle hypertrophy in vitro ; implications for treatment of muscle wasting disorders. *Exp Cell Res* **280**: 55-63, 2002.
8) Quinn LS: Interleukin-15 ; a muscle-derived cytokine regulating fat-to-lean body composition. *J Anim Sci* **86**: E75-83, 2008.
9) Inui A : Cytokines and sickness behavior: implications from knockout animal models. *Trends Immunol* **22** : 469-473, 2001.
10) Cheung WW et al: Modulation of melanocortin signaling ameliorates uremic cachexia. *Kidney Int* **74**: 180-186, 2008.
11) Cheung WW, Mak R H: Melanocortin antagonism ameliorates muscle wasting and inflammation in chronic kidney disease. *Am J Physiol Renal Physiol* **303**: F1315-1324, 2012.
12) Joppa MA et al: Central infusion of the melanocortin receptor antagonist agouti-related peptide (AgRP (83-132)) prevents cachexia-related symptoms induced by radiation and colon-26 tumors in mice. *Peptides* **28**: 636-642, 2007.
13) Grossberg AJ et al: Hypothalamic mechanisms in cachexia. *Physiol Behav* **100**: 478-489, 2010.
14) Weyermann P et al: Orally available selective melanocortin-4 receptor antagonists stimulate food intake and reduce cancer-induced cachexia in mice. *PloS One* **4**:

e4774, 2009.
15) Reyes TM, Sawchenko PE: Involvement of the arcuate nucleus of the hypothalamus in interleukin-1-induced anorexia. *J Neurosci* **22**: 5091-5099, 2002.
16) Suzuki H et al: Cachexia and herbal medicine: perspective. *Curr Pharm Des* **18**: 4865-4888, 2012.
17) Fujitsuka N et al: Potentiation of ghrelin signaling attenuates cancer anorexia-cachexia and prolongs survival. *Transl Psychiatry* **1**: e23, 2011.
18) Argilés JM et al: Effects of CRF2R agonist on tumor growth and cachexia in mice implanted with Lewis lung carcinoma cells. *Muscle Nerve* **37**: 190-195, 2008.
19) Werynska B et al: [Leptin serum levels in cachectic and non-cachectic lung cancer patients]. *Pneumonol Alergol Pol* **77**: 500-506, 2009.
20) Smiechowska J et al: Adipokines in patients with cancer anorexia and cachexia. *J Investig Med* **58**: 554-559, 2010.
21) Diakowska D et al: Circulating leptin and inflammatory response in esophageal cancer, esophageal cancer-related cachexia-anorexia syndrome (CAS) and non-malignant CAS of the alimentary tract. *Cytokine* **51**: 132-137, 2010.
22) Burgos-Ramos E et al: Adipose tissue promotes a serum cytokine profile related to lower insulin sensitivity after chronic central leptin infusion. *PloS One* **7**: e46893, 2012.
23) Salageanu A et al: Serum levels of adipokines resistin and leptin in patients with colon cancer. *J Med Life* **3**: 416-420, 2010.
24) Dixit VD et al: Ghrelin inhibits leptin- and activation-induced proinflammatory cytokine expression by human monocytes and T cells. *J Clin Investi* **114**: 57-66, 2004.
25) Wolsk E et al: Human skeletal muscle releases leptin in vivo. *Cytokine* **60**: 667-673, 2012.
26) Kohara K et al: Leptin in sarcopenic visceral obesity: possible link between adipocytes and myocytes. *PloS One* **6**: e24633, 2011.
27) Wolf I et al: Adiponectin, ghrelin, and leptin in cancer cachexia in breast and colon cancer patients. *Cancer* **106**: 966-973, 2006.
28) DeBoer MD et al: Ghrelin treatment causes increased food intake and retention of lean body mass in a rat model of cancer cachexia. *Endocrinology* **148**: 3004-3012, 2007.
29) Sugiyama M et al: Ghrelin improves body weight loss and skeletal muscle catabolism associated with angiotensin II-induced cachexia in mice. *Regul Pept* **178**: 21-28, 2012.
30) Palus S et al: Ghrelin and its analogues, BIM-28131 and BIM-28125, improve body weight and regulate the expression of MuRF-1 and MAFbx in a rat heart failure model. *PloS One* **6**: e26865, 2011.
31) Granado M et al: Ghrelin receptor agonist GHRP-2 prevents arthritis-induced increase in E3 ubiquitin-ligating enzymes MuRF1 and MAFbx gene expression in skeletal muscle. *Am J Physiol. Endocrinol Metab* **289**: E1007-1014, 2005.
32) Balasubramaniam A et al: Ghrelin inhibits skeletal muscle protein breakdown in rats with thermal injury through normalizing elevated expression of E3 ubiquitin ligases MuRF1 and MAFbx. *Am J Physiol Regul Integr Comp Physiol* **296**: R893-901, 2009.
33) Muscaritoli M et al: Consensus definition of sarcopenia, cachexia and pre-cachexia : joint document elaborated by Special Interest Groups (SIG) "cachexia-anorexia in chronic wasting diseases" and "nutrition in geriatrics". *Clin Nutr* **29**: 154-159, 2010.
34) Inui A : Cancer anorexia-cachexia syndrome: current issues in research and management. *CA Cancer J Clin* **52** : 72-91, 2002.
35) Zhou X et al: Reversal of cancer cachexia and muscle wasting by ActRIIB antagonism leads to prolonged survival. *Cell* **142**: 531-543, 2010.
36) Honors MA, Kinzig KP: The role of insulin resistance in the development of Muscle wasting during cancer cachexia. *J Cachexia Sarcopenia Muscle* **3**: 5-11, 20
37) Schakman O et al : Mechanisms of muscle atrophy induced by glucocorticoids. *Horm Res* **72**: 36-41, 2009.

4. 悪液質の対応

①緩和ケア総論：悪液質に対する緩和ケア

> **ポイント**
> ○緩和ケアとはいわゆる症状緩和を提供することだけではなく，患者とその家族のQOL向上を目標としている．
> ○急性期病院でも機能回復のためのリハや栄養状態改善のための栄養療法が，早期からの緩和ケアの提供においては重要と考えられている．
> ○早期からの適切な緩和ケアの提供は，患者のQOLを向上させ，生命予後にもよい影響があることがわかるようになってきている．

ホスピスから緩和ケアへ

　世界における緩和ケアの始まりは，近代ホスピス運動に起源を発しているといえる．その近代ホスピス運動は，1967年ロンドン郊外にCicely Saunders博士によって，セント・クリストファー・ホスピスが創立されたことにより始まったとされている．その活動はわが国においても1977年に紹介され，1981年浜松市の聖隷三方原病院にわが国最初のホスピスである聖隷ホスピスが創立された．その後，1986年にはWHO方式のがん疼痛治療法が発表されており，がん疼痛に対してモルヒネを積極的に使用することが世界的なスタンダードとなった．また，硫酸モルヒネ徐放錠が1989年にわが国において発売されたことも，より簡便にモルヒネ製剤が，がん疼痛治療に利用されるようになった要因といえる．

　その後，画期的であったのは，1990年に緩和ケア病棟入院料が設定されたことである．それ以前は，ホスピス・緩和ケア病棟は一般的に出来高制といわれる診療報酬制度にあり，行った処置，行った検査，投与した薬剤の費用が診療報酬になっていた．しかし，ホスピスにおいては処置や検査を頻回に行うことはなく，できるだけ処置や検査の施行による患者の苦痛や負担を減らすことを心がけている．一方，ADLの低下に伴う日常生活のケアや患者・家族とのコミュニケーションが重要視され，それら多くの時間が割かれるので，ホスピスケアそのものは診療報酬に反映されておらず，人件費の影響から赤字の施設がほとんどであった．定額入院料が設定されることにより，診療報酬に反映されていなかったケアが経済的に保証されることになり，徐々にわが国では緩和ケア病棟が増加していくことになった．

表1　緩和ケアの定義（1990年と2002年）

〈1990年の定義〉
　緩和ケアとは，治癒を目指した治療が有効でなくなった患者に対する積極的な全人的ケアである．痛みやその他の症状のコントロール，精神的，社会的，そして霊的問題の解決が最も重要な課題となる．緩和ケアの目標は，患者とその家族にとってできる限り可能な最高のQOLを実現することである．末期だけでなく，もっと早い時期の患者に対しても治療と同時に適用すべき点がある．

〈2002年の定義〉
　緩和ケアとは，生命を脅かす疾患による問題に直面している患者とその家族に対して，痛みやその他の身体的問題，心理社会的問題，スピリチュアルな（霊的な・魂の）問題に関してきちんとした評価を行い，問題を早期に発見しそれが障害とならないように予防したり対処したりすることで，苦しみを予防し，和らげることでQOL（生活の質，生命の質）を改善するためのアプローチである．

（NPO法人日本ホスピス緩和ケア協会ホームページ）[1]

　そのようななか，日本緩和医療学会が1996年に設立されることになり，エビデンスに基づく緩和医療学の構築が進められるようになった．これはホスピスケアが一般診療，特にがん医療において重要な下支えとなるケアが含まれていることが理解されるようになったためである．また，ホスピスという言葉がキリスト教的な背景を意識させたり，終末期医療というイメージが強いために，1970年代にカナダで提唱された緩和ケア（palliative care）という言葉が利用されるようになった．その後，一般診療にも取り組まれるようになり，医療制度的にも緩和ケアという言葉が広く使用されるようになったと考えられる．

　ホスピスという言葉は，紛れもなくキリスト教を背景にもって誕生した言葉である．社会において取り残された，苦しみのなかに死を迎えようとしている人々に目を向けた活動であり，当時，十分なケアを手が届けられずに痛みなどの苦痛を抱えていた終末期患者に目が向けられたプログラムである．したがって，対象は単にがん患者だけではなく，死に逝く患者すべてに対して提供されるケアである．

緩和ケアの変化

　WHO（世界保健機構）の緩和ケアの定義も時代とともに変遷している．**表1**のように，1990年には「治癒を目指した治療が有効でなくなった患者」を対象としているが，2002年には「生命を脅かす疾患による問題に直面している患者」と定義している[1]．つまり，従来からの末期がん患者だけが緩和ケアの対象になるのではなく，もっと早い時期（診断時）から提供されることの重要性が強調されるようになってきている．悪液質で示すと，末期がん患者に罹患が多い不応性悪液質の時期に介入を始めるのではなく，前悪液質の時期から緩和ケアを提供することが重要であることを示している．

　また，定義にもあるように，緩和ケアの目標は単に症状の緩和だけではなく，患者と家族のQOLの向上が目標とされている．つまり，患者の身体的な苦痛（食思不振，倦怠感，悪心・嘔吐など）の緩和のみを考えるのではなく，精神的な苦痛（不安，いらだち，抑うつなど），社会的な苦痛（仕事や経済的な問題など），スピリチュアルな

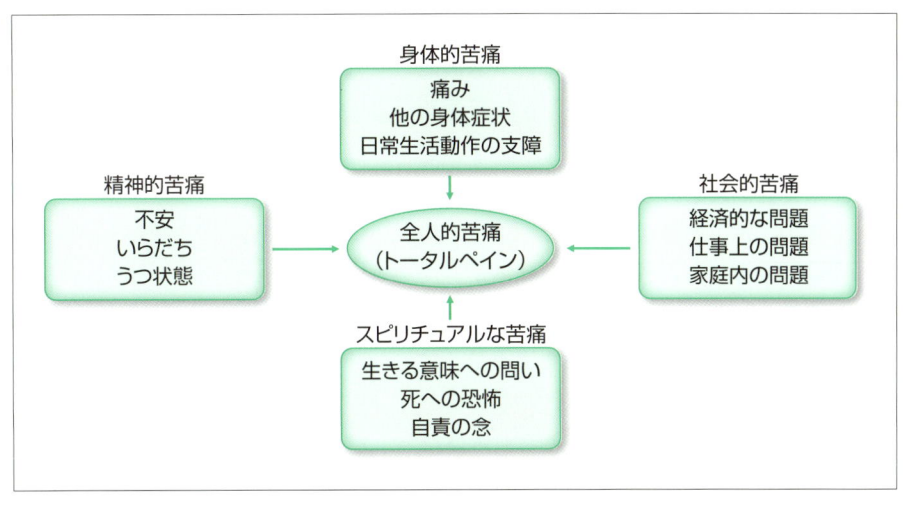

図1　全人的苦痛（トータルペイン）

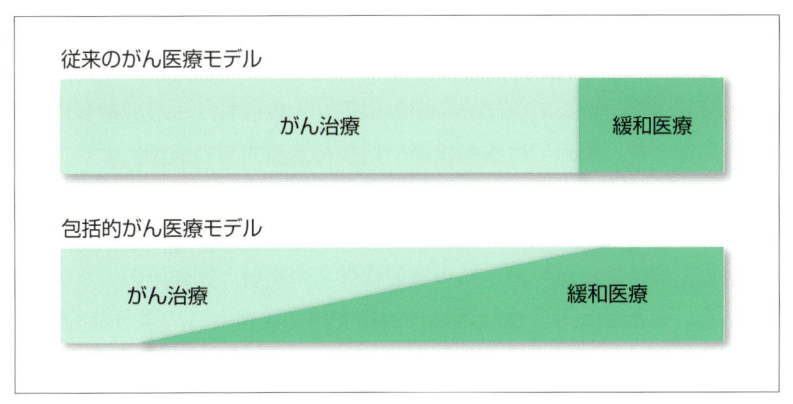

図2　包括的がん医療モデル

苦痛（生きることや苦痛の意味・価値に関連した苦悩など）をもった人間として（全人的苦痛：トータルペイン，**図1**）対応することが求められる．特に，悪液質状態における緩和ケアは，単に食事量や体重増加だけが目標になるのではなく，患者・家族の不安や負担感，満足度も含めたトータルのQOLの向上を目指す必要がある．

また，近年ではこのQOLの向上が生命予後にもよい影響を与えることがわかってきている．したがって，がん治療と緩和医療は全く異なる目標をもった医療なのではなく，がんの進行度によってその割合は異なるものの，互いに補填しあい，最終的にはがん患者のQOLを維持し，生命予後を最大限に伸ばす医療（包括的がん医療，**図2**）であるといえる．

一方，患者・家族からみた望ましい緩和ケア（**表2**）は単一なものではなく，日本人が共通して重要だと考える内容と人によって重要さが異なる内容があることが示されている[3]．この点についても配慮し，患者や家族が大切にしていることにしっかりと耳を傾け，それをわれわれ医療従事者も大切にする緩和ケアが重要になると考えられる．

当初のホスピス運動は，医療従事者や病院に管理された死を市民や家族にとっての死に取り戻すような理念をもった市民運動でもあった．死を否定せず自然に訪れるものとして捉えているのがホスピスケアであり，決して積極的安楽死のように死を早めるような医療を提供するプログラムではない．苦痛の緩和を最大限に尊重するが，延命だけの治療については行わないことも多く，できるだけ医学的な介入は排除するような性格をもっていた．そのうえで，症状緩和を重視した治療が積極的に行われるプログラムであった．

一方，緩和ケアは研究や調査に基づいたエビデンスを重視することにより，緩和医療学として医学の枠組みに取り入れられ，一般診療科にも受け入れられることになった．最近では医療技術や抗がん治療開発の進歩により，より侵襲の少ない治療方法の確立によって，治癒・延命を目指すことは難しくとも，症状緩和やQOL改善を目的にもった抗がん治療が行われるようになった．転移性脳腫瘍に対する定位放射線治療や疼痛緩和のための放射線外・内照射，副作用の少ない分子標的治療などである．したがって，症状緩和を目指す緩和医療とこのようなQOLの改善を目指す積極的治療の境界はあいまいになっており，お互いの利点を十分に理解したうえで，治療を計画していかなければならなくなってきている．また，多くのがん治療病院は急性期病院であり，早期に症状緩和治療を行わなければ，症状の継続により在宅移行が長期化する．したがって，抗がん治療や症状緩和治療とともに機能回復のためのリハや栄養状態改善のための栄養療法も早期から開始する必要がある．

また，施設ホスピス（緩和ケア病棟）の役割も徐々に変化してきている．2012年に改定された診療報酬の新しい緩和ケア病棟・施設ホスピスの要件のなかには，地域医療関係者に対する研修，相談，緊急対応を積極的に行うことが施設ホスピスには求められるようになってきている．特に，2012年の診療報酬改定からは，緩和ケア病棟でも定額入院料が在院日数で変化するように変更された（入院1〜30日：4,791点／日，入院31日〜60日：4,291点／日，入院61日以上：3,291点／日）．これにより，ますます緩和ケア病棟は最期まで入院する施設というような「終の棲家」ではなく，症状が安定すれば在宅医療施設との連携し対応する施設であることが重要視されるようになっていくものと考えられる．

わが国の緩和ケアとがん対策

2002年に緩和ケア診療加算の算定が開始された．これまでは緩和ケア病棟入院料

表2 患者・家族からみた望ましい緩和ケア

■日本人が共通して重要だと考えること
- 身体的，心理的な苦痛がないこと
- 望んだ場所で過ごすこと
- 医療スタッフとの良好な関係
- 希望や楽しみがあること
- 他者の負担にならないこと
- 家族との良好な関係
- 自立していること
- 落ち着いた環境で過ごすこと
- 人として尊重されること
- 人生を全うしたと感じられること

■人によって重要さが異なること
- 自然なかたちで亡くなること
- 他人に感謝し，心の準備ができること
- 役割を果たせること
- 死を意識しないで過ごすこと
- 納得するまでがんと闘うこと
- 自尊心を保つこと
- 残された時間を知り，準備すること
- 信仰をもつこと

（Miyashita et al, 2007）[3]

表3　がん対策基本法の理念と第二期がん対策推進基本計画の全体目標

「がん対策基本法」第十六条
　国及び地方公共団体は，がん患者の状況に応じて疼痛等の緩和を目的とする医療が早期から適切に行われるようにすること，居宅においてがん患者に対しがん医療を提供するための連携協力体制を確保すること，医療従事者に対するがん患者の療養生活の質の維持向上に関する研修の機会を確保することその他のがん患者の療養生活の質の維持向上のために必要な施策を講ずるものとする．

〈がん対策基本法の理念〉
①がんに対する研究の推進
②がん医療の均てん化の促進
③がん患者の意向を十分に尊重したがん医療提供体制の整備

〈第二期がん対策推進基本計画の全体目標〉
①がんによる死亡者の減少
②すべてのがん患者とその家族の苦痛の軽減と療養生活の質の維持向上
③がんになっても安心して暮らせる社会の構築

　　治療初期段階からの緩和ケアの実施（第一期がん対策推進基本計画における重点課題）
　　　　　　　　　　　　　　　↓
　がんと診断された時からの緩和ケアの推進（第二期がん対策推進基本計画における重点課題）

　は一定の基準を満たした病棟に対しての入院料の拠出であったが，この加算は一定の基準を満たした緩和ケアチームが一般病床の患者にかかわることに対して拠出（2010年からは400点／日）されるものである．それまで緩和ケアは緩和ケア病棟で提供されるものという意識が一部の医療関係者にはあったものが，その開始を通して，早期からの緩和ケアの導入に一歩進んだと考えられる．
　また，わが国の緩和ケア病棟以外の緩和ケアは，2007年のがん対策基本法（表3）の施行に伴い，政策に基づいて進められてきた経緯がある．そのがん対策基本法に基づくがん対策推進基本計画においては，すべてのがん診療連携拠点病院にはがん患者に出現するさまざまな苦痛に対する緩和ケアを提供する体制が義務付けられることとなった．そのうえで，緩和ケアはがん治療の早期の段階から患者や家族がもつ全人的な問題に関して，早期に同定し対応することが重要視されるようになった．その後，2012年の第二期がん対策推進基本計画（表3）においては，緩和ケアは〝がんと診断された時から″緩和ケアが提供されることが盛り込まれた．もちろん，がんの診断時には疾患に伴う身体的苦痛はさほど強くないことが一般的ではあるが，身体的苦痛だけではなく診断告知に伴う精神的苦痛に関する対応や，意思決定における援助が緩和ケアにおける重要な取り組みとして捉えられるようになったことは画期的なことであると考えられる．特に，がん治療を専門とする施設において緩和ケアは重要な働きではないと捉えられることもそれまでは少なくなかったが，そのような施設での緩和ケアの位置づけを重視することが盛り込まれるようになった．
　つまり，がん診療連携拠点病院は緩和ケアチームの設置は義務付けられているものの，病院の重要な機能として捉えられることは少なかったと思われる．しかし，がん診療連携拠点病院はがん治療だけではなく，緩和ケアに関しても診療の拠点になる機能をもつことが義務付けられるようになったのである．そして，自施設での緩和ケアに関

する外来や入院の機能,またその二次医療圏での緩和ケアのリソース(緩和ケアチーム,緩和ケア外来,緩和ケア病棟,在宅緩和ケア施設など)に関する各地域医療機関や一般市民に対する情報提供が重要な働きになっていくように思われる.特に緩和ケアは,夜間や時間外の対応を必要とする場合も少なくない.そのような患者に対する診療体制の確立が,がん診療連携拠点病院には必要とされるようになると考えられる.

早期からの適切な緩和ケアの提供は,患者のQOLを向上させ,生命予後にもよい影響があることがわかるようになってきている[4].したがって,たとえがん治療期であっても,がん治療を下支えするために,NSTが早期から介入し栄養状態をアセスメントし,栄養療法を開始することや,機能障害を予防・早期回復させるために,リハのスタッフが早期から介入することは,患者のがん治療の継続を支える重要な役割を担っている.がん治療期からがん治療が困難になってくる時期になるまで,栄養と身体機能の立場から積極的に緩和ケアを進めて行くことは,がん治療そのものと同等に重要になってきている.

また,2012年の診療報酬改定からは緩和ケアチームは入院患者だけに限定されるものではなくなってきており,緩和ケア外来で緩和ケアチームがかかわることにより,オピオイドを処方した患者に対しては月に1回,外来緩和ケア管理料(300点／月)が拠出されるようになっている.

緩和ケアにおけるがん悪液質の疫学と症候

食思不振は,がん患者の6〜74%にみられると報告されている.また,進行がんの状態では80%に達すると報告されている.原発別では,胃,膵臓,肺に多くみられ,中等度以上の食思不振は,がん患者の半数以上にみられるとされている.特に終末期がん患者では,急変によって亡くなる患者を除いて,ほぼ全例に認められると考えられている[3,5].

英国のホスピスに入院した終末期がん患者608例を対象とした調査では,体重減少は79%にみられ,腫瘍別頻度は食道がんが最も高く96%,卵巣がん95%,原発不明がん94%,肺がん89%,胃がん87%,悪性リンパ腫86%,膵がん82%,大腸がん75%,乳がん53%と報告されている[6].体重減少と年齢および性別とは相関がみられず,膵がんの80%以上,肺がんの60%が,診断時にはすでに悪液質を伴っているとも報告されている[7,8].

このように調査方法によって体重減少の発現頻度は異なるが,悪性腫瘍の種類によってその頻度は異なると考えられている.①80%以上の患者に出現:胃がん,膵がん,②50〜80%の患者に出現:肺がん,前立腺がん,大腸がん,③50%未満の患者に出現:乳がん,悪性リンパ腫のように,原発部位ごとの傾向がみられる.全般的には,がんの原発部位,病態や進行度によって差はあるが,体重減少は全がん患者の30〜80%にみられるとされている.

過去6カ月に5%を超える体重減少のある患者は悪液質が疑われる[9].悪液質の患者ではQOLが低下し[10],生命予後は不良である[11,12].体重から体脂肪量を引いた除脂肪体重(lean body mass)の減少と罹患率および死亡率とに相関がみられるという

報告も認められる[13]．

　緩和医療におけるがん悪液質によって引き起こされる症候は，食思不振以外に早期満腹感，進行性の体重減少，倦怠感，易疲労性，脱力感，骨格筋の減少や脂肪組織の減少が認められる．標準体重の90％未満では栄養不良のリスク状態と考えられ，85％未満は栄養不良であり，70％未満は重度の栄養不良であり，60％未満では生存が困難であるといわれている[14]．

　このように，緩和医療においては，フェンタニルやオキシコドンの発売によって充実したがん疼痛の症状緩和以上に，がん悪液質によって引き起こされる食思不振や倦怠感の症状緩和がより重要な課題として見直されるようになっている．がん悪液質の病態を明らかにし，このような問題をいかに解決するかが，緩和医療における重要な課題であると考えられている．

全人的苦痛の視点からみた悪液質に対する緩和ケア

　食欲は身体的のみならず精神的な健康状態を表すものであり，食事の工夫や環境整備を行うことはとても重要である．食思不振のある患者のケアは，原因，病態や生命予後を理解したうえで，栄養状態の改善や体重増加だけを目指すのではなく，患者の楽しみと安楽を第一とし，患者・家族に丁寧に説明する．食事をするタイミングや体位も工夫する．その他に食事をする際の周囲の環境にも配慮し，家族とともにリラックスした雰囲気で食事ができるようにする．また，口腔ケアを行うことで口腔内トラブルに対処し，食事摂取がスムーズに行えることがある．

　食思不振の患者のケアは，栄養士・調理士の協力も重要である．食欲をそそるきっかけをみつけ，食習慣や嗜好に合うように工夫する．食物の形・量，味つけ，盛りつけ，彩り，香り，食器に配慮する．原則として，量は少なめに，柔らかいもの，あっさりしたもの，薄味の味つけ，喉越しのよいもの（きざみ食，軟菜，麺類，果汁，シャーベット，ペースト食など）にする．匂いの強いものは避ける．冷たいものは冷たく，温かいものは温かくして提供する．季節のものや自然の花や葉などを添えて季節感を出す．レモン，番茶，梅干し，酢，香辛料，少量のアルコールなどを上手に利用する．患者の食思不振の背景をくみとり，さまざまな提案をしていく．

　一方で，終末期がん患者では，食思不振が自然であり，無理に食べたり，食べさせたりすることが負担になることを説明するとともに，食べられないことの患者・家族の苦悩に傾聴・共感し，共に考えていく態度も重要である．

〔池永昌之〕

文　献

1) ＮＰＯ法人日本ホスピス緩和ケア協会ホームページ：http://www.hpcj.org
2) 恒藤　暁：Ⅲがん食欲不振・悪液質．系統緩和医療学講座 身体症状のマネジメント，最新医学社，2013，pp79-93．
3) Miyashita M et al: Good death in cancer care: a nationwide quantitative study. *Ann Oncol* **18**: 1090-1097, 2007.
4) Temel JS et al: Early palliative care for patients with metastatic non-small-cell lung

cancer. *N Engl J Med* **363**:733-742, 2010.
5) Dy SM et al: Evidence-based recommendations for cancer fatigue, anorexia, depression, and dyspnea. *J Clin Oncol* **26**: 3886-3895, 2008.
6) Tranmer JE et al: Measuring the symptom experience of seriously ill cancer and noncancer hospitalized patients near the end of life with the memorial symptom assessment scale. *J Pain Symptom Manage* **25**: 420-429, 2003.
7) Dunlop R: Clinical epidemiology of cancer cachexia. In: Cachexia-Anorexia in Cancer Patients. Bruera E, Higginson I (eds), Oxford University Press, 1996, pp76-82.
8) Bruera E: ABC of palliative care. Anorexia, cachexia, and nutrition. *BMJ* **315**: 1219-1222, 1997.
9) Tisdale MJ: Cachexia in cancer patients. *Nat Rev Cancer* **2**: 862-871, 2002.
10) Inui A: Cancer anorexia-cachexia syndrome: current issues in research and management. *CA Cancer J Clin* **52**: 72-91, 2002.
11) Ravasco P et al: Does nutrition influence quality of life in cancer patients undergoing radiotherapy? *Radiother Oncol* **67**: 213-220, 2003.
12) Andreyev HJ et al: Why do patients with weight loss have a worse outcome when undergoing chemotherapy for gastrointestinal malignancies? *Eur J Cancer* **34**: 503-509, 1998.
13) Kim HI et al: Cachexia-like symptoms predict a worse prognosis in localized t1 renal cell carcinoma. *J Urol* **171**: 1810-1813, 2004.
14) Dewys WD et al: Prognostic effect of weight loss prior to chemotherapy in cancer patients. Eastern Cooperative Oncology Group. *Am J Med* **69**: 491-497, 1980.

②リハビリテーション栄養総論

> **ポイント**
> ○よりよいリハを行うためには栄養管理が重要であると同時に，適切な栄養管理のためにもリハが必要である．
> ○リハ栄養とは，「障害者や高齢者の機能，活動，参加を最大限発揮できるような栄養管理を行うこと」である．
> ○リハ栄養の目的は，悪液質やサルコペニアにおける骨格筋の減少を抑制し，その病態を改善させることである．

リハビリテーションと栄養の相補的な関係

　リハビリテーション（以下リハ）の対象となる症例では，活動量増加に応じたエネルギー量，蛋白質量の摂取が必要となる．もし活動量が増加しているにもかかわらず，それに応じたエネルギー量，蛋白質量などが補われないと，体蛋白質の異化が生じる．筋肉は，体蛋白質の主な貯蔵場所となっていることから，体蛋白質の異化に伴って，筋肉量は減少することとなる[1]．

　また，リハ中の症例は，何らかの基礎疾患に加え，合併症を有していることも少なくない．悪性腫瘍や慢性閉塞性肺疾患（COPD），心不全などは，炎症を伴うことによって，エネルギー消費量を増大させる．こうしたエネルギー消費量の増加に対して適切な栄養管理が行われないと，悪液質，サルコペニアをかえって悪化させてしまう要因となる．

　一方，適切な栄養管理を行うためにも，リハは重要である．その代表例は，サルコペニアと肥満が合併したサルコペニア肥満（sarcopenic obesity）である[2]．サルコペニア肥満の症例は，体重が増加しているにもかかわらず骨格筋が減少していることにより，転倒・骨折などのリスクがきわめて高い．サルコペニア肥満の背景には，インスリン抵抗性などの関与が示唆されている．韓国の65歳以上の高齢者のコホート，Korean Longitudinal Study on Health and Aging（KLoSHA）のデータでは，サルコペニア肥満の罹患率は，男性で35.1%，女性で48.1%だった．サルコペニア肥満の高齢者は，サルコペニア単独，肥満単独，正常の体格の高齢者に比較し，インスリン抵抗性の指標であるHOMA-R（nomeostasis modal assessment as an iusulin resistance）の値が有意に高かった[3]．このような症例では，運動を行い，体脂肪を減少させ，身体機能やインスリン抵抗性を改善させることにより，高血糖や脂質プロファイルの異常といった代謝上の問題点をも改善させ，より適切な栄養管理を行いやすくする可能性がある．

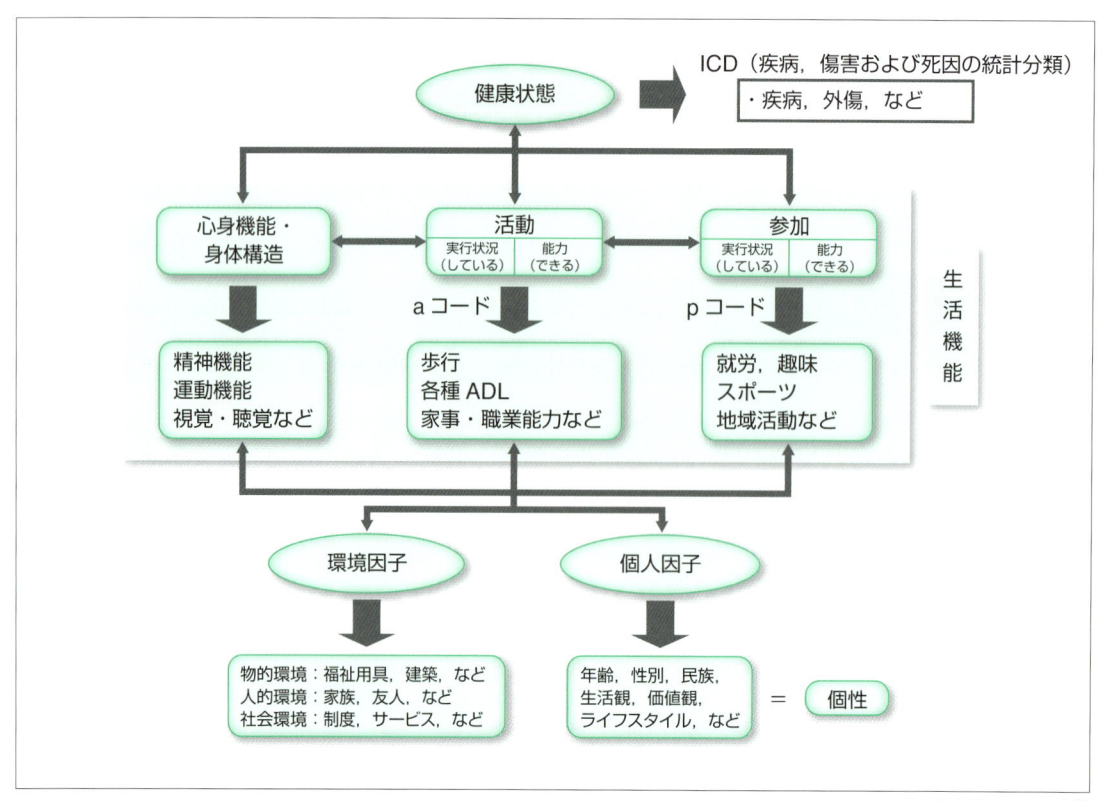

図　ICFを構成する6つの要素

(厚生労働省, 2007)[8]

　以上のように，悪液質やサルコペニアへの対策において，リハと栄養管理は相補的な関係であり，両者が適切に協働することによって患者のアウトカムを今まで以上に改善させることができる可能性を秘めている．

リハビリテーション栄養とは

　若林はリハと栄養の相補的な関係に注目し，「栄養ケアなくしてリハなし」「リハにとって栄養はバイタルサインである」と唱え，リハ栄養という分野を開拓した．若林によればリハ栄養とは，「栄養状態も含めてInternational Classification of Functioning；ICF, 国際生活機能分類（Disability and Health）で評価を行ったうえで，障害者や高齢者の機能，活動，参加を最大限発揮できるような栄養管理を行うこと」と定義されている[4-6]．

　ICFは2001年5月，人間の生活機能と障害の分類法として世界保健機関（WHO）総会において採択され，それまで使用されていたWHO国際障害分類（ICIDH）の改訂版と位置づけられている．ICIDHが障害というマイナス面を分類するという考え方であったのに対し，ICFは生活機能というプラス面に視点を転換し，環境因子などの観点を追加している[7]．厚生労働省ホームページ（http://www.mhlw.go.jp/houdou/2002/08/h0805-1.html）に，その日本語訳が掲載されている．ICFによる生活機能と障害の評価では，個人の生活機能は健康状態と背景因子と相互に関連している．生活機能は，

表1 フレイルティの定義
以下の5項目のうち，3項目以上に該当

1. 体重　　1年で4.5kg以上減少
2. 疲労感　自己評価
3. 活動量　1週間の生活活動量を評価
　　　　　（男性383kcal未満，女性270kcal未満）
4. 歩行速度　15フィート（4.57m）を歩く時間で評価
　の低下

男性	女性
身長≦173cm　7秒以上	身長≦159cm　7秒以上
身長>173cm　6秒以上	身長>159cm　6秒以上

5. 筋力低下　握力で評価

男性		女性	
BMI≦24.0	29.0kg以下	BMI≦23.0	17.0kg以下
BMI24.1～26.0	30.0kg以下	BMI23.1～26.0	17.3kg以下
BMI26.1～28.0	30.0kg以下	BMI26.1～29.0	18.0kg以下
BMI>28.0	32.0kg以下	BMI>29.0	21.0kg以下

（葛谷，2010）[10]を改変

心身機能・身体構造，活動，参加の3要素に分類され，これら3つの要素の間にも，相互作用あるいは複合的な関係がある．また，背景因子は環境因子と個人因子の2要素に分類されている（図）[8]．リハ栄養では，各症例の問題点をこれら6つの因子に整理し，それぞれの関連性を考慮することにより全人的なケアを行うことを目的としている[8]．

リハビリテーション栄養の実践

　リハ栄養の対象となる症例では，低栄養と同時にサルコペニアや悪液質を合併している症例が多い．通常の栄養アセスメントに加え，筋肉量をはじめとする体組成の評価や身体機能の評価が重要となる．また，高齢者などでは骨格筋の減少とともに，転倒・骨折，入院，死亡などのリスクも高くなる．こうしたリスク状態を表すのがフレイルティ（frailty）という概念である（表1）[9-11]．サルコペニアの診断，フレイルティの診断に共通しているのが歩行速度と握力であり，リハ栄養を行ううえで非常に重要な指標となる．全症例で定期的に測定するよう心がける必要がある．

　リハ栄養では，リハによって消費されるエネルギー量を評価し，その補充を行うことが重要である[4-6]．リハによって消費されるエネルギー量の評価には，活動係数を増加させることによって算出する方法と，METs（メッツ）を用いる方法の2つがあげられる（表2）．METsとは，Metabolic Equivalentsの略で，単位時間当たり体重1kg当たりの酸素摂取量から，運動の強度を表現したものである．安静時における酸素摂取量3.5 ml/kg/分を1METsとし，これの2倍の強度を2METs，3倍の強度を3METsと表す．消費されるエネルギー量（活動量）は，METsの値に，体重と運動した時間，係数の1.05を掛け合わせて算出する．各運動，日常生活動作のMETsは，国立健康・栄養研究所による『改訂版 身体活動のメッツ（METs）表』[12]（http://www0.nih.go.jp/eiken/programs/2011mets.pdfからダウンロード可能）から知るこ

表2 リハビリテーションによる活動量を考慮したエネルギー必要量の計算

① 活動係数による方法

> 摂取エネルギー量＝安静時エネルギー消費量×活動係数（1.3〜1.7）

ときに2.0まで増やすこともある．

② METsを用いる方法

> 摂取エネルギー量＝安静時エネルギー消費量＋活動量
>
> 活動量（kcal）＝METs×体重（kg）×時間（h）×1.05
>
> METsの目安
> 　ベッドサイドでのリハビリテーション　1〜1.5 METs
> 　訓練室でのリハビリテーション　1.5〜6 METs
>
> 　犬の散歩　3.0 METs
> 　台所での活動：全般（例：調理，皿洗い，掃除）　3.3 METs
> 　自転車エルゴメータ，30〜50ワット，非常に楽な労力　3.5 METs
> 　アクアビクス：水中体操　5.5 METs
> 　自転車エルゴメータ，101〜160ワット，きつい労力　8.8 METs
>
> 詳しくは，『改訂版 身体活動のメッツ（METs）表』[12] を参照．

とができる．

　リハ栄養では，スポーツ栄養学の考え方をサルコペニアや悪液質における骨格筋量の減少抑制に応用し，それらの病態の改善を図ることを目的としている[4-6]．なかでも，最も中心的な課題は蛋白質・アミノ酸の摂取をどのようにすべきかということである．運動前，運動中，運動後とも，蛋白質・アミノ酸を摂取することによって筋蛋白合成を増加させることが知られている．しかしながら，運動直前や運動中に食事を摂取すると消化管への血流が増加するほか，満腹のため効率よく運動が行えないこともあるため，あまり適切なタイミングとはいえない．運動直後の蛋白質・アミノ酸摂取が，最も効率よく筋蛋白合成を促進できる可能性がある．この際に糖質によるエネルギーも同時に摂取すると，筋蛋白合成をさらに増強することができるかもしれない．

　高齢者の場合には蛋白質を摂取しても，思うように骨格筋量が増加しないことも少なくない．若年者では7.5 g程度の必須アミノ酸の摂取により筋蛋白の合成が促進されるが，高齢者で同程度の筋蛋白合成が行われるためにはより多い10 g程度の必須アミノ酸を摂取しなければならないという報告もある[13]．毎食10 g以上の必須アミノ酸を摂取するためには，1食あたり25〜30 gの蛋白質を摂取しなければならない．しかし，高齢者では加齢により腎機能が低下していることも少なくない．そのため多量の蛋白質摂取が腎機能に悪影響を与える可能性もあるので，慎重にモニタリングすることが大切である．

　多量の蛋白質摂取のかわりに注目されているのが，分岐鎖アミノ酸（branched chain amino acids；BCAA）の1つであるロイシンの強化である．ロイシンの有用性に関してはいまだコンセンサスは確立されていないが，最近わが国で行われた研究では，

女性の在宅高齢者で運動とともにロイシンを強化した必須アミノ酸混合物3gを1日2回，3カ月にわたって摂取した群は下肢の筋肉量が増加し，膝伸展筋力，歩行速度も改善した．特に膝伸展筋力は，エクササイズ単独群では有意な改善が認められなかったのに対し，必須アミノ酸混合物摂取群では有意な改善が認められた[14]．レジスタンストレーニングを行う在宅高齢者で，ビタミンD，蛋白質10g，BCAAなどを含有する補助食品を週3回，3カ月間にわたって摂取することにより，摂取しなかった群に比較し，骨格筋指数，最大歩行速度が増加し，サルコペニアの罹患率も減少したという報告もある[15]．

リハビリテーション栄養の悪液質への応用

1. 慢性閉塞性肺疾患（COPD）

BMIが19.0未満の体重減少を伴うCOPDでは，慢性の炎症所見を伴うことが少なくない．食思不振や摂食・嚥下障害などが認められることも多い．第2章でもその病態とリハ栄養の実際について解説されているが（p122〜参照），園田らはゼリー食などにより経口摂取によるエネルギー量，蛋白質量を増加させ，レジスタンストレーニングを導入することによりADLが改善し，自宅に退院した症例を報告している[6]．

2. 慢性心不全

慢性心不全では，呼吸困難などの自覚症状や神経ペプチドY（NPY）などの神経内分泌の不均衡，TNF-αなどの炎症性サイトカインによる炎症の影響で食欲が減退し，体重減少を認めることが少なくない．また，循環不全のため肝にうっ血が生じると消化管の血流もうっ滞して消化管粘膜の浮腫が発生し，栄養素の吸収が低下する．炎症は筋蛋白の崩壊を促進する[16]．こうしたメカニズムの詳細は，第2章（p115〜）を参照されたい．食欲低下や筋蛋白崩壊を助長しないためにも，食欲の低下した時期には，レジスタンストレーニングや持久性トレーニングのような負荷のかかる運動は避け，栄養摂取を優先すべきである．食欲が改善してきた際には，エネルギー摂取量に見合った運動から開始する．

3. 感染症

結核やAIDSなどの感染症は，慢性の経過をたどり発熱や炎症を伴い，食思不振や体重減少を引き起こす．免疫能の改善のためにも栄養状態の改善は急務である．エネルギー量，蛋白質量を摂取することができるようになったら，レジスタンストレーニングなどの運動を継続する．できるだけ早期に栄養状態を改善し，レジスタンストレーニングなどの運動療法を導入することが，骨格筋量の減少を抑制することにつながる．高齢者などに多い繰り返し誤嚥性肺炎を発症するような症例でも，経鼻胃管や胃瘻からの半固形状流動食の注入なども含め，栄養状態を維持するサポートを行うことによって，より安定してリハが行える可能性がある．また，嚥下筋の筋力低下などを改善することによって経口摂取量の増加を目指すこともでき，相乗的な効果を見込むことができる．

がん悪液質のステージとリハビリテーション栄養の必要性

がん悪液質に対しては，そのステージに応じた対応が必要となる．

1．前悪液質

前悪液質の段階では，患者の体重減少は軽度であり，適切なケアにより改善が可能と考えられている[17]．十分量のエネルギー，蛋白質を摂取したうえで，レジスタンストレーニングなどを行うことによって骨格筋量減少の抑制を目指す．悪液質の進行を遅らせることで患者にとって苦痛のない期間をより延長し，生活の質（QOL）を改善することができる．運動によるインスリン抵抗性の改善効果も期待することができる．

2．悪液質

悪液質へと移行するとケアによる改善はより困難となるが，十分なエネルギー，蛋白質を摂取したうえでレジスタンストレーニングなどを継続することが可能な場合もある．治療や体調不良などで臥床が続く際は，廃用による骨格筋の減少も加わり，ADLが急激に悪化することがあるので，ベッドサイドでもリハを行うことが重要である[17]．エイコサペンタエン酸（EPA）は，炎症性サイトカインやがん細胞由来の蛋白質融解因子（Proteolysis iducing factor；PIF）の作用を阻害し，体重減少，骨格筋量の減少を抑制する可能性がある[18]．

3．不応性悪液質

不応性悪液質の症例に対しては，運動の効果に関するエビデンスは確立されていない[17]．むしろこのステージでは，エネルギーや蛋白質の摂取量が減少し，筋蛋白の異化が亢進している可能性があるため，活動量増加によるエネルギー消費が悪液質の進行をさらに促進する可能性もある．

一方，活動量が低下しているところに過度な栄養摂取を行うと，高血糖や全身倦怠感，水分過多による浮腫などの原因となることがある．活動量の評価を行うとともに控えめの栄養摂取を心がける必要がある．

悪液質と不応性悪液質との境界は不明瞭で一見不応性悪液質と思われるような状態でも，症例によってはEPAを投与することにより，体重減少，食思不振などを防ぐことができる場合がある[19]．

リハビリテーション栄養とチーム医療

リハ栄養を実践するためには，多くの職種の協力が必要である．リハ栄養は，多職種によって構成されるチーム医療のうち，最も発展的な形態のひとつといえるかもしれない．リハ栄養における各職種の役割を**表3**にまとめた．

おわりに

リハ栄養は，サルコペニアに対してのみならず悪液質の対応としても注目されてい

表3 リハビリテーション栄養における各職種の主な役割

理学療法士（PT） ・トレーニングによる骨格筋量や筋力の改善・維持 ・日常生活動作などの改善 ・姿勢調整（ポジショニング） ・歩行速度，握力の測定 ・呼吸理学療法 ・環境調整 ・運動量，エネルギー消費量の評価 ・身体計測 **作業療法士（OT）** ・上肢の可動域訓練などによる日常生活動作の改善 ・高次脳機能訓練 ・心理的作業療法 ・食器の調整，食事動作の改善 ・運動量，エネルギー消費量の評価 **言語聴覚士（ST）** ・摂食・嚥下機能の評価・訓練 ・呼吸訓練 ・高次脳機能訓練（非言語訓練） **管理栄養士** ・栄養アセスメント ・食事内容の調整 ・経腸栄養の立案，助言 ・栄養状態のモニタリング ・栄養指導，カウンセリング ・介護食，嚥下調整食などの調理指導 **調理士** ・特別食の調理 **看護師** ・日常生活動作の支援・改善 ・食事摂取，排泄などの支援・管理 ・健康状態の管理（血圧，脈，体温，血糖などの管理，睡眠の維持など） ・薬剤の管理 ・生活全般の管理 ・心理的な支援 **介護，ヘルパー** ・食事介助 ・自立支援のための環境調整	**医師** ・リハ処方・管理 ・特別食の処方，エネルギー量，蛋白質量などの調整 ・薬剤の処方 ・健康状態の管理（血圧，脈，体温，血糖などの管理・治療，睡眠の維持，便秘・下痢の治療など） ・認知症の治療 **薬剤師** ・服薬指導，コンプライアンスの維持 ・薬剤の効能，有害反応，相互作用などのモニタリング，助言 ・輸液組成の立案，助言 ・骨格筋量増加のための生理学的，生化学的な戦略の助言 **歯科医師** ・義歯の作成・調整，う歯の治療 ・舌接触補助床（palatal augmentation prosthesis；PAP），軟口蓋挙上装置（palatal lift prosthesis；PLP）などの口腔内装具の作成 ・口腔内の状態の評価・改善 ・摂食・嚥下機能の評価・改善 **歯科衛生士** ・口腔内の状態の評価・改善 ・口腔・義歯清掃法の指導 ・摂食・嚥下機能の評価・改善 **歯科技工士** ・義歯や補綴物などの製作・加工，調整 **臨床検査技師，放射線技師** ・血清アルブミン値などの検査データの測定，報告，助言 ・骨格筋量などの測定，報告，助言 ・嚥下造影などの実施 **医療ソーシャルワーカー（MSW），ケアマネジャー，社会福祉士** ・退院・在宅復帰支援，環境調整 ・経済的な問題への対応 ・家族との連絡 **臨床心理士** ・カウンセリング ・心理的問題の解決 **事務職員** ・コスト管理 ・アウトカムの管理

る．COPD，慢性心不全，結核や AIDS などの感染症，がんなど対象疾患も幅広い．
　現在では，リハ栄養という分野が各学会などで大きく取り上げられるようになったとともに，全国的な研究会（日本リハビリテーション栄養研究会：https://sites.

google.com/site/rehabnutrition/) も組織されるに至っている．今後，この分野のエビデンスが確立され，臨床の最前線に普及していくことが望まれる． （吉田貞夫）

文献

1) 日本静脈経腸栄養学会：窒素代謝および窒素平衡．静脈経腸栄養ハンドブック，南江堂，2011, pp139-145.
2) 吉田貞夫：サルコペニアの対応 栄養療法．サルコペニアの摂食・嚥下障害（若林秀隆，藤本篤士編），医歯薬出版，2012, pp68-73.
3) Lim S et al: Sarcopenic obesity: prevalence and association with metabolic syndrome in the Korean Longitudinal Study on Health and Aging (KLoSHA). *Diabetes Care* **33**:1652-1654, 2010.
4) 若林秀隆：PT・OT・STのためのリハビリテーション栄養－栄養ケアがリハを変える，医歯薬出版，2010.
5) 若林秀隆：リハビリテーション栄養ハンドブック，医歯薬出版，2010.
6) 若林秀隆：リハビリテーション栄養ケーススタディ 臨床で成果を出せる30症例，医歯薬出版，2010.
7) 厚生労働省ホームページ：「国際生活機能分類－国際障害分類改訂版－」（日本語版）の厚生労働省ホームページ掲載について：http://www.mhlw.go.jp/houdou/2002/08/h0805-1.html
8) 厚生労働省：生活機能分類の活用に向けて―ICF（国際生活機能分類）：活動と参加の基準，厚生統計協会，2007.
9) 本田佳子：カヘキシア，サルコペニア，フレイルティってどんな状態？．あなたの？にズバリお答えします！ 栄養療法のギモンQ＆A 100＋9 基礎知識編，メディカ出版，2012, pp102-104.
10) 葛谷雅文：ライフステージ別栄養アセスメント：高齢者．臨床栄養別冊 ワンステップアップ栄養アセスメント応用編，医歯薬出版，2010.
11) Fried LP et al: Frailty in older adults: Evidence for a phenotype. *J Gerontol A Biol Sci Med Sci* **56**: M146-156, 2001.
12) 国立健康・栄養研究所ホームページ：改訂版 身体活動のメッツ（METs）表：www0.nih.go.jp/eiken/programs/2011mets.pdf
13) Paddon-Jones D et al: Dietary protein recommendations and the prevention of sarcopenia. *Curr Opin Clin Nutr Metab Care* **12**:86-90, 2009.
14) Kim HK et al: Effects of exercise and amino acid supplementation on body composition and physical function in community-dwelling elderly Japanese sarcopenic women: a randomized controlled trial. *J Am Geriatr Soc* **60**:16-23, 2012.
15) Yamada M et al: Nutritional supplementation during resintant training improved skeletal muscle mass in community-dwelling frail older adults. *J Frailty Aging* **1**: 64-70 2012.
16) 吉田貞夫：経腸栄養のトラブルシューティングと合併症対策．見てわかる静脈栄養・PEGから経口摂取へ，学研，2011, pp66-82.
17) European Palliative Care Research Collaborative Cachexia Guideline Expert Group: Clinical practice guidelines on cancer cachexia in advanced cancer patients with a focus on refractory cachexia, 2011.
18) Colomer R et al: N-3 fatty acids, cancer and cachexia: a systematic review of the literature. *Br J Nutr* **97**:823-831, 2007.
19) 吉田貞夫・他．EPA製剤の投与により長期にわたりQOLを維持できた認知症を有する高齢がん患者．静脈経腸栄養 **26**: 340, 2011.

③薬物療法

> **ポイント**
> ○食欲促進，抗炎症の2点の他，身体的・精神的苦痛の緩和などが薬物治療の基本戦略にあげられる．
> ○現時点において，明確に推奨される薬剤および薬物治療法はないとされる．
> ○単一の薬効のみを求めるのではなく，包括的アプローチにおける一手段として使用する．

悪液質における薬物療法の位置付け

　悪液質の適切なマネジメントには基礎・併発疾患の管理はもとより，運動・栄養学的介入，教育，心理的サポートなど，患者個々のコンディションに合わせた集学的アプローチを必須とし，またライフスタイルや本人・家族の希望も加味すべきである．悪液質に対し薬剤の使用を考慮する際にはこれらの因子を無視して進めるべきではなく，全体のケア計画のなかから必要とされる効果に則った薬剤を，補助療法という位置付けで選択することが望ましい．

　European Palliative Care Research Collaborative（EPCRC）のガイドラインでは，がん悪液質への治療目標として「体重または筋肉の喪失を回復させるか，少なくともその喪失を最小限とし防ぐこと」[1,2]と解説し，これは前悪液質のそれも同様としている．具体的には，積極的な栄養補給と抗炎症治療，また二次性消化器症状やその他経口食事摂取を妨げる種々の要因を改善させることがあげられる．これらをもとに薬効で考慮すれば，食欲促進，抗炎症の2点にまとまるが，その他にも身体的・精神的苦痛の緩和などにも当然配慮すべきと考えられる．

　しかし現状は，これらに対する薬物使用はいずれも対症療法としての位置付けでしかなく，明確に有用とされるエビデンスはいまだないとされ，また国内においても症例報告の域を超えない．しかし近年，国際的な定義において悪液質が三段階に分類され，早期に診断・介入する流れになっていることや，新薬の開発と既存薬剤の新たな薬効の発見と見直しがあることから，今後新たな調査結果が期待されるところである．

薬効の概念

　がん悪液質の病態とそれに対応した薬剤との関連性を図式化したものを示した（**図**）[3,4]．

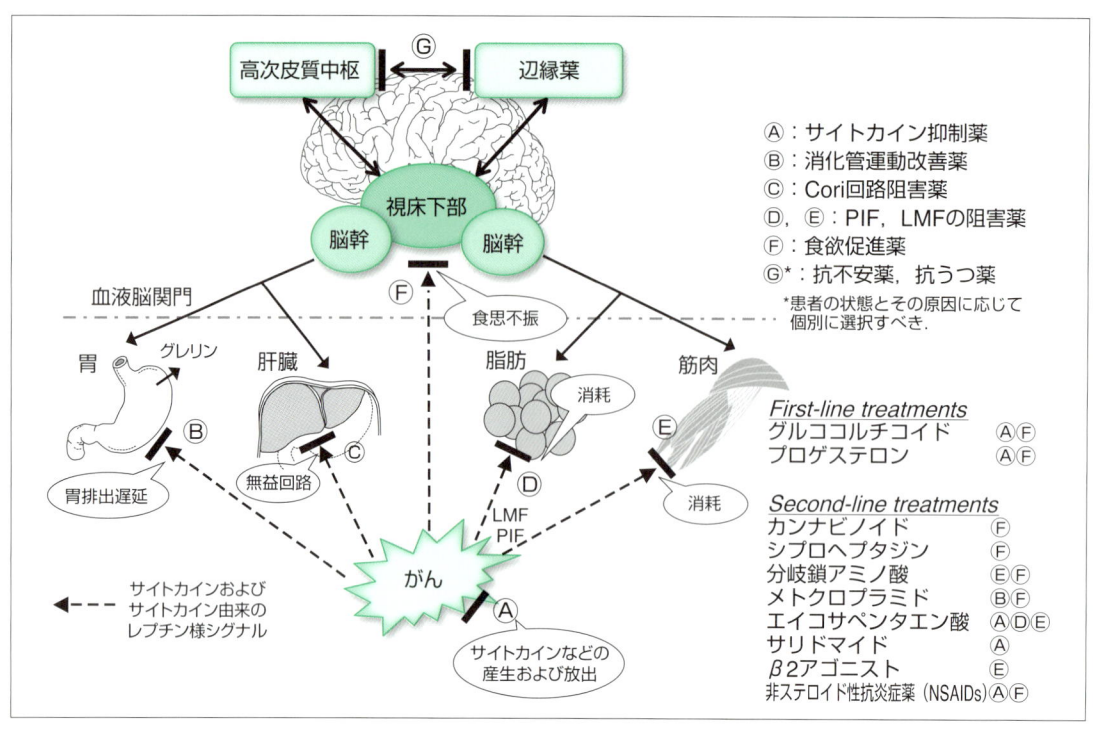

図　がん関連食思不振―悪液質に対する薬理学的介入の考え方

（Suzuki et al, 2013)[3]（Yeh et al, 2007)[4]を改変

1. 食欲促進

食欲促進薬として関連付けられる薬剤は数多く存在するため，薬効別に整理する．

(1) 消化管運動改善薬

胃排出能の低下によって起こるとされる早期膨満感が食思不振の原因の一つと考えられる．メトクロプラミド（プリンペラン®）[5-7]が比較的評価されているが，これまでの報告では主に嘔気を伴うケースに対する使用やがん性疼痛におけるオピオイド使用例との併用に関するものが多く，悪液質に対する治療としての観点ではほとんど評価されていない．この他, 5-HT4 受容体作動薬のモサプリドクエン酸塩（ガスモチン®）やイトプリド塩酸塩（ガナトン®）も胃排出能を促進し，またこれらは胃近位の受容性弛緩を促進するため，早期膨満感の軽減に有効である可能性がある．また，近年上市されたアコチアミド塩酸塩（アコファイド®）は機能性ディスペプシアに対する治療薬で，まだ新しく現段階では評価できないものの今後このような薬剤にも可能性が見出せるものとする．

(2) 食欲促進薬

グルココルチコイドや海外で使用されるプロゲステロンなどは，サイトカイン合成の抑制とともに脳内視床下部に作用し摂食量を増加させるとされている．カンナビノイドはマリファナ成分の一つで，制吐作用とともに食欲促進効果を発揮するが，海外の一部での使用に限定される．また，漢方薬の六君子湯には食欲促進効果があることが知られているが，これに関して近年，強力な食欲促進効果をもつ消化管ホルモンで

あるグレリンの放出促進やそのシグナル増強といった作用が明らかにされており[8]，それらに関する臨床応用が試みられている．この他，分岐鎖アミノ酸は，血液脳関門においてセロトニン前駆体であるトリプトファンが取り込まれるのを拮抗的に阻害することで脳内セロトニン活性を低下させ，食欲を増加させると考えられている[9]．

(3) サイトカイン抑制薬

後述する抗炎症作用と重複するが，サイトカインは中枢抑制系に作用し食思不振を引き起こすことから，がん組織や担がん宿主から放出されるサイトカインを抑制する目的で，グルココルチコイドやプロゲステロン，エイコサペンタエン酸，サリドマイド，NSAIDs，近年ではメラトニンなどの使用が試みられている．

(4) 抗不安薬・抗うつ薬

悪液質へ向かう患者においては，診断，治療の過程で抑うつ症状を引き起こす可能性が高い．このような精神症状が食欲を抑制することから，心理的サポートの一助となることがある．ただし，このような薬剤が逆に食思不振や嘔気などの消化器症状を引き起こすこともあり注意を要する．四環系抗うつ薬，ノルアドレナリン作動性・特異的セロトニン作動性抗うつ薬（NaSSA）として分類されるミルタザピン（リフレックス®，レメロン®）については幾つか調査報告があり，抑うつ，食思不振を呈する進行がん患者に対しその QOL を向上させる可能性がある[10,11]．

(5) その他

がん細胞がグルコースを活発に取り込み解糖系を亢進することに着目し，1990年前後に硫酸ヒドラジンがその経路（Cori 回路）を遮断しがん悪液質の症状改善に有効となるのではないかという試みが行われているが[12-14]，賛否両論のまま十分な根拠には至っていない．

基本的には，食思不振と悪液質は関連が深いとされても，食欲促進のみが悪液質の治療というわけではない．297人のがん患者を対象に，食事摂取量と安静時エネルギー消費量，体重減少をもとにその関連を調査した研究があるが，体重減少は食事摂取量と直接的に関連していなかった[15]．体重減少はエネルギー代謝と関連しており，亢進する安静時エネルギー消費量に対して食事摂取量が増大しないことにより体重減少が引き起こされたと考えられる．食思不振は前悪液質の段階から確認されることが多く，独立した予後不良因子であることから早期に対策を講じることが重要である．一方，単にそれに留まらずに後述する薬物治療や運動療法などを組み合わせるような介入によって，亢進する代謝を鎮静・安定化させることを同時に行うことも重要であると考えられる．また一方で，食欲促進効果は患者の精神的な満足感を満たす可能性もあり，数字上の評価では計れない恩恵を与えるかもしれないことにも留意したい．

2. 抗炎症

抗炎症作用を発揮する薬剤を使用することにより，筋肉の異化プロセスの削減とエネルギー代謝亢進の鎮静化が期待される．前述の食欲増進による食事経口摂取量，つまり摂取エネルギー量の増大を同時に試みることによって喪失した体重・筋肉の回復，またはさらなる喪失の防止を図ることができる．しかし複雑な全身性炎症疾患ともされる各種悪液質において，発生している炎症を総合的に鎮静化させる必要があること

がこれまでの薬物治療を困難にさせている．

3．その他

　筋肉・筋力を回復，またはその喪失を防止する目的で，アンドロゲンの中のテストステロンの効果と分子機序にも注目が集まっている．

薬剤別各論

　これまでのエビデンスは，悪液質と不応性悪液質とが混在したものをサンプルとして扱っているものと考えられ，EPCRCのガイドラインでも「ほとんどの薬剤試験は不応性悪液質よりむしろ悪液質患者を対象としている．しかし，これらの試験に含まれている患者のかなりの割合が悪液質の不応性状態に既にあったことが，試験におけるドロップアウトの速さとレベルから明らかである．したがって，これらの試験のエビデンスも不応性悪液質の患者へある程度適応されることが推測できる」[1]として検証されている．ほとんどのシステマティックレビューにおいてこれら薬剤はさらなる調査が必要とされており，また先のEPCRCのガイドラインにおいても悪液質のステージングを考慮した臨床試験が今後必要であることが述べられている．

1．プロゲスチン（progestins）（黄体ホルモン類）

　酢酸メゲステロール（MA）と酢酸メドロキシプロゲステロン（MPA）は，経口の合成活性プロゲステロン製剤である．いくつかの無作為化試験において，これらの化合物は非ホルモン応答性腫瘍およびがん悪液質，またAIDS患者においてカロリー摂取量と体重が増加し，食欲促進効果を発揮し得ることが見出されている[16-19]．その薬理作用には不明な点が多いが，グルココルチコイド活性が関係している可能性がある．視床下部神経ペプチドY（NPY）の活性化により食欲を誘発する可能性が示唆されているほか[20]，MAおよびMPA治療後のがん患者においてサイトカインの血清レベルが減少することも報告されている[21]．一方，身体組成を評価した研究ではMAとMPAともに脂肪組織量を増加させているが，骨格筋を含む非脂肪組織量には影響を与えていない[22-24]．両者の体重増加は骨格筋と脂肪の理想的な増加ではなく，意義の少ない体液貯留や脂肪のみの増加によるものと考えられる．有害事象として深部静脈血栓の発生率が高いこと，プロゲスチンの骨格筋に対する異化作用が患者をさらに衰弱させる可能性もあることから活動性が低下している患者に対しての使用は慎重とすべきである．

　コクランのレビューではステロイドや消化管運動促進薬と比して有意性が示されず，プラセボ群との比較では体重と食欲の増加について統計的に有意差が示されたものの，QOLについてはそうでなかったとしている[25]．EPCRCのガイドラインではMAは筋肉に関連しない体重の増加と食欲促進に効果があるとして推奨レベルは「weak positive（弱い推奨）」，またMPAは不応性悪液質や主要な苦痛症状である食思不振に陥った患者に対して検討されるべきであるとしている[1]．

2．カンナビノイド（cannabinoids）（国内では使用禁止）

　内因性カンナビノイド系に作用し，中枢および末梢神経，また免疫系にも影響を及ぼすことがこれまでの研究で知られている．海外においてナビロン，ドロナビノールの2種類が規制薬という位置付けで，マリファナと同様に規制法でその所持と使用

に厳しい制限がある．制吐，食欲促進，痛みや筋肉の攣縮の緩和などの目的に使用される．制吐薬としての使用は 5-HT3 受容体拮抗薬の導入以降大幅に減少し，これまでのレビューにおいてカンナビノイドの有効性は賛否両論，EPCRC のガイドラインでも，ある特定の患者の食欲を増大させる可能性があるが，全体としてその使用を推奨するのに十分な証拠は存在しないとしている[1]．

3. サリドマイド（thalidomide）（サイトカイン抑制薬）

抗サイトカイン作用，抗インテグリン作用および抗血管新生作用をもち，免疫調整薬という分類で使用されている．腫瘍壊死因子（TNF-α）の合成阻害作用を有することから，がん悪液質に対する有効性が示唆されており，メゲステロールに匹敵する体重と心理的満足感の増加があったことや，体重と除脂肪体重の増加，また上腕筋力量および身体機能の減少に対するその効果と忍容性が良好であったとされる報告がある[26]．しかしサンプル数が少ないこと，途中で多くのドロップアウトが生じていることから便益を証明するには至っていない．EPCRC ガイドラインでは不応性悪液質患者に対してその使用を推奨しておらず，コクランのレビューでは効果的な治療法として推奨するには根拠が不十分でさらなる調査が必要であること，また起こり得る副作用を十分に検証し適用とすることを強調している[27]．眠気の副作用と，発疹および末梢神経障害，高用量ではせん妄や頭痛をしばしば発生することが知られており，がん患者では血栓，塞栓の副作用が起こりやすいと報告されている．

4. エイコサペンタエン酸（eicosapentaenoic acid; EPA）

動物実験で広く研究されており，脂肪分解および悪液質モデルに関連付けられた筋蛋白分解を阻害することが示されている[28]．これはがん細胞が放出する lipid-mobilizing factor（LMF）と proteolysis-inducing factor（PIF）の作用に拮抗することによるものと考えられている．また，EPA をはじめとするω-3 系不飽和脂肪酸には抗炎症作用があることが知られているが，近年そのメカニズムについて，G 蛋白質共役受容体の一つである GPR-120 を介してマクロファージ誘導性の炎症反応を抑えることがわかっており，さらにこの炎症反応が引き起こすとされるインスリン抵抗性も改善できることも示されている[29]．

上記から脂肪組織と筋蛋白の分解抑制ならびに抗炎症作用が期待されているが，現時点において悪液質患者に対する治療，その便益については確かな根拠は示されていない．2007 年のコクランのレビューにおいて，EPA はがん悪液質には推奨されないと結論付けられ，高用量投与例では嘔気があることを示している[30]．同様に EPCRC のガイドラインでもコンセンサスを得る十分な根拠はないとしている．ただしこれは進行がんまたは不応性悪液質に対しての評価で，「ω-3 系脂肪酸は有効血中濃度に達する特定の患者に対して有効であることが推測される．コンプライアンスを最適化するため，多様性に富んだレジメンにおけるω-3 系脂肪酸の潜在的な役割を特定するためにより多くの調査が必要とされる」[1,31]とあり，前悪液質段階，がん以外の悪液質に対しての使用，その投与量や形態を考慮すること，さらに運動療法などと併用するアプローチについての調査が今後必要であると考えられる．あるシステマティックレビューでは，1 日あたり 1,500mg かそれ以上の EPA および DHA の投与を推奨し，また効果を示すには少なくとも 8 週間の投与期間が必要であるとしている[32]．また，

運動療法との包括的アプローチによりその有効性を示唆する報告もある[33]．

5. コルチコステロイド（corticosteroids）（ステロイド）

　先述の酢酸メゲステロールと同様，視床下部 NPY 刺激によるものと，炎症性サイトカインの合成または放出の抑制によって，食欲の促進効果を発揮すると考えられている．その作用と成果は主に不応性悪液質，特に緩和ケアを要するがん患者に対して多く発揮されている．EPCRC のガイドラインでも不応性悪液質に対する QOL 向上という目的への使用に対し推奨されており（strong positive, 強い推奨），その使用期間は短いもの（2 週間）と勧めている[1]．これはステロイドの副作用を考慮したものであり，代表的なものとして消化器症状や骨格筋異化作用の亢進などがあげられる．海外では本人の活動性や血栓症のリスクなどを鑑み，プロゲスチンとどちらを使用するか選択されているようである．

6. 非ステロイド性抗炎症薬（non-steroidal anti-inflammatory drugs; NSAIDs）

　アラキドン酸からプロスタグランジンが合成される際の律速酵素であるシクロオキシゲナーゼを阻害することで消炎・鎮痛効果を発揮する．これまでにイブプロフェンやインドメタシンなどを用いた試験があるが，EPCRC のガイドラインでは不応性悪液質には推奨されないとし，複合的な介入の一部分として有用である可能性があるとしている[1]．2012 年に発表されたレビューでも同様，これまでの臨床試験において悪液質の治療に推奨するにはあまりにも根拠が脆弱と結論付けている[34]．悪液質下の全身性炎症はアラキドン酸カスケードだけでは説明できず，NSAIDs は多種の炎症反応プロセスのうちのあくまで一部を抑制するものと考えられる点，また代表的な副作用である消化器潰瘍などが懸念される点なども含め，単独使用での便益は低いと考える．近年ではセレコキシブ（セレコックス®），カルニチン，酢酸メゲステロールのそれぞれ異なる作用を有する薬剤との併用療法についての報告が上がっている[35]．

7. グレリン（ghrelin）

　1999 年に発見された成長ホルモン（GH）分泌促進ペプチドホルモンで，その半分以上が胃で分泌されている．アミノ酸 28 残基から成り N 末端から 3 基目のセリンが脂肪酸の n-オクタン酸で修飾されており（アシル化），これがグレリンの活性に必須とされている．その作用として代表的なものが食欲亢進で，これはレプチンと拮抗し食欲をコントロールしているものと考えられる．その他胃の蠕動運動亢進や胃酸分泌亢進作用を有し，機序は不明だが局所血流増大や抗炎症作用を有していることが示唆されており[36,37]，悪液質やサルコペニアにかかわる増悪因子の改善に対して期待される．現在，その作用に着目してヒトグレリン様物質，グレリン受容体作動薬などの開発が進んでいるが，グレリンは腫瘍増殖因子として作用する可能性が示唆され[38,39]，生体での半減期がわずか 20 分程度であることも一つの問題で，その創薬には課題が多く残されていることが伺える．神経性食思不振症の治療薬として開発を進めていたヒトグレリンが 2012 年，第三相試験の段階で中止となっている．

　国内では漢方薬である六君子湯がグレリンと関連付けられ臨床応用されており，さまざまな病態，また抗がん剤投与による食欲低下に対して有効性が示されている[40,41]．東洋医学における虚症に用いられていた六君子湯はグレリン分泌作用だけでなく，グ

レリン受容体シグナルの増強や代謝抑制などを発揮するものと考えられており，また医療保険を利用できる点や国内では比較的患者の認容性が高い点もあり，その効果と汎用性に近年注目が集まっている．

8. テストステロンと選択的アンドロゲン受容体修飾剤（testosterone and selective androgen receptor modulators; SARM）

蛋白同化ホルモンであるアンドロゲンは筋力増強作用を有することから，その投与が悪液質時におけるサルコペニアの治療法となり得るのではないかという期待がある．その効果はアスリートにおけるドーピングの問題があることでもよく知られているが，この筋力作用に特化したSARMの開発が国内外で進められている．アンドロゲンには多血症や前立腺刺激作用などの負の側面もあることから，そのアンドロゲン受容体に対する組織特異性が重要とされ，その有益作用のみを発揮する薬剤の開発が待たれる．現段階では海外企業で第三相試験にまで進められた化合物があるが，いまだ市場には現れていない．

〈豊田義貞〉

文 献

1) European Palliative Care Research Collaborative: Clinical practice guidelines on cancer cachexia in advanced cancer patients: http://www.epcrc.org/guidelines.php?p=cachexia
2) Fearon K et al: Definition and classification of cancer cachexia: an international consensus. *Lancet Oncology* **12**: 489-495, 2011.
3) Suzuki H et al: Cancer cachexia-pathophysiology and management. *J Gastroenterol* **48**: 574-594, 2013.
4) Yeh SS et al: Pharmacological treatment of geriatric cachexia: evidence and safety in perspective. *J Am Med Dir Assoc* **8**: 363-377, 2007.
5) Bruera E et al: Pharmacological interventions in cachexia and anorexia. In: Oxford Textbook of Palliative Medicine. 3rd ed, Doyle D et al (eds), Oxford University Press Inc., New York: 2005, pp 552-560.
6) Bruera E et al: A double-blind, crossover study of controlled-release metoclopramide and placebo for the chronic nausea and dyspepsia of advanced cancer. *J Pain Symptom Manage* **19**: 427-435, 2000.
7) Bruera E et al: Chronic nausea in advanced cancer patients: a retrospective assessment of a metoclopramide-based antiemetic regimen. *J Pain Symptom Manage* **11**: 147-153, 1996.
8) Fujitsuka N et al: Potentiation of ghrelin signaling attenuates cancer anorexia-cachexia and prolongs survival. *Transl Psychiatry* **1**:e23, 2011.
9) Inui A: Cancer anorexia-cachexia syndrome: current issues in research and management. *CA Cancer J Clin* **52**: 72-91, 2002.
10) Theobald DE et al: An open-label, crossover trial of mirtazapine (15 and 30mg) in cancer patients with pain and other distressing symptoms. *J Pain Symptom Manage* **23**: 442-447, 2002.
11) Fox CB et al: Megestrol acetate and mirtazapine for the treatment of unplanned weight loss in the elderly. *Pharmacotherapy* **29**: 383-397, 2009.
12) Gold J: Hydrazine sulfate: a current perspective. *Nutr Cancer* **9**: 59-66, 1987.
13) Loprinzi CL et al: Placebo-controlled trial of hydrazine sulfate in patients with newly diagnosed non-small-cell lung cancer. *J Clin Oncol* **12**: 1126-1129, 1994.
14) Chlebowski RT: Influence of hydrazine sulfate on abnormal carbohydrate metabolism in cancer patients with weight loss. *Cancer Res* **44**: 857-861, 1984.
15) Bosaeus I et al: Dietary Intake, Resting Energy Expenditure, Weight Loss and Survival in Cancer Patients. *J Nutr* **132**: 3465S-3466S, 2002.

16) Loprinzi CL et al: Controlled trial of megestrol acetate for the treatment of cancer anorexia and cachexia. *J Natl Cancer Inst* **82**: 1127-1132, 1990.
17) Buruera E et al: A controlled trial of megestrol acetate on appetite, caloric intake, nutritional status, and other symptoms in patients with advanced cancer. *Cancer* **66**: 1279-1282, 1990.
18) Rowland LM Jr et al: Randomized double-blind placebo-controlled trial of cisplatin and etoposide plus megestrol acetate/placebo in extensive-stage small-cell lung cancer: a North Central Cancer Treatment Group study. *J Clin Oncol* **14**: 135-141, 1996.
19) Maltoni M et al: High-dose progestins for the treatment of cancer anorexia-cachexia syndrome: a systematic review of randomised clinical trials. *Ann Oncol* **12**: 289-300, 2001.
20) Inui A: Feeding and body-weight regulation by hypothalamic neuropeptides-mediation of the actions of leptin. *Trends Neurosci* **22**: 62-67, 1999.
21) Mantovani G et al: Managing cancer-related anorexia/cachexia. *Drugs* **61**: 499-514, 2001.
22) Loprinzi CL et al: Phase III evaluation of four doses of megestrol acetate as therapy for patients with cancer anorexia and/or cachexia. *J Clin Oncol* **11**: 762-767, 1993.
23) Loprinzi CL et al: Body-composition changes in patients who gain weight while receiving megestrol acetate. *J Clin Oncol* **11**: 152-154, 1993.
24) Simons JP et al: Effects of medroxyprogesterone acetate on food intake, body composition, and resting energy expenditure in patients with advanced, nonhormone-sensitive cancer: a randomized, placebo-controlled trial. *Cancer* **82**: 553-560, 1998.
25) Ruiz Garcia V et al: Megestrol acetate for treatment of anorexia-cachexia syndrome. *Cochrane Database Syst Rev* **3**: CD004310, 2013.
26) Gordon J N et al: Thalidomide in the treatment of cancer cachexia: a randomised placebo controlled trial. *Gut* **54**: 540-545, 2005.
27) Reid J et al: Thalidomide for managing cancer cachexia. *Cochrane Database Syst Rev* **4**: CD008664, 2012.
28) Smith HJ et al: Effect of eicosapentaenoic acid, protein and amino acids on protein synthesis and degradation in skeletal muscle of cachectic mice. *Br J Cancer* **91**: 408-412, 2004.
29) Oh DY et al: GPR120 is an omega-3 fatty acid receptor mediating potent anti-inflammatory and insulin-sensitizing effects. *Cell* **142**: 687-698, 2010.
30) Dewey A et al: Eicosapentaenoic acid (EPA, an omega-3 fatty acid from fish oils) for the treatment of cancer cachexia. *Cochrane Database Syst Rev* (1) : CD004597, 2007.
31) Ries A et al: A systematic review on the role of fish oil for the treatment of cachexia in advanced cancer: an EPCRC cachexia guidelines project. *Palliat Med* **26**: 294-304, 2012.
32) Colomer et al: N-3 fatty acids, cancer and cachexia: a systematic review of the literature. *Br J Nutr* **97**: 823-831, 2007.
33) Penna F et al: Combined approach to counteract experimental cancer cachexia: eicosapentaenoic acid and training exercise. *J Cachexia Sarcopenia Muscle* **2**: 95-104, 2011.
34) Reid J et al: Non-steroidal anti-inflammatory drugs for the treatment of cancer cachexia: a systematic review. *Palliat Med* **27**: 295-303, 2013.
35) Madeddu C et al: Randomized phase III clinical trial of a combined treatment with carnitine + celecoxib ± megestrol acetate for patients with cancer-related anorexia/cachexia syndrome. *Clin Nutr* **31**: 176-182, 2012.
36) Date Y et al: Peripheral ghrelin transmits orexigenic signals through the noradrenergic pathway from the hindbrain to the hypothalamus. *Cell Metab* **4**: 323-331, 2006.
37) Kodama T et al: Ghrelin treatment suppresses neutrophil-dominant inflammation in airways of patients with chronic respiratory infection. *Pulm Pharmacol Ther* **21**: 774-779, 2008.
38) Majchrzak K et al: A role of ghrelin in cancerogenesis. *Pol J Vet Sci* **15**: 189-197, 2012.
39) Majchrzak K et al: A role of ghrelin in canine mammary carcinoma cells proliferation, apoptosis and migration. *BMC Vet Res* **8**: 170, 2012.
40) Fujitsuka N et al: Potentiation of ghrelin signaling attenuates cancer anorexia-cachexia and prolongs survival. *Transl Psychiatry* **1**: e23, 2011.
41) 春田いずみ・他：がん患者における食欲不振による栄養障害 グレリンの基礎．静脈経腸栄養 **26**: 1221-1225, 2011.

④運動療法

> **ポイント**
> ○悪液質では加齢，活動，栄養，疾患による筋力低下や全身持久力低下を認めることが多い．
> ○運動療法（持久性トレーニング，レジスタンストレーニング）には抗炎症作用がある．
> ○飢餓や高度炎症を認めない前悪液質・悪液質の場合，3〜4METs程度から運動療法を行う．

悪液質による運動機能低下

運動機能には，筋力，持久力（筋持久力，全身持久力），歩行能力，バランス能力，柔軟性，瞬発力などが含まれる．本項では筋力，全身持久力の低下を中心に解説する．Evansらの悪液質の診断基準には，筋力低下と倦怠感（疲労）が含まれている[1]．つまり，悪液質では筋力や全身持久力の低下を認めることが多い．これらの原因を加齢，活動（廃用），栄養（飢餓），疾患（悪液質，原疾患，侵襲）に分類して検討する．

1. 加齢

加齢とともに筋力や全身持久力は低下する．加齢による筋力低下は広義のサルコペニアに含める場合と，ダイナペニア[2,3]とよぶ場合がある．75歳の高齢者では，男性で年3〜4％，女性で年2.5〜3％の筋力低下を認める[4]．一方，筋肉量低下は男性で年0.80〜0.98％，女性で年0.64〜0.70％であり，筋力低下のほうが筋肉量低下より2〜5倍速い[4]．全身持久力の指標である最大酸素摂取量，無酸素性作業閾値とも加齢とともに低下する．

2. 活動

活動量が低下すると，筋力や全身持久力は低下する．廃用症候群では廃用性筋萎縮，起立性低血圧，呼吸機能低下などを認め，さらに活動量が低下する悪循環となりやすい．特に抗重力筋の筋力低下は，安静臥床によって顕著となる．疼痛，抑うつ状態，不安障害，薬物療法の副作用などからも活動量が低下して，筋力低下，全身持久力低下を認めることがある．

3. 栄養

悪液質では慢性炎症のために食思不振を認めることが多く，Evansらの悪液質の診断基準にも含まれている[1]．食事摂取量減少とエネルギー消費量増加によってエネ

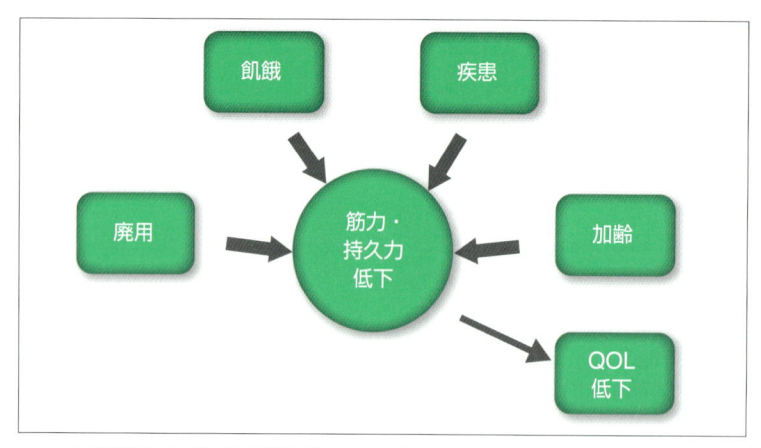

図1 悪液質における運動機能・QOL低下の原因

ギーバランスが負になると，体脂肪量，筋肉量とも減少する．飢餓で筋肉量が減少すると，筋力も低下することが多い．飢餓では筋肉と肝臓への十分なグリコーゲンの貯蔵が困難となり，鉄欠乏性などによる貧血となりやすいため，全身持久力が低下する．

4. 疾患

悪液質はEuropean Palliative Care Research Collaborative（EPCRC）で「従来の栄養サポートでは十分な回復が難しい骨格筋減少の進行を認める」と定義されている[5,6]．悪液質では著しい骨格筋減少を認めることで，筋力や全身持久力が低下する．悪液質の原疾患もしくは併存疾患で神経筋疾患，呼吸機能障害，心臓機能障害を認める場合には，筋力，全身持久力が低下する．経過中に急性感染症，手術などの急性炎症・侵襲，抑うつなどの心理的影響を合併することで，筋肉量減少や筋力低下を認めることがある．

以上のように悪液質では加齢，活動，栄養，疾患といった多くの要因が合併することで，筋力や全身持久力が低下しやすい状況にある（**図1**）．悪液質で運動機能評価を認める場合，単に運動機能を評価するだけでなく，運動機能低下の原因を評価することが大切である．

運動機能評価

1. 筋力

（1）握力

米国栄養士会と米国静脈経腸栄養学会の成人低栄養基準には，握力が含まれている（**表1**）[7]．握力などの筋力は，運動機能だけでなく栄養状態の指標でもある[8]．筋力を定量的に評価するには，最も簡便な方法である．

The European Working Group on Sarcopenia in Older People（EWGSOP）では，サルコペニアの診断基準における握力のカットオフ値を男性30kg未満，女性25kg未満としている[9]．一方，下方らが作成した日本人高齢者のサルコペニア簡易基準では，握力が男性25 kg未満，女性20kg未満の場合に脆弱高齢者としている[10]．平成20年度体力・運動能力調査における20〜79歳までの性別の握力を**表2**に示す[11]．

表1 米国栄養士会と米国静脈経腸栄養学会の成人低栄養基準

以下の6項目のうち2項目以上に該当する場合
　エネルギー摂取不十分（75%未満，50%未満など）
　体重減少（1週間で1〜2%，1カ月で5%，3カ月で7.5%など）
　皮下脂肪減少（軽度，中等度，重度）
　筋肉量減少（軽度，中等度，重度）
　浮腫（軽度，中等度，重度）
　握力測定による機能低下

(White et al, 2012)[7]

表2 平成20年度 体力・運動能力調査 年齢別握力の結果（kg）

年齢	男性 標本数	男性 平均値	男性 標準偏差	女性 標本数	女性 平均値	女性 標準偏差
20〜24	1,555	48.11	7.21	1,366	28.88	4.93
25〜29	1,614	47.96	7.21	1,434	28.77	4.77
30〜34	1,671	48.24	7.04	1,623	29.04	4.68
35〜39	1,844	48.20	6.70	1,856	29.66	4.69
40〜44	1,833	48.01	6.55	1,857	29.97	4.60
45〜49	1,701	47.43	6.34	1,638	29.39	4.61
50〜54	1,651	46.62	6.37	1,560	28.50	4.41
55〜59	1,546	44.47	6.65	1,621	26.89	4.20
60〜64	1,587	42.12	6.29	1,755	25.85	4.12
65〜69	938	39.34	6.12	933	24.68	3.84
70〜74	933	36.56	5.93	935	23.26	4.27
75〜79	910	34.26	5.79	925	21.98	4.22

（文部科学省）[11]

表3 徒手筋力テスト（MMT）

5 (Normal) ： 最大の抵抗と重力に抗し，運動域全体にわたって動かせる
4 (Good)　 ： ある程度の抵抗と重力に抗し，運動域全体にわたって動かせる
3 (Fair)　　： 抵抗を加えなければ重力に抗して，運動域全体にわたって動かせる
2 (Poor)　 ： 重力に抗さなければ運動域全体にわたって動かせる
1 (Trace)　： 筋の収縮がかすかに認められるだけで，関節運動は起こらない
0 (Zero)　 ： 筋の収縮も認められない

(2) 徒手筋力テスト（manual muscle testing；MMT）

　すべての筋力を検査機器で定量的に評価することは難しい．臨床的には握力を除くと，MMT（表3）で評価するのが現実的である．ただし，重力に抗して運動できる場合には検者によって抵抗の判定基準が異なるため，握力と比べると客観性に劣ることに留意する．

2．全身持久力
(1) 最大酸素摂取量，無酸素性作業閾値

　最大酸素摂取量とは，運動中の単位当たりの酸素摂取量（ml/kg/分）の最大値である．どれだけ多くの酸素を体内に取り込むことができるかを示す，全身持久力の最もよい指標といえる．最大酸素摂取量が低下すると，運動時の酸素運搬が減少しエネルギー産生のための代謝が低下するため，持久力は低下する．無酸素性作業閾値とは，

表4 平成20年度 体力・運動能力調査 年齢別6分間歩行距離の結果（m）

年齢	男性			女性		
	標本数	平均値	標準偏差	標本数	平均値	標準偏差
65～69	885	618.75	91.19	852	575.63	78.17
70～74	867	584.26	107.52	850	551.38	82.05
75～79	822	554.74	90.70	820	515.90	83.75

（文部科学省）[11]

有酸素的代謝から嫌気性代謝（無酸素的代謝）に変わる際の運動強度レベルである．これらの計測には運動負荷試験と呼気ガス分析が必要である．

（2）6分間歩行テスト

呼吸器疾患を有し在宅酸素療法を実施もしくは検討している患者や，循環器疾患を有する患者の全身持久力を評価するテストである．呼吸器疾患や循環器疾患のない者の全身持久力評価にも使用できる．片道20～30m程度の直線コースを自分のペースでできるだけ速く6分間歩いて，その歩行距離を測定する．The Society of Sarcopenia, Cachexia and Wasting Disorders (SCWD) では，移動能力の低下したサルコペニアという概念が提唱し，6分間歩行距離のカットオフ値を400mとしている[12]．平成20年度体力・運動能力調査における65～79歳までの性別の6分間歩行距離を**表4**に示す[11]．

3. 身体機能

（1）Short Physical Performance Battery（SPPB）

バランステスト，歩行テスト，椅子立ち上がりテストの3つの総合評価指標であり，それぞれ0～4点で評価して合計得点を算出する[13]．

バランステストでは，最初に閉脚爪先閉の立位（横並び）を10秒間行い，10秒間可能であれば1点，10秒未満もしくは実施困難であれば0点で終了する．次にセミタンデム立位（一側の足の踵をもう片側の母趾につけた状態の立位，半縦並び）を10秒間行い，10秒間可能であれば1点，10秒未満もしくは実施困難であれば0点で終了する．最後にタンデム立位（一側の足の踵をもう片側の爪先につけた状態の立位，縦並び）を10秒間行い，10秒間可能であれば2点，3～9.99秒であれば1点，3秒未満もしくは実施困難であれば0点とする．

歩行テストでは，4mを通常速度で歩行して歩行時間を測定する．2回行い，よいほうの結果を使用する．歩行時間が4.82秒未満なら4点，4.82～6.20秒以下なら3点，6.21～8.70秒以下なら2点，8.71秒以上なら1点，実施困難なら0点とする．

椅子立ち上がりテストでは，腕を組んだ状態で椅子に座り，できるだけ速く椅子からの立ち上がりと座りを5回繰り返す．5回終了時までの時間を測定して，11.19秒未満なら4点，11.20～13.69秒なら3点，13.7～16.69秒なら2点，16.7秒以上なら1点，60秒以上もしくは実施困難なら0点とする．

SPPBの合計得点は虚弱（フレイルティ）と関連し，カットオフ値を9点（8点以下を虚弱と判定）とすると虚弱の判断に有用という報告がある[14]．EWGSOPのサルコペニア診断基準におけるSPPBのカットオフ値も8点以下であり，0～6点を低機能，7～9点を中間機能，10～12点を高機能としている[9]．

(2) Timed Up & Go Test（TUG）

運動器不安定症の診断基準として使用されている．椅子に深く座り，背筋を伸ばした状態で肘かけがある椅子では肘かけに手を置いた状態，肘かけがない椅子では手を膝の上に置いた状態からスタートし，無理のない早さで歩き，3m先の目印で折り返し，終了時間はスタート前の姿勢に戻った時点とする．運動器不安定症のカットオフ値は11秒以上と設定されている．

(3) 歩行速度

たとえば10mの歩行時間を計測することで，歩行速度を計算できる．EWGSOPのサルコペニア診断基準では0.8 m/s以下，SCWDの移動能力の低下したサルコペニアと下方らの日本人高齢者のサルコペニア簡易基準では1 m/s未満を，それぞれカットオフ値としている[10]．

悪液質の運動療法

1. 前悪液質・悪液質

EPCRCのガイドラインでは，がん悪液質に対する運動療法が推奨レベルstrong positive（強い推奨）とされている[6]．前悪液質・悪液質の場合，基本的には運動療法による抗炎症作用を期待して，持久性トレーニング，レジスタンストレーニングとも実施する．

悪液質の慢性炎症を改善させる運動仮説モデル（exercise anti-cachectic hypothetical model）があり，3つのメカニズムが考えられている[15]．運動によって抗炎症性サイトカインが分泌されることで炎症性サイトカインの働きを抑制，抗炎症性サイトカインによって筋蛋白合成が増加，運動によって男性ホルモンが分泌されることで筋蛋白合成が増加の3つである．運動によって慢性炎症が改善すれば，食欲が改善し食事摂取量が増加することで栄養改善も期待される．

前立腺がんで骨転移を認めずアンドロゲン抑制療法を行っている患者に対して，レジスタンストレーニングと持久性トレーニングの両方を行ったランダム化比較試験がある[16]．12週間，週2回の運動療法で，運動群では通常のケアを行った対照群と比較して，筋肉量，筋力，6分間歩行距離，身体面のQOLの他，CRPが有意に改善（**図2**，p = 0.008）した[16]．

実際にどの程度の強度の運動を行うかは，栄養管理と炎症の程度で判断する．エネルギー摂取量不足である飢餓（特に基礎エネルギー消費量＞1日エネルギー摂取量）を合併している場合やCRPが5mg/dL以上の場合には運動機能の改善を見込めないため，持久性トレーニング，筋肉量増加を目的としたレジスタンストレーニングとも禁忌である．しかし，栄養状態が今後悪化すると予測される場合でも，安静臥床のみでは廃用で筋力，全身持久力が悪化する．そのため，廃用予防を目標に離床と2～3METs以下の活動やADLを目安として行う（**表5**）[17,18]．

一方，エネルギー摂取量不足を認めずCRPが3mg/dL未満の場合には，持久性トレーニング，レジスタンストレーニングを3～4METs程度から開始する．前悪液質・悪液質では運動実施→炎症改善→栄養改善→筋力・全身持久力改善→より負荷の高い運動実施の好循環を目標とする．

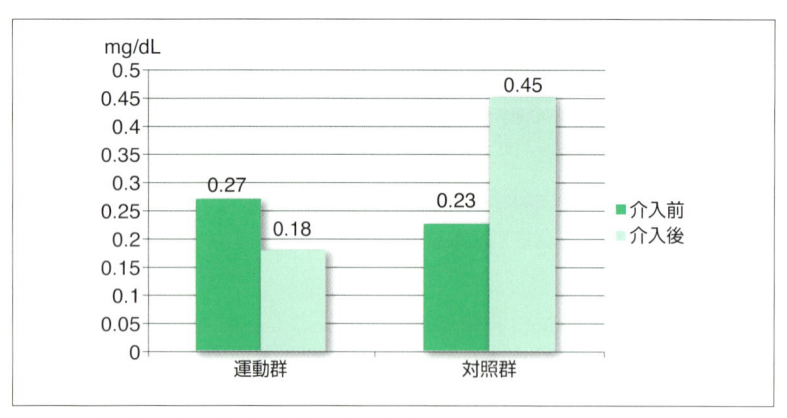

図2 運動群と対照群の運動療法介入前後の CRP （Galvão et al, 2010）[16]

表5 身体活動の METs

METs	身体活動
1.0	横になって静かにテレビを観る，睡眠
1.3	座って静かにする，立位で静かにする
1.5	座位：会話をする，食事をする
1.8	トイレ：座位，立位，しゃがんでの排泄
2.0	家の中を歩く，シャワーを浴びる（タオルで拭く，立位），身支度をする（手を洗う，髭を剃る，歯を磨く，化粧をする，座位，または立位）
2.5	着替え（立位，または座位）
2.8	歩行（3.2km/時，ゆっくり，平らで固い地面）
3.0	歩行（4.0km/時，平らで固い地面）
3.3	歩行（平地，81m/分）
3.5	レジスタンストレーニング（複合的エクササイズ，さまざまな種類のレジスタンストレーニングを8～15回繰り返す），階段を降りる，歩行（4.5～5.1km/時，ほどほどの速さ，平らで固い地面）
4.0	階段を上る（ゆっくり）
5.0	歩行（6.4km/時，平らで固い地面，とても速い）
6.0	レジスタンストレーニング（ウェイトリフティング，フリーウェイト，マシーンの使用），パワーリフティング，ボディービルディング，きつい労力
8.8	階段を上る（速い）

（Ainsworth et al, 2011）[17]

　レジスタンストレーニングの強度は，1回反復できる最大の負荷量（1 repetition maximum；1RM）に対する割合で決める．強度は軽度であれば1RMの20～40％，中等度であれば40～60％で，高度であれば60～80％で，1回の筋収縮時間は3～5秒，10～15回を1セットとして1～3セット行う[19]．筋力増強や筋肥大を得るためのレジスタンストレーニングの頻度は，週3日程度を目安とする．

　持久性トレーニングの強度は，無酸素性作業閾値を目安とする．実際には最大心拍予備法が有用であり，Karvonenの式：(220－年齢－安静時心拍数)×定数（軽度：0.3～0.4，中等度0.4～0.6)＋安静時心拍数，で計算した目標心拍数を目安とする[18]．悪液質の場合には，1回5～10分間程度の運動を1日数回行う低負荷高頻度トレーニングでもよい．持久性トレーニングの頻度は，週3～5日程度を目安とする．

2. 不応性悪液質

　EPCRC のガイドラインでは，不応性悪液質のがん患者に対してどの程度の運動療法が有効かは不明とされている[6]．不応性悪液質では運動機能の改善を見込めないため，持久性トレーニング，レジスタンストレーニングとも禁忌である．離床や ADL に関しては QOL を低下させないために，負担にならない範囲で実施する．**(若林秀隆)**

文　献

1) Evans WJ et al: Cachexia: a new definition. *Clin Nutr* **27**: 793-799, 2008.
2) Clark BC, Manini TM: Sarcopenia =/= dynapenia. *J Gerontol A Biol Sci Med Sci* **63**: 829-834, 2008.
3) Manini TM, Clark BC: Dynapenia and aging: an update. *J Gerontol A Biol Sci Med Sci* **67A**: 28-40, 2012.
4) Mitchell WK et al: Sarcopenia, dynapenia, and the impact of advancing age on human skeletal muscle size and strength; a quantitative review. *Front Physiol* **3**: 260, 2012.
5) Fearon K et al: Definition and classification of cancer cachexia: an international consensus. *Lancet Oncology* **12**:489-495, 2011.
6) European Palliative Care Research Collaborative: Clinical practice guidelines on cancer cachexia in advanced cancer patients: http://www.epcrc.org/guidelines.php?p=cachexia
7) White JV et al: Characteristics Recommended for the Identification and Documentation of Adult Malnutrition (Undernutrition) . *JPEN* **36**: 275-283, 2012.
8) Norman K et al: Hand grip strength: outcome predictor and marker of nutritional status. *Clin Nutr* **30**: 135-142, 2011.
9) Cruz-Jentoft AJ et al: Sarcopenia: European consensus on definition and diagnosis. *Age Ageing* **39**: 412-423, 2010.
10) 下方浩史，安藤富士子：サルコペニア―研究の現状と未来への展望―1．日常生活機能と骨格筋量，筋力との関連．日老医誌 **49**: 195-198, 2012.
11) 文部科学省ホームページ：平成 20 年度体力・運動能力調査調査結果統計表：年齢別テストの結果：http://www.mext.go.jp/component/b_menu/houdou/__icsFiles/afieldfile/2009/10/13/1285568_1.pdf
12) Fielding RA et al: Sarcopenia: an undiagnosed condition in older adults. Current consensus definition: prevalence, etiology, and consequences. International working group on sarcopenia. *J Am Med Dir Assoc* **12**: 249-256, 2011.
13) Guralnik JM et al: A ShortPhysical Performance Battery assessing lower extremity function: association with self reported disability and prediction of mortality and nursing home admission. *J Gerontol A Biol Sci Med Sci* **49**: 85-94, 1994.
14) da Câmara SM et al: Using the Short Physical Performance Battery to screen for frailty in young-old adults with distinct socioeconomic conditions. *Geriatr Gerontol Int* **13**: 421-428, 2013.
15) Battaglini C et al Cancer Cachexia: Muscle Physiology and Exercise Training. *Cancers* **4**: 1247-1251, 2012.
16) Galvão DA et al: Combined resistance and aerobic exercise program reverses muscle loss in men undergoing androgen suppression therapy for prostate cancer without bone metastases: a randomized controlled trial. *J Clin Oncol* **28**: 340-347, 2010.
17) Ainsworth BE et al: 2011 Compendium of Physical Activities: a second update of codes and MET values. *Med Sci Sports Exerc* **43**: 1575-1581, 2011.
18) 国立健康・栄養研究所ホームページ：改訂版　身体活動のメッツ（METs）表：http://www0.nih.go.jp/eiken/programs/2011mets.pdf
19) 飯田有輝：サルコペニアの基本②運動療法．サルコペニアの摂食・嚥下障害―リハビリテーション栄養の可能性と実践（若林秀隆，藤本篤士編），医歯薬出版，2012, pp61-67.

⑤栄養療法

> **ポイント**
> ○がん以外の要因による摂食障害を適切にアセスメントし，二次性の栄養障害を防ぐ．
> ○前悪液質では治療を支える栄養療法，悪液質では徐々に進行してくる食思不振への対応，不反応性悪液質ではQOLを支えるための栄養療法を行う．
> ○家族を含めた栄養相談を実施する．

悪液質による栄養障害

　がん患者では食思不振と食事摂取量低下の頻度は50%と高く，末期がんでは60%となる[1]．その原因にはがんによる代謝の亢進や悪液質による一次性の栄養障害と，がんの治療や病状に伴う消化器症状（嘔気・嘔吐，早期腹満感，味覚変化，嗅覚の変化，下痢，便秘），精神的ストレスなどの二次性の原因があげられる．早期に栄養障害を拾い上げるため，数多くの栄養スクリーニングや評価方法が，栄養評価として利用されている．そのなかからScored Patient-Generated Subjective Global Assessment（PG-SGA）（**図1**）を紹介する．PG-SGAは栄養アセスメントで一般的に広く使用されているSubjective Global Assessment（SGA）にがんにおける一般的な栄養関連の症状の項目を増やしたもので，がん患者においてその有用性が証明されている[2]．患者または家族は体重や食事摂取について，症状や活動や身体機能に関する項目に記入し，医療従事者は代謝ストレスや栄養に関する身体所見の判定を行い，収集した情報からスコアを算出する．スコアの点数によって栄養介入の必要性を決定する．また，栄養アセスメントの結果，栄養障害を認めなかった患者においても治療や病状の進行によって，栄養不良に陥ることがあるのでモニタリングを行うことが重要である．

二次性の栄養障害の予防

　がん患者に対する栄養管理では悪液質以外の二次性の栄養障害を予防し，がん治療，患者のQOLを維持することが重要である．そのため，筆者の病院では食思不振の患者には「食欲不振患者アセスメントシート」（**図2**）を活用し，食思不振の原因をチェックしている．
　項目は，現在の食事，食事姿勢，口腔内の問題（義歯や口内炎，口腔内乾燥がない

図1 Scored Patient-Generated Subjective Global Assessment（PG-SGA）（一部抜粋）

病歴（患者が記入）
1. 体重（参照：判定1）
   私の現在の体重は _____ kg で，身長は _____ cm です．
   1カ月前の体重は _____ kg でした．半年前の体重は _____ kg でした．
   この2週間に私の体重は：
   □ 減った（1）　　□ 変わらない（0）　　□ 増えた（0）　　　　　　　　　　　　　　　　Box 1 □

2. 食事摂取：普通の状態に比べて，この1カ月間の私の食事の摂り方は：（最大値のみを入れる）
   □ 変わらない（0）
   □ 普段より多い（0）
   □ 普段より少ない（1）
     私が今食事しているのは：
       □ 普通の食事だが量は少ない（1）
       □ 固形物をほんの少し（2）
       □ 液体のみ（3）
       □ 栄養サプリメントのみ（3）
       □ ほとんど何も食べられない（4）
       □ チューブまたは点滴（経静脈）のみ（0）　　　　　　　　　　　　　　　　　　　　Box 2 □

3. 症状：以下に示す食事摂取を妨げるような問題があり，この2週間十分に食べられない状態が続いています．
   （あてはまるものを全てチェック）：（全てを加えたスコア）
   □ 食事に問題なし（0）
   □ 食欲が全くないが，食べたくない（3）
   □ 吐き気（1）　　　　　　　　　　　　　□ 嘔吐（3）
   □ 便秘（1）　　　　　　　　　　　　　　□ 下痢（3）
   □ 口の中の痛み（2）　　　　　　　　　　□ 口が渇く（1）
   □ 味がおかしい，または味がしない（1）　　□ いやな臭いがする（1）
   □ 飲み込みに問題あり（2）　　　　　　　□ すぐに満腹になる（1）
   □ 痛み：どこですか？ _____（3）
   □ その他 _____（1）（例：うつ，歯の問題，嚥下障害など）　　　　　　Box 3 □

4. 活動と身体機能：この1カ月の私の活動量は：（最大値のみを入れる）
   □ 何の困ったこともなく，普通に動き回ることができた（0）
   □ 普段ほどではないが，起きてほぼ普通の活動ができた（1）
   □ かなりのことを行うことが難しく感じるが，横になったり座ったりして過ごすのは半日もない（2）
   □ ほとんど活動できず，1日中横になったり，座ったりして過ごしている（3）
   □ ほとんど横になっていて，寝床からほとんど出ない（3）　　　　　　　　　　　　　　Box 4 □
   　　　　　　　　　　　　　　　　　　　　　　　　　1.-4. の合計点数（スコアA）= □

これ以下は医療従事者が記入してください．

5. 疾病および栄養学的必要量との関連（参照：判定5）
   すべての関連する診断名：　　　　　　　　　　　　　　　　　　　　　　　　　　　スコアB □

6. 代謝上の要求量（参照：判定6）
   □ ストレスなし（0）　□ 低ストレス（1）　□ 中等度ストレス（2）　□ 高度ストレス（3）　スコアC □

7. 身体所見（参照：判定7）（0〜3＋）　　　　　　　　　　　　　　　　　　　　　　　スコアD □

8. 総合評価（参照：判定8）　　　　　　　　　　　　　　　　　　　　　　　　　　　　SGA- □
   ・栄養状態良好または改善中（SGA-A）
   ・中等度栄養不良または栄養不良が進行中である疑い（SGA-B）
   ・重症の栄養不良（SGA-C）
   　　　　　　　　　　　　　　　　　　　　　　　　※スコアの合計（A＋B＋C＋D）= □

0　　　栄養介入は現時点で必要なし．
2-3　　患者教育，再評価を行う．
4-8　　栄養士による栄養介入が必要，症状をモニターする．
＞9　　重症で，病気の治療，栄養介入が必要．

(ローラ・他, 2011)[2]

図2　食欲不振患者アセスメントシート

原疾患					
現在の食事					
姿勢	食事時の姿勢 頸部のポジショニング その他（　　　　　）	坐位 問題なし	臥位 問題あり	その他（　　　　　） （　　　　　）	
口腔内	歯牙の状態（　　　　　） 義歯の有無 　義歯がある場合，そのトラブル（　　　　　） 口内炎 舌苔 口腔カンジダ症 口腔内乾燥 その他（　　　　　）	変化なし なし なし なし なし なし なし	変化あり あり あり 軽度 軽度 あり 軽度	 中等度 中等度 不明 中等度	 高度 高度 高度
消化管の通過状態	嚥下障害 吐き気 嘔吐 排便 腸閉塞 その他（　　　　　）	なし なし なし 通常 なし	軽度 軽度 軽度 便秘 あり	中等度 中等度 中等度 下痢	高度 高度 高度
食事	味覚変化（　　　　　） 臭いについて（　　　　　） のど越し（　　　　　） その他（　　　　　）	なし 異常なし 異常なし	軽度 軽度 異常あり	中等度 中等度	高度 高度
疼痛	がん性疼痛 そのほかの疼痛	なし なし	軽度 軽度	中等度 中等度	高度 高度
ビタミン 電解質異常	Na, K, Cl の異常 Ca, P, Mg の異常 ビタミンB_1異常	なし なし なし	あり（　　　）不明 あり（　　　）不明 あり（　　　）不明		
亜鉛欠乏	血中亜鉛濃度の異常 その他（　　　　　）	なし	あり　　不明		
心因性	睡眠障害 その他（　　　　　）	なし	あり		
使用薬剤					
記入者		記入日時		病棟	

表　症状別対処法

症状	対処方法	料理例
嘔気嘔吐	・少量頻回食とする． ・冷たく，さっぱりしたものにする． ・魚料理（焼き魚・煮魚）や温かい料理は匂いがきつくなるため控える． ・食後1時間は横にならない．	・酢の物 ・サラダ ・果物 ・冷やしそうめん ・シャーベット　など
口内炎	・刺激の少ない食事にする． （香辛料や柑橘類は避ける．） ・軟らかく，水分の多いものにする． ・薄味にする．	・ポタージュスープ ・乳製品 ・とろろ汁 ・温泉卵　　　など
味覚変化	・味のはっきりした香辛料を使用する． ・甘みを強く感じる場合は甘味調味料を控える．	・カレーライス ・お好み焼き　　など

(山口，2007)[3]

かなど），消化管の通過状態，食事での味覚変化や臭いやのど越し，疼痛，ビタミンや微量元素・電解質異常の有無，心因性，亜鉛欠乏の有無，使用薬剤による影響を確認する．なかでも，二次性の栄養障害で注意が必要なのは治療関連性の栄養障害である化学療法・放射線療法では嘔気嘔吐，口内炎，味覚変化，食道炎，倦怠感や食思不振，便秘，下痢，腹部膨満感などがある．特に放射線療法においては，放射線の照射部位によって口腔咽頭痛やそれによる嚥下困難，口腔内乾燥が誘発される．副作用の程度は，治療の種類や量，個人差もあるが，生じた副作用の種類，程度に応じた食べやすい食事の工夫が必要になってくる．日常生活のリズムや副作用の程度や頻度などを丁寧に問診し，嘔気嘔吐や味覚障害への対応，体重維持，倦怠感が強い場合は簡単に用意できる食事の紹介など日常の食生活のアドバイスを行う（表）[3]．

悪液質の病期に応じた栄養カウンセリング

1. 前悪液質

　体重減少のみられないこの時期は治療に伴う栄養障害やがん告知などによる心因性の食思不振をカウンセリングのなかで注意をする必要がある．また，近年では体重減少はなく筋肉だけが減少するサルコペニア肥満のがん患者も増加してきていることから[4]，日常生活の変化なども丁寧に問診し，栄養療法だけでなく運動療法についても適切にアドバイスすることが重要である．

2. 悪液質

　悪液質患者では体蛋白，特に骨格筋の喪失が顕著となり，患者の身体活動レベルを低下させ，生活能力を大きく損なう．
　こうした代謝異常に対し，エイコサペンタエン酸（EPA）は炎症性サイトカインの産生を抑制，がん細胞から蛋白分解誘導因子（proteolysis-inducing factor; PIF）による除脂肪体重の減少を阻害し，筋蛋白の喪失を抑制することが期待されている[5]．ガイドラインなどでは明確なエビデンスはないとされているが，不応性悪液質に至って

いないこの時期に運動療法と併用することにより筋肉量の維持，QOL の改善を促す可能性がある．

3．不応性悪液質

不応性悪液質の段階では，輸液や経管栄養などの人工的な過剰な水分やエネルギー投与は患者の浮腫や胸水，腹水の増加など患者にとって不利益になることが多い．食事については少しでも楽しんでいただけるような工夫と，本人の苦痛にならない範囲での食事提供への配慮が望まれる．

家族を含めた栄養指導

栄養カウンセリングや教育を行うことで化学療法を受ける患者の摂取量を改善させる効果[6]や，また早期の栄養介入によって，消化管や頭頸部への放射線治療を受けた患者の体重減少，栄養状態の悪化，QOL の低下を防ぐなど，その効果は長期にわたって有効と報告されている[7]．がん患者の食思不振の原因や食思の実態を知るためのアンケート調査では，患者自身と家族それぞれが食事をつくる際の注意として「薄味を心掛けている」との意見が多かった[8]．がんやその治療中は味覚異常の患者が多いにもかかわらず，家族の健康志向，患者への思いから薄味で料理しており，さらなる食思不振を招いていることが推察された．患者や家族の思い込みや習慣が食思不振の起因になることも考えられる．こうした背景を念頭に置き，患者だけではなく，家族を含めた栄養指導が必要になってくる．

サルコペニアや悪液質の患者では，病態や治療による食思不振をかかえている患者が多く，患者へ食の専門家として的確なアドバイスできるように栄養士自身が研鑽する必要がある．また，栄養療法だけではなく，運動療法，薬剤，心理面，社会的背景など多面的なアプローチをしていかなくてはならない．そのためには医師や看護師，薬剤師，リハスタッフ，臨床心理士などと連携し，チームで栄養管理へ取り組むことで患者の End of life を支えることができるのではないだろうか．　　　　　（仁田美由希）

文　献

1) 宇佐美眞：がん患者の栄養管理．静脈経腸栄養 **26**: 47-56, 2011.
2) ローラ・エリオット・他編（中屋　豊・他日本語版監修）腫瘍学における栄養スクリーニングとアセスメント．がん栄養療法ガイドブック，第 2 版，メディカルレビュー社，2011, pp53-62.
3) 山口　建監修：症状で選ぶ！　がん患者さんと家族のための抗がん剤・放射線治療と食事のくふう，女子栄養大学出版部，2007.
4) Prado CM et al: Prevalence and clinical implications of sarcopenic obesity in patients with solid tumours of the respiratory and gastrointestinal tracts: a population-based study. *Lancet Oncol* **9**:629-635, 2008.
5) 岡田祐二：体重変化に対する戦略－ EPA の効果．臨床栄養 **120**:885-889, 2012.
6) EUROPEAN CLINICAL GUIDELINES, Non-Drug-treatment, p18.
7) Isenring EA et al: Nutrition intervention is beneficial in oncology outpatients receiving radiotherapy to the gastrointestinal or head and neck area. *Br J Cancer* **91**: 447-452, 2004.
8) 荒金英樹：がん看護　どうしたら食べられる？がん患者の食欲不振への対応．*Expert Nurse* **22**:16-18, 2006.

⑥心理療法

> **ポイント**
> ○前悪液質・悪液質・不応性悪液質の各病期により，それぞれ異なる心理障害を生じる．
> ○がん悪液質の心理評価として，がん臨床の現場では種々の心理評価法が用いられている．
> ○悪液質への心理療法は QOL 改善には有効であるが，栄養状態の改善には無効である．

悪液質による心理障害

　がん悪液質は国際的コンセンサスにより，図1aのように前悪液質・悪液質・不応性悪液質の3段階に分類定義されている[1]．ここで示された悪液質の臨床経過と図1bに示すがん治療の臨床経過を対比すると，悪液質に伴う心理障害の経過が理解しやすいと考えられる．

1. 前悪液質

　がん告知を受けた直後は，まず「頭の中が真っ白」という状態になることが多い．そのために，記憶力・思考力・判断力・疎通性が著しく低下して，治療者による丁寧な説明・助言も記憶に残らず無効となることすらある．また，無意識に自らを精神的混乱から守ろうとする自己防衛機制による解離症状として，我が身に起こっている現実を「夢のなかの他人事」のように受け止めたり，薄いベールにより隔てられた遠い世界の出来事のようにみたりする「遠のき現象」を生じることもある．

　次に，Elisabeth Kubler-Ross が「死にゆく過程」で述べているように，がんを罹患したことに対して否認や怒りを生じることがある．

　その後，担がん状態という明らかなストレス状況に反応して，通常以上の不安・不眠・うつ状態を呈する「適応障害（反応性うつ状態）」となり，二次的に食思不振・全身倦怠感を呈するようになる．

2. 悪液質

　がん悪液質の進行や抗がん剤の副作用などにより食思不振・全身倦怠感が生じると，今度は逆に身体症状の影響により，不安・不眠・うつ状態などの精神症状（心理障害）が増悪する．このように精神症状と身体症状は相互に影響を与え合う心身相関（心身一如）の関係にある．

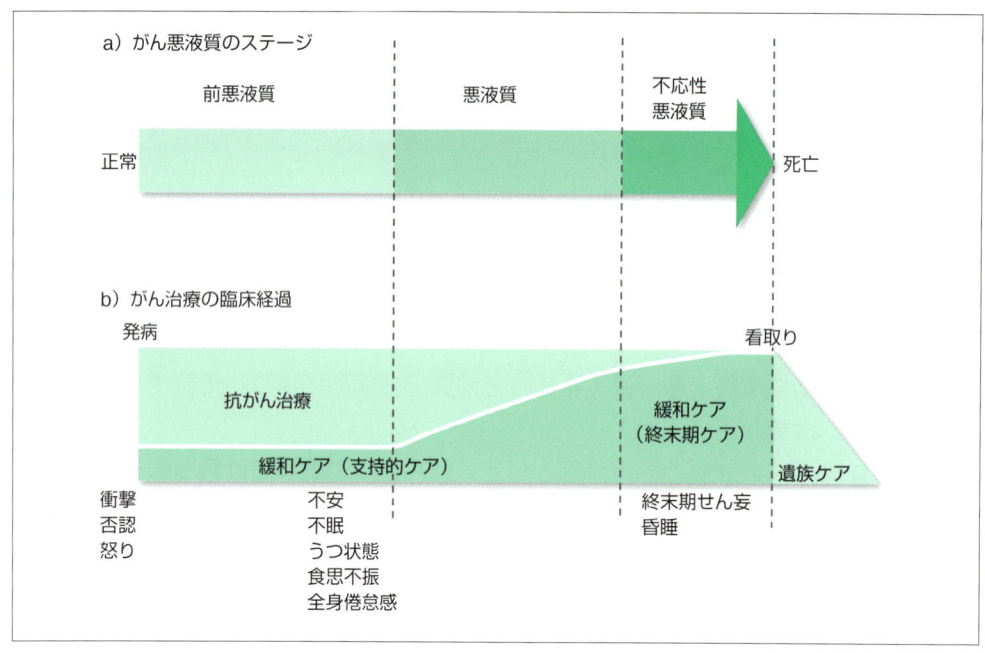

図1 がん悪液質のステージと臨床経過　　　　　　　　　　　　　　　　(Fearon et al, 2011)[1] を改変

3. 不応性悪液質

さらに，不応性悪液質になると，終末期せん妄や昏睡を生じやすくなる．終末期がん患者の30～40％はせん妄を合併し[2,3]，死亡直前においては患者の90％がせん妄を生じると報告されている[3]．

心理評価

がん悪液質のマネジメント・アルゴリズムに関しては，国際的コンセンサスにより図2のように示されている．前悪液質ではモニターと予防的介入を，悪液質では重症度と病型のアセスメントを行うように推奨されている．

1. 前悪液質

がん治療中の心理障害のモニターとしての評価（「気持ちのつらさの評価」）としては，厚生労働省の委託を受けて日本緩和医療学会が開催を推進している「がん診療に携わる医師に対する緩和ケア研修会（略称：緩和ケア研修会）」において推奨されている以下のような評価法がある．

(1)「2つの質問」を用いる方法

「一日中気持ちが落ち込んでいませんか？」
「今まで好きだったことが楽しめなくなっていませんか？」

一日中続く気持ちの落ち込みと，何事にも興味がなくなり楽しめないというのは，うつ病の中心となる症状であり，これらのいずれかに該当する場合は，ケアが必要な気持ちのつらさである可能性が高いといえる[4]．

```
                    ┌──────────────────────────┐
                    │      スクリーニング      │
                    │  体重減少，BMI，または  │
                    │     筋力直接測定         │
                    └──────────┬───────────────┘
                               ↓
    ┌──────────────────────────────────────────────────┐
    │                  ステージング                    │
    │   前悪液質        悪液質         不応性悪液質    │
    └────┬─────────────────┬──────────────────┬────────┘
         │                 ↓                  │
         │       ┌──────────────────┐         │
         │       │   アセスメント   │         │
         │       │     重症度       │         │
         │       │ 病型             │         │
         │       │ ・食思不振と摂食量│        │
         │       │ ・異化亢進       │         │
         │       │ ・筋量と筋力     │         │
         │       │ ・機能と心理社会影響│      │
         │       └────────┬─────────┘         │
         ↓                ↓                   ↓
    ┌──────────────────────────────────────────────────┐
    │                   マネジメント                   │
    │   前悪液質        悪液質         不応性悪液質    │
    │   モニター    病型に従った多様な   症状緩和      │
    │   予防的介入   マネジメント      心理社会的支援  │
    │              （可逆的要因による  栄養支援に対する│
    │               優先順位付けをして）倫理的検討     │
    └──────────────────────────────────────────────────┘
```

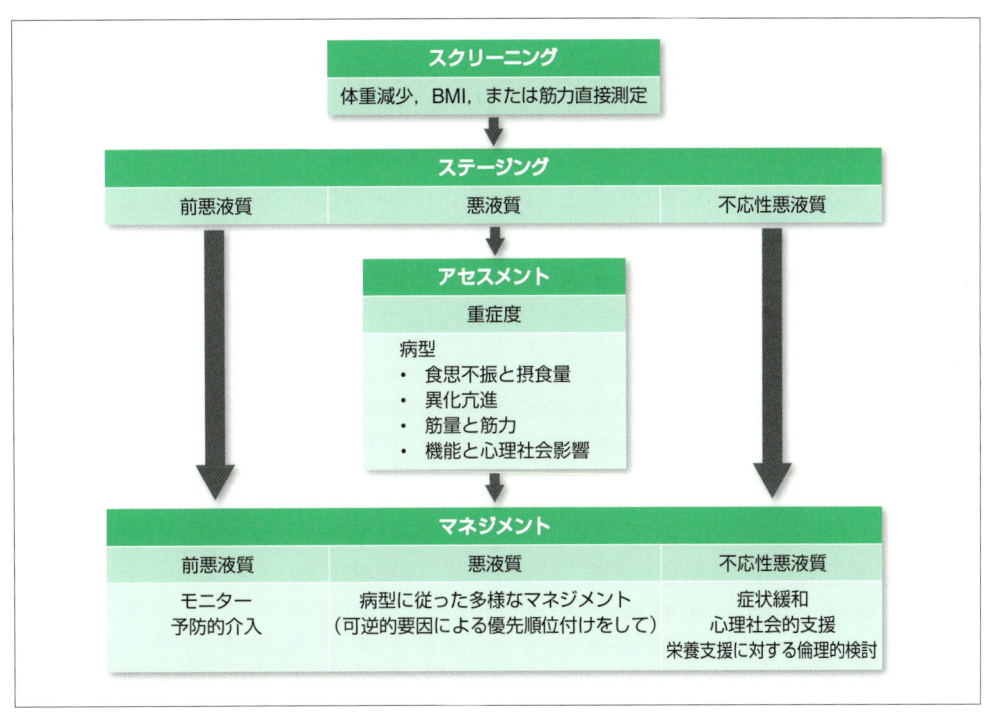

図2　がん悪液質のマネジメント・アルゴリズム　　　　　(Fearon et al, 2011)[1] を改変

(2)「つらさと支障の寒暖計」を用いる方法

　ケアが必要な気持ちのつらさを同定する方法として，標準化された質問紙を使用することもできる．つらさと支障の寒暖計は，2項目の質問からなっており，簡便に実施できることが特徴であり，うつ病や適応障害など，ケアが必要な気持ちのつらさのスクリーニング法として良好な性能をもつことが示されている．

　最近1週間を平均した，気持ちのつらさと，気持ちのつらさによる日常生活の支障を10点満点で尋ねて，つらさ4点以上，かつ，支障3点以上の場合（片方の点数がいくら高くても，もう一方が低い場合は該当しない），ケアが必要である気持ちのつらさである可能性が高いと判断できる[5]．

2. 悪液質

　がん悪液質の進行や抗がん剤の副作用などによる身体症状（食思不振・全身倦怠感など）が悪化した結果，さらに精神症状（心理障害；不安・不眠・うつ状態など）が増悪する．このような精神症状の評価は，心のケアの専門家（精神科医，心療内科医，臨床心理士など）により実施されることが望ましい．専門的評価法としては以下のようなものがあげられる．

(1) HADS（Hospital Anxiety and Depression Scale）

　身体的疾患を有する患者の抑うつと不安に関する精神的状況を計測する尺度で，自己記入式質問票式方法である．14項目の別々のスコアで不安と抑うつを評価する．不安7項目（HADS-A），抑うつ7項目（HADS-D），4件法（0～3点）であり，トータルは0～21点．高得点ほど心理的苦悩が高いことを示す．7点以下は問題なく，8

〜10点は臨床的に苦悩の可能性あり，11点以上は臨床的に明確な苦悩を示す[6]．

(2) STAI（State-Trait Anxiety Inventory）

状態−特性不安理論（state-trait anxiety theory）に基づいて作成され，状態不安を測定するState-Formと特性不安を測定するTrait-Formの2つに分けられる．状態不安は脅威的状況に置かれたときに喚起される一過性の不安状態を指し，特性不安は個人の性格特性としての不安状態を指している[7]．

(3) SDS（Self-rating Depression Scale）

Zung WWKにより考案されたうつ状態自己評価尺度であり，20項目の質問からなり，いずれも4段階評価を行うものである．わが国では40点未満は「抑うつ状態はほとんどなし」，40点台で「軽度の抑うつ性あり」，50点以上で「中等度の抑うつ性あり」と判定される[8]．

3. 不応性悪液質

不応性悪液質ではせん妄が多数発症するために，せん妄を的確に評価する必要がある．主なせん妄評価法としては以下のようなものがあげられる．

(1) CAM（Confusion Assessment Method）

非専門家でも簡便にできるせん妄スクリーニング評価法である．日本呼吸療法医学会はせん妄評価として日本語版CAM-ICUを推奨している．

1. 急性発症，変動性の経過．
2. 注意力欠如．
3. 無秩序（まとまらない）思考．
4. 意識レベルの変化．
※ せん妄と診断するには，1と2はともに必須であるが，3と4はどちらか一方があればよい[9]．

(2) MDAS（Memorial Delirium Assessment Scale）

がんなど身体疾患を有する患者のせん妄の重症度を経時的に測定する尺度として利用される[10]．

(3) DST（Delirium Screening Tool）

日本で開発されたせん妄スクリーニングツールである[11]．

(4) DRS-R-98（Delirium Rating Scale-R-98）

せん妄の診断と重症度評価（特に，臨床研究での診断）に用いられることが多い[12]．

悪液質の心理療法

1. 前悪液質・悪液質

EPCRC（European Palliative Care Research Collaborative）のガイドラインによると，神経性食思不振症に用いるような行動療法的技法はがん患者には有用ではないと思えるが，食事のための快適な環境づくりをすることや，患者の食べ物の好みに十分な気配りをして患者が食べられるように勧めることは，心理的介入の有望な分野である[13]．リラクセーション療法によりがん悪液質患者の体重やパフォーマンスステータス（performance status; PS）の改善を得ることができ[14]，摂食・体重減少・家族に関連

した苦痛に焦点を当てた心理社会的介入が，効果的なカウンセリングを支援して，患者だけでなくその家族の全般的な健康状態や苦痛を改善する[15]，などの報告がある．つまり，心理療法的介入（リラクセーション療法など）はQOLの改善に有効であるという幾つかのエビデンスがあり，推奨レベルはstrong positive（強い推奨）とされている[16]．しかし，心理療法的介入が栄養状態の改善に役立つというエビデンスは認められていない．

2. 不応性悪液質

EPCRCのガイドラインでは，不応性悪液質の場合はPSも低下し，予後も短いために心理社会的介入の効果は極めて乏しい（排除される）とされている．しかしながら，不応性悪液質の状態においても，最後まで生きがいや生きてきた意味を保つことができるように，できる限り心身の苦痛を軽減して，寄り添うというスピリチュアル・ペインへの対応や，終末期せん妄・昏睡への対応など全人的ケアという意味での心理社会的介入を要する部分があるものと考えられる．

（柏木雄次郎）

文　献

1) Fearon K et al: Definition and classification of cancer cachexia: an international consensus. *Lancet Oncol* **12**: 489-495, 2011.
2) Minagawa H et al: Psychiatric morbidity in terminally ill cancer patients. A prospective study. *Cancer* **78**:1131-1137, 1996.
3) Lawlor PG et al: Occurrence, causes, and outcome of delirium in patients with advanced cancer: a prospective study. *Arch Intern Med* **160**: 786-794, 2000.
4) Mitchell AJ: Are one or two simple questions sufficient to detect depression in cancer and palliative care? A Bayesian meta-analysis. *Br J Cancer* **98**: 1934-1943, 2008.
5) Akizuki N et al: Development of an Impact Thermometer for use in combination with the Distress Thermometer as a brief screening tool for adjustment disorder and/or major depression in cancer patients. *J Pain Symptom Manage* **29**: 91-99, 2005.
6) Zigmond AS et al: The hospital anxiety and depression scale. *Acta Psychiatr Scand* **67**: 361-370, 1983.
7) Spielberger CD et al: Manual for the Sate-Trait Anxiety Inventory. Consulting Psychologist Press, Palo Alto CA, 1970.
8) Zung WWK: A self-rating depression scale. *Arch Gen Psychiatry* **12**: 63-70, 1965.
9) Inouye SK et al: Clarifying confusion: the confusion assessment method. *Ann Inter Med* **113**: 941-948, 1990.
10) Breitbart W et al: The Memorial Delirium Assessment Scale. *J Pain Symptom Manage* **13**: 128-137, 1997.
11) 町田いづみ・他：せん妄スクリーニング・ツール（DST）の作成．総病精医 **15**: 150-155, 2003.
12) Trzepacz PT et al: Validation of the Delirium Rating Scale-Revised-98: Comparison With the Delirium Rating Scale and the Cognitive Test for Delirium. *J Neuropsychiatry Clin Neurosci* **13**: 229-242, 2001.
13) Holland JC et al: Psychological aspects of anorexia in cancer patients. *Cancer Res* **37**: 2425-2428, 1977.
14) Dixon J: Effect of nursing interventions on nutritional and performance status in cancer patients. *Nurs Res* **33**: 330-335, 1984.
15) Hopkinson JB: The emotional aspects of cancer anorexia. *Curr Opin Support Palliat Care* **4**: 254-258, 2010.
16) European Palliative Care Research Collaborative: Clinical practice guidelines on cancer cachexia in advanced cancer patients with a focus on refractory cachexia.

⑦摂食・嚥下リハビリテーション

> **ポイント**
> ○がん，COPD，慢性心不全，慢性腎不全患者において，他に明らかな原因がなく嚥下障害を呈することがある．
> ○前悪液質・悪液質では，嚥下機能改善を図るために積極的な基礎訓練・栄養管理を行う．
> ○不応性悪液質の患者では，できるだけ摂食能力を維持し QOL を保つことができるようかかわる．

悪液質による摂食・嚥下障害

　がん，慢性閉塞性肺疾患，慢性心不全，慢性腎不全などの患者において，脳血管障害など明らかな摂食・嚥下障害の原因がなく嚥下障害をきたす症例をしばしば経験する．入院前まで普通食を問題なく摂取していた患者が，慢性心不全発症，慢性腎不全が悪化し透析を導入，もしくは大腿骨近位部骨折術後に肺炎を合併するなどの経過のなかで嚥下障害をきたす．空嚥下時の喉頭挙上が不良で，嚥下機能検査にて咽頭収縮力の低下，喉頭挙上不全，咽頭残留を認めることが多い．

　この嚥下障害の病態として，嚥下関連筋群のサルコペニアが疑われる．上記のような患者では高齢者が多く，原発性サルコペニア，栄養障害によるサルコペニア，絶食に伴う活動に関連したサルコペニアのいずれも起こり得る．加えて悪液質に伴うサルコペニアがあげられる．今のところ調べた限りで，悪液質に起因する摂食・嚥下障害に関するエビデンスはない．しかし，骨格筋のサルコペニアとともに嚥下関連筋群のサルコペニアが生じ，嚥下障害の原因となることは十分に考えられる．

　以下に，主な疾患における悪液質に伴う摂食・嚥下障害に関して，疾患別に述べる．

代表疾患における悪液質と摂食・嚥下障害
（1）慢性閉塞性肺疾患（COPD）

　COPD 患者では，呼吸筋の仕事量が増加し安静時のエネルギー消費量が増える[1]．また，TNF-αや IL-1，IL-6 などの炎症性サイトカインによる慢性的炎症性変化によって筋肉量が減少する[2]．COPD cachexia，もしくは pulmonary cachexia とよばれる[1-3]．COPD における悪液質の発生率は 30～40％と高い[3]．COPD の急性増悪は，気道感染症に伴って生じることが多く，感染による炎症が加わりさらに悪液質を増強させる．

　COPD 患者は体重減少をきたすことが多い．悪液質，食思不振に伴う栄養障害，活

動性低下が深刻でありサルコペニアをきたしやすい．もともと嚥下筋の筋肉減少を有し，肺炎合併によりさらに増悪することが考えられる．咳嗽力の低下から誤嚥物の喀出機能も低下する．COPD 患者が，肺炎などを契機に急性増悪をきたし嚥下障害が顕在化することが多い．

(2) 慢性心不全

Cardiac cachexia は心不全において一般的な合併症で，筋肉・脂肪・骨組織とも減少するとされる．炎症性サイトカインによる慢性炎症が存在している[4,5]．骨格筋とともに嚥下筋の萎縮が生じると考えられる．心筋梗塞や心不全の経過中に嚥下障害を呈することがある．

(3) 慢性腎不全

透析を施行している慢性腎不全患者の 60％が栄養障害を呈しているとされる．これは食事摂取量の減少のみならず，異化亢進，筋肉合成の低下，エネルギー消費の増加，インスリン抵抗性など，代謝異常も影響している[5]．慢性腎不全患者，透析患者においてしばしば嚥下障害が認められる．

(4) がん

がん患者全体の 50 ～ 75％が悪液質を呈し，進行期がん患者においては 80％が悪液質あるいは体重減少をきたしているとされる[6]．炎症性サイトカインや腫瘍産生因子などにより食思不振，異化亢進，筋肉量・体脂肪量の減少が生じる．がんの進行に伴い嚥下障害を呈することがある．嚥下困難感，咽頭残留感を訴えることが多い．進行期がん患者 7,000 人の検討で，嚥下障害の発生率は約 23％との報告がある[7]．一方，進行期がん患者の嚥下障害の病態などに関する詳細な検討は見当たらない．

自験例で，2009 年 1 月～ 2012 年 6 月の 3.5 年間にがんが主病名で入院し嚥下リハ依頼のあった 136 例のうち，頭頸部がん以外で進行期・終末期がんにあたる 58 例の検討を行った．このうち 6 カ月間の体重減少率 10％以上のものが 33％を占めていた．転移性脳腫瘍など中枢神経病変を有する者が半数で，残り半数は嚥下障害の原因となり得る中枢神経病変をもたなかった．58 例中 53 例で嚥下内視鏡検査，嚥下造影検査，もしくは両者の検査を行っていた．中枢神経病変あり群では嚥下反射惹起遅延を呈するものが有意に多く，中枢神経病変なし群では咽頭収縮低下所見を認めるものが有意に多く（30 例中 14 例），咽頭残留や嚥下後誤嚥の所見を認めた．

摂食・嚥下機能評価

悪液質単独よりは，栄養障害や絶食に伴う廃用の影響を併せもつことが多い．これらによる嚥下関連筋群のサルコペニアによって嚥下障害を呈することが推測される．

1. 臨床所見

臨床的所見の特徴を**表 1** に示す．視診にて前頸筋の萎縮を認める（**図 1**）．空嚥下を行うと，嚥下時の喉頭挙上が不良であ

表 1　悪液質による摂食・嚥下障害症例のベッドサイド所見

- 体重減少，るいそう
- 前頸筋の萎縮
- 空嚥下：嚥下惹起が困難，嚥下時喉頭挙上不良
- 空嚥下を続けるうち，さらに喉頭挙上低下
- 咳嗽が弱い

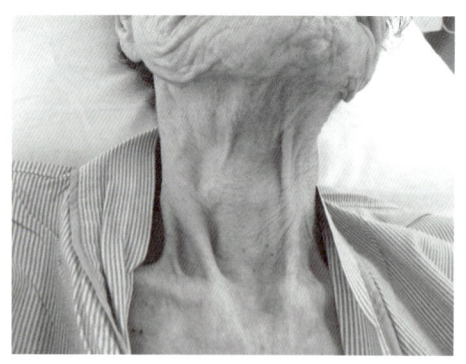

前頸筋の萎縮，空嚥下惹起困難，嚥下時喉頭挙上不良．

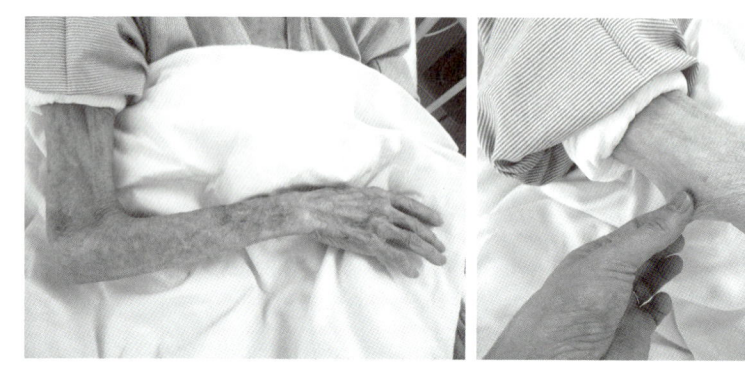

皮下脂肪，筋肉の減少．

図1　悪液質症例の臨床所見

り，かつ複数回空嚥下を続けるうちにさらに喉頭挙上が低下する．唾液嚥下が困難なために唾液貯留・唾液誤嚥をきたし，湿性嗄声を呈することもある．咳嗽が弱く誤嚥物や喀痰の喀出力低下を伴うことが多い．

2. 嚥下内視鏡検査(videoendoscopic examination of swallowing; VE)

　VEは鼻咽腔喉頭ファイバーでの観察下に実際の食事を摂取して評価する検査である．正常では嚥下時に咽頭収縮によって一瞬何も見えなくなるホワイトアウトが観察されるが，咽頭収縮力が低下することによりホワイトアウトが不鮮明となる．また，喉頭蓋谷が反転しない．これによって食物が咽頭に残留することが多い．複数回嚥下で徐々に残留物が減少するが，次第に疲労が増強し嚥下自体困難となりやすい．残留物により嚥下後に喉頭侵入，誤嚥をきたすこともある（**図2**）．

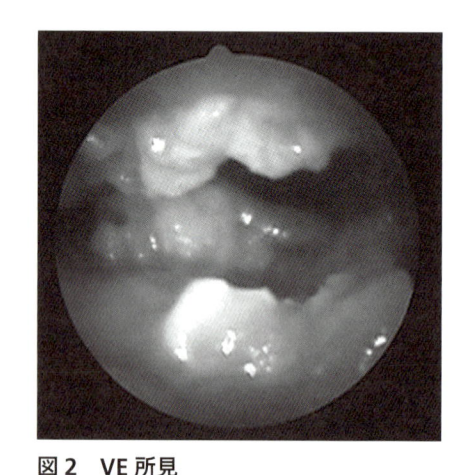

図2　VE所見

透析導入前腎不全患者VE所見：ホワイトアウト不良．粥嚥下後に喉頭蓋谷，梨状窩に残留多量．

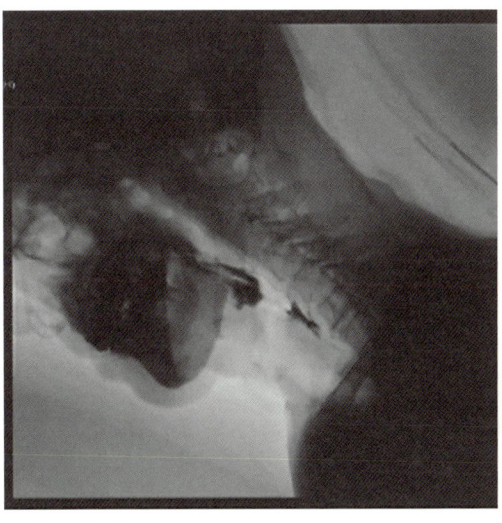

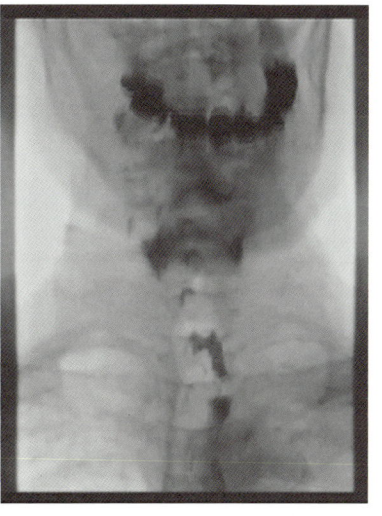

a）側面像　　　　　　　　　　　b）正面像

図3　VF所見

心不全症例VF所見：咽頭収縮低下，両側食道入口部開大障害あり．嚥下後喉頭蓋谷，両側梨状窩に食物が残留する．

3. 嚥下造影検査（videofluoroscopic examination of swallowing; VF）

　　VEは，造影剤を含んだ検査食を摂食させX線透視下に観察する検査であり，嚥下動態を確認し摂食条件を設定するのに有用である．口腔準備期・口腔期においては咀嚼，食塊形成に時間がかかることがある．咽頭期では咽頭収縮低下，喉頭挙上不全を呈することが多い．食道入口部開大不全を伴うこともある．これらにより食物の喉頭蓋谷・梨状窩残留をきたす（**図3**）．検査が進むにつれ咽頭収縮がさらに低下し咽頭残留量が増える，また疲労にて嚥下惹起が困難となることもある．残留物の嚥下後喉頭侵入・誤嚥を生じることがある．

　　正面像で咽頭通過の左右差がみられる場合，通過しやすい側に食物を通し咽頭通過を改善させるため，嚥下前横向き嚥下や一側嚥下の効果を確認する．複数回嚥下にて咽頭残留を減少・除去できることが多いが，一口につき複数回嚥下することでかえって疲労を強めてしまう結果になる．できるだけ咽頭残留の少ないbest swallowを模索することがポイントとなる．また，食道機能が低下し，食道内残留や食道内逆流を認めることもある．

悪液質の摂食・嚥下リハビリテーション

　　誤嚥性肺炎の合併により嚥下障害がさらに増悪するため，呼吸器合併症の予防が重要である．悪液質の摂食・嚥下障害に対し嚥下の訓練だけ行っていてもうまくいかない．摂食・嚥下訓練，栄養管理，呼吸・喀出訓練，全身の身体リハを併せて行うことが基本である．

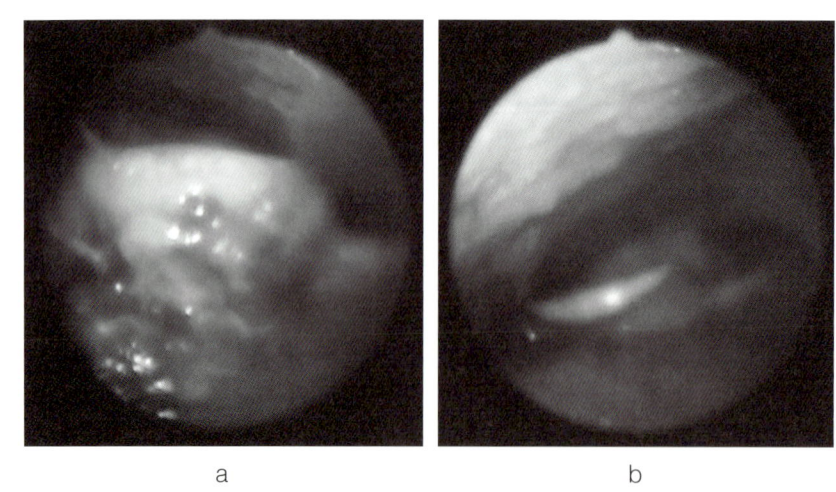

　　　　　a　　　　　　　　　　　　　b
図4　若年肺がん終末期症例（VE）
正面向きでは喉頭蓋谷に多量の咽頭残留あり（a）．頸部右回旋での嚥下で著明に残留改善（b）．

1. 前悪液質・悪液質

　機能改善を目標に訓練プログラムを立てる．

（1）摂食・嚥下訓練

a）基礎訓練

　積極的な基礎訓練の適応がある．頭部挙上訓練，メンデルソン手技，ブローイング訓練，舌前方保持嚥下訓練などの訓練を組み合わせる．むやみに行うのでなく，嚥下機能評価の結果をもとにトレーニングすべき筋群を定めて訓練手技を決める．頭部挙上訓練（Shaker法）[8]は舌骨上筋群の筋力訓練である．舌骨上筋群の筋力低下により喉頭挙上不全，食道入口部開大不全を認める症例に対し有用である．原法は仰臥位にて1分間頭部を挙上し（足の爪先をみる），1分間休憩することを3回繰り返し，1秒ごとに頭部挙上を30回反復するというものである．実際に原法を実施できる症例は少なく，患者ごとに頭部挙上時間や回数を調整する．仰臥位から頭部挙上すること自体が困難な患者ではリクライニング位で頭部を挙上する．メンデルソン手技は舌骨上筋群，咽頭収縮筋のトレーニングとなる．ブローイング訓練は軟口蓋挙上不全に効果がある．舌前方保持嚥下訓練では上咽頭収縮筋の強化を図ることができる．

　食道入口部開大不全症例に対して，球麻痺症例と同様バルーン法が適応となることもある．ただし咽頭感覚が保たれバルーンの刺激にて咽頭反射が生じる患者では困難である．予めVEでバルーン法の即時効果を確認できると，患者の訓練意欲につながる．

b）摂食訓練

　嚥下機能検査結果に基づいて，適切な摂食条件を設定する．咽頭残留を認める場合にはできるだけ咽頭残留を減らす効率のよい方法で摂食する．横向き嚥下や一側嚥下などを積極的に利用する（**図4**）．経過により改善が認められれば，一側嚥下を解除して仰臥位にする，リクライニング位から座位に近づける，食事内容を嚥下食から固形食へ徐々に変更するなど段階的摂食訓練を行う．

表2 嚥下機能検査所見

- 咀嚼運動，舌運動障害
  →食塊形成・送り込みの障害，口腔内残留
- 咽頭収縮低下，喉頭挙上不全，喉頭蓋反転不良，食道入口部開大不全
  →咽頭残留，嚥下後喉頭侵入・誤嚥
- 食道内残留，逆流

(2) 栄養管理

平行して積極的な栄養管理を行う．食事だけで摂取エネルギーが不足する場合には高カロリーゼリーや濃厚流動食などを付加する．経口摂取が不十分な場合には経管栄養を併用する．この場合できるだけ細い径の経管栄養チューブを使用する．

(3) 呼吸・喀出訓練

呼吸機能を維持・改善させ，誤嚥物や喀痰の喀出能力を高めるために呼吸理学療法が重要である．強制呼出手技（huffing），アクティブサイクル呼吸法（active cycle breathing exercise；ACBT）[9] など積極的に取り入れる．

(4) 身体リハビリテーション

運動療法により悪液質の慢性炎症を改善するとされており，有酸素運動，レジスタンストレーニングを組み合わせて行う．また，できるだけ離床し座位姿勢を保つことは呼吸機能，排痰機能の点からも重要である．

2. 不応性悪液質

機能改善を図ることは困難であるが，できるだけ嚥下機能を維持しつつ摂食能力を保ち，呼吸器合併症を防ぐことが目標となる．

積極的な栄養管理・嚥下基礎訓練は適応とならない．VE, VFでの嚥下機能検査によってbest swallowを模索し，安全に効率よく摂食できるよう摂食条件を設定する（表2）．がんの終末期では，「食べたいときに食べたいものを食べたいだけ」が基本となる．病状の進行とともに重度の慢性心不全，慢性呼吸不全，慢性腎不全症例のターミナル状態においても同様といえる．嚥下障害はさらに重度化するが，「一口でも食べたい」と希望する患者は多い．このような状況において，代償手段を用いながら残存機能を活かすリハ的手法は重要である．

呼吸器合併症予防のため，徒手的排痰手技を行う．可能な範囲で離床，ADL維持を図る．いかに患者のQOLを維持するかに重点を置く． 〔大野 綾〕

文 献

1) Stephens NA, Fearon KCH : Anorexia, cachexia and nutrition. *Medicine* **36** : 78-81, 2008.
2) Emil FM et al: Systemic Effects in COPD. *Chest* **121** : 127S-130S, 2002.
3) Remels AHV et al: The Mechanisms of cachexia underlying muscle dysfunction in COPD. *J Appl Physiol* **114** : 1253-1262, 2013.
4) Anker SD, Sharma R: The syndrome of cardiac cachexia. *Int J Cardiol* **85** : 51-66, 2002.
5) von Haehling S et al: Muscle wasting in heart failure : An overview. *Int J Biochem Cell*

Biol **45**: 2257-2265, 2013.
6) Reid J et al: A literature review of end-stage renal disease and cachexia : understanding experience to inform evidence-based healthcare. *J Ren Care* **39**: 47-51, 2013.
7) Pardi DA: Palliative Care of the cancer patient. In : Cancer Rehabilitation Principles and Practice, Stubblefield MD, O'Dell MW(eds), Demos Medical Publishing, 2009, pp881-905.
8) Shaker R et al : Rehabilitation of swallowing by exercise in tube-fed patients with pharyngeal dysphagia secondary to abnormal UES opening. *Gastroenterology* **122** : 1314-1321, 2002.
9) 高橋哲也：アクティブサイクル呼吸法（ACBT）．呼吸理学療法標準手技（千住秀明・他監修），医学書院，2008，pp56-57．

第2章

主な疾患の悪液質に対するリハビリテーション栄養

第2章 主な疾患の悪液質に対するリハビリテーション栄養

1. がん

①総論

> **ポイント**
> ○がんによる体重減少はがん誘発性体重減少（CIWL）とがん関連性体重減少（CAWL）がある．
> ○がん関連性体重減少（CAWL）を起こす二次的原因による摂食障害対策が重要である．
> ○がん悪液質に対してのリハ栄養は生存期間の延長だけではなく，QOLなどのPatient Centered Outcomeを念頭に介入する必要がある．

はじめに

　がん患者での栄養障害による体重減少は予後やQOLにかかわる重要な因子で[1]，その原因にはがん誘発性体重減少（cancer-induced weight loss; CIWL）とがん関連性体重減少（cancer-associated weight loss; CAWL）に大別される（**図1**）[2]．CIWLでは，がんによって惹起される代謝異常は「悪液質」に起因するものと考えられ，通常の栄

```
┌─────────────────────────────┬─────────────────────────────┐
│  がん誘発性体重減少          │  がん関連性体重減少          │
│ (cancer-induced weight loss  │ (cancer-associated weight    │
│          : CIWL)             │       loss : CAWL)           │
├─────────────────────────────┼─────────────────────────────┤
│         悪液質               │ 二次的原因による摂食障害（飢餓）│
│                              │ ・腫瘍による消化管の通過障害 │
│                              │ ・がん治療による摂食障害     │
│                              │ ・抑うつなどによる摂食障害 など│
│            ↓                 │            ↓                │
│ 通常の栄養管理だけでは栄養状態│ 十分な蛋白質，エネルギー投与│
│     の改善は不可能           │      で改善が可能            │
└─────────────────────────────┴─────────────────────────────┘
```

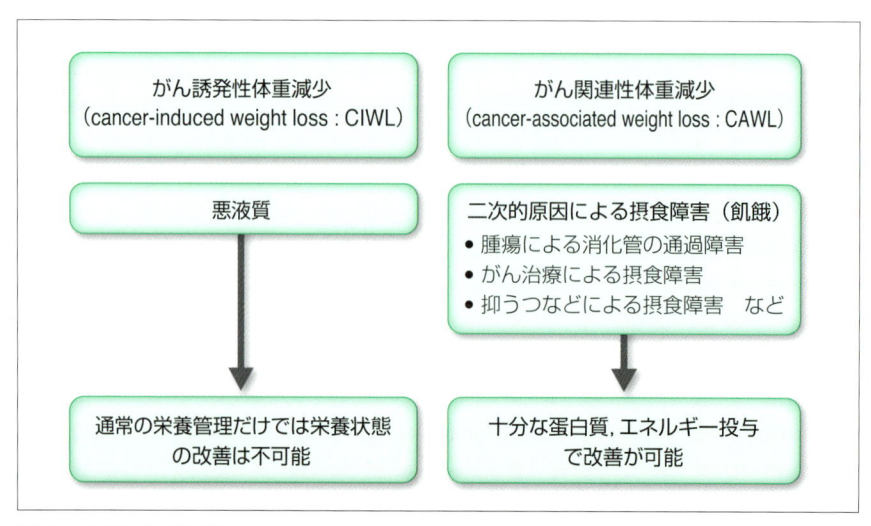

図1　CIWLとCAWL

養投与では体重の維持，回復は不可能とされている．それに対し，CAWL は消化管閉塞や化学療法などによる摂食障害，がん告知などによる抑うつ症状などの二次的要因により引き起こされる「飢餓」に近い状態と考えられ，十分な蛋白とエネルギーの補給により回復が可能とされる．臨床現場では両者が併存することもあり，その鑑別は必ずしも容易ではないが，こうした 2 つのメカニズムがあることを理解しておくことは，栄養療法を考えるうえで重要である．本項では CIWL の原因であるがん悪液質についての現状を紹介し，がんによる栄養障害への対応をリハ栄養の観点から考えていくことにする．

がん悪液質の定義

悪液質（cachexia）はがんだけではなく，種々の慢性消耗性疾患により引き起こされる栄養代謝障害であり，ギリシア語で kako's（悪い）と he'xis（コンディション）を語源とし，その病態は古くから知られている．2006 年にワシントンで開催された Cachexia Consensus Working Group で「背景疾患による引き起こされる複合的な代謝症候群であり，筋肉の減少を主体とし，脂肪の減少の有無は問わないことを特徴とする」と定義された[3]．2011 年には European Association for Palliative Care（EPAC）と European Society for Clinical Nutrition and Metabolism（ESPEN）が共同で主催する European Palliative Care Research Collaborative（EPCRC）により，がん悪液質については前述の定義に「通常の栄養サポートでは改善は困難で，進行性に機能的悪化をきたし，食事摂取の低下と代謝異常による負のエネルギー，蛋白バランスを引き起こす病態」と付記された[4]．わが国では悪液質を背景疾患の重症度，終末期像としてとらえているのに対し，欧米の定義は悪液質を背景疾患により引き起こされる代謝栄養障害の一病態としてとらえ，早期からの介入の重要性を盛り込んでいることは注目される．

がん悪液質の病態

飢餓がエネルギーや蛋白質などの栄養素の欠乏であるのに対し，悪液質は炎症性サイトカイン（TNF-α，IL-1，IL-6，IFN-γ など）と抗炎症性サイトカイン（IL-4，IL-12，IL-15 など）の不均衡が病態に関与していると考えられ[5]，なかでも CRP の高値を伴った IL-6 の高値は体重の減少に関連すると報告されている[6]．骨格筋の減少については，ミオスタチンに代表される筋合成の負の調節因子の過剰発現[7]や，MyoD などの正の調節因子の低発現[8]，IGF-1 シグナル経路の障害による筋合成の低下[9]，悪性腫瘍では proteolysis inducing factor（PIF），TNF-α，アンギオテンシン II によるユビキチン – プロテアソーム経路の活性化による筋融解の促進[5]などの知見が報告されている．飢餓が脂肪組織の減少が主で，骨格筋の大きな喪失を伴わないのに対し，がん悪液質は骨格筋の喪失を早期から引き起こす点で飢餓と異なる病態と考えられている[10,11]．しかし，両者を臨床的に鑑別することは必ずしも容易ではない（**表 1**）[12]．

表 1　CIWL と CAWL の鑑別

	がん誘発性体重減少 （CIWL）	がん関連性体重減少 （CAWL）
病態	悪液質	飢餓
食思不振	あり	あり～なし
基礎代謝	正常～亢進	低下
蛋白分解	高度	軽度
脂肪と骨格筋の動員	脂肪＝骨格筋	脂肪＞骨格筋
インスリン抵抗性	軽度～高度	なし
CRP, TNF-α, IL-6	上昇	正常
酸化ストレス	あり	なし

（荒金，2012）[12] を改変

悪液質のステージ（第1章1，p7, 図2参照）

　悪液質を背景疾患により早期から引き起こされる栄養代謝障害ととらえ，原疾患の治療のためにも悪液質への介入は早期から行うべきとされている[4]．悪液質の前段階として pre cachexia（前悪液質）の概念が提案されたことは，早期介入を促進する立場を一層明確にしている[13]．その一方でがん患者の終末期像として refractory cachexia（不応性悪液質）という病態が新たに提唱され，栄養治療の限界，いわゆる「ギアチェンジ」の考え方も盛り込まれた[4]．これらの各ステージの診断基準に関しては多くの議論もあるが，悪液質への早期介入と終末期での栄養療法の限界を意識付けするうえで臨床的にも有用である．以下に各ステージについて紹介する．

1. pre cachexia：前悪液質

　悪液質の前段階のステージであり，代謝異常が軽度な段階から栄養療法に加え，リハなどの多方面からの介入により，悪液質への進行を遅らせ，治療による原疾患の改善を図ることがこの時期の目標となる．この時期では特に体重減少を伴わない筋肉量の減少，筋力の低下をきたす「サルコペニア肥満」などの病態にも考慮する必要がある[14]．

2. cachexia：悪液質

　この時期では異化亢進が進み，血液生化学検査上の異常に加え，身体症状も出現してくる．原疾患の治療が困難な場合，悪液質に対する介入は栄養療法や薬物療法単独での効果は一層難しく，理学療法はじめ心理療法，社会的なサポートなどの多職種による多方面からの介入が一層求められる．なかでも根治が困難な進行がんのような病態では，続く refractory cachexia（不応性悪液質）に注意した慎重なモニタリングが必要である．

3. refractory cachexia：不応性悪液質

　がん悪液質の終末期像に相当し，「治療抵抗性で高度に進行または急速に増大するがんにより，体重減少の回復が不可能と思われる病態」と定義された[4]．その診断基準には議論の多いところであるが，日常診療にこうした概念を念頭に置くことは非常

に重要である．この時期では栄養療法から症状のコントロールが中心となり，患者，その家族の quality of life（QOL）を重視したサポートが必要とされる．

がんと栄養

　がん患者でのエネルギー代謝は膵がんや肺がんでは亢進しているとの報告がある一方，大腸がんでは変化が少なかったなど，がん腫によりさまざまである[15, 16]．また，多くのがん腫でがんの進行に伴って代謝が亢進する傾向にあったが[17]，臨床現場で患者の安静時エネルギー消費量（REE）を推察することは難しく，欧州静脈経腸栄養学会（ESPEN）でのガイドラインでは総エネルギー消費量（TEE）を歩行可能患者では 30〜35kcal/kg/日，寝たきり患者では 20〜25kcal/kg/日と設定し，その後の栄養状態の変化に応じて適宜，増減させるとしている[18]．一方，がん細胞の増殖は正常細胞に比べて著しく速いため，2009 年に出されたレヴューでは人工栄養による腫瘍の増殖の促進の可能性が指摘され[19]，がん患者への積極的な栄養投与はがんの増殖を促進し患者の予後を悪化させるのではという指摘がある．

　しかし，こうした研究の対象患者の栄養障害の原因は多様であり，特に CAWL を引き起こす二次的な要因による栄養障害患者への多職種による介入は，がん治療の維持を容易にさせ，QOL の改善に寄与することが数多く報告されている[20-22]．また，進行がん患者での補助的な静脈栄養が QOL の改善に寄与した報告もあり[23]，がん細胞の増殖の可能性だけでがん患者の栄養療法の是非を論ずることは適切ではない．がん患者への栄養療法はその効果と限界，危険性を十分留意し，介入の目的を明確にしたうえで，功罪のバランスを考慮して決定していく必要がある．特に経管栄養や経静脈栄養を利用した人工栄養の場合には refractory cachexia（不応性悪液質）の可能性を念頭に過栄養，過水分負荷による身体症状の出現に十分に注意をする必要がある[24]．

介入方法

　がん患者の栄養障害に対して適切な病期の診断と，目的を明確にした早期からの介入が重要となる．がん治療中には悪液質だけではなく，さまざまな要因（**表 2**）で食欲の低下をきたすことが多く，その原因を丁寧にアセスメントし，適切な対応を立てる必要がある[12]．こうした二次的要因に対して十分に対策を講じたうえで，栄養カウンセリングをはじめとした種々の介入を検討するが（**図 2**）[12]，各介入方法の詳細は別稿に譲り，ここではその概略を紹介する．

1. 栄養カウンセリング

　栄養カウンセリングの効果は栄養摂取量，栄養状態の維持，改善の面に加え，QOL の面でも持続的な効果があるとされている[25, 26]．カウンセリングの内容は，アメリカ栄養士学会（American Dietetic Association）が独自のガイドラインを作成しているが[27]，食習慣や食文化の違いが大きく，同ガイドラインをわが国でそのまま導入することは難しい．日本の食文化に合わせた独自のガイドラインが待たれる．

表2 経口摂取を防げる二次的要因

食事内容	自宅,施設で提供している食事の確認
食事姿勢	座位の保持,両手の使用は可能かなど
口腔内の状況	歯牙,義歯,歯肉などの確認
消化管の状態	嘔気,嘔吐,下痢症状など嚥下障害の有無
味覚・嗅覚の異常	
疼痛コントロールの状況	疼痛の有無,食事との関連など
ビタミン,微量元素,電解質異常	ビタミンB_1,亜鉛欠乏などの可能性
抑うつ症状	睡眠状況の確認,昼夜逆転など
服用薬剤	

(荒金,2012)[12]

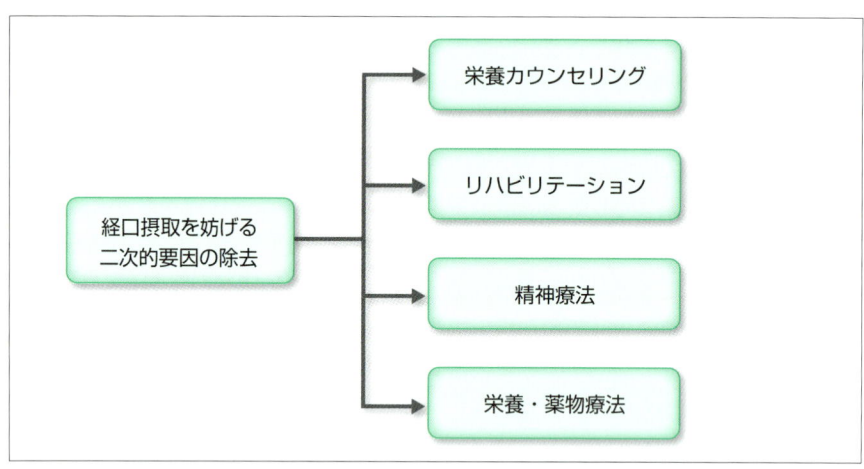

図2 がん悪液質に対する治療戦略　　　　　　　　　　　(荒金,2012)[12]

2. リハビリテーション

　悪液質が骨格筋を優位に障害する病態であることを考慮すると,リハは重要であり,がん患者へのリハと栄養療法とを組み合わせた多職種による介入の効果も徐々に報告されるようになってきている[28,29]．悪液質の病期を適切に診断し,ICF（国際生活機能分類）による栄養状態を含めた障害の程度を評価し,筋力の維持・増強なのか,症状の緩和なのか,その目的を明確にしたリハの計画を立てることが重要である[30]．

3. 精神療法

　抑うつ症状の有病率はがん患者のみならず,その家族も高く[31],家族を含めた早期からの精神心理療法,社会的サポートは重要であり,その効果は精神的,身体的諸症状の改善だけでなく,QOLやがん治療の効果へ高まると報告されている[32]．Refractory cachexia（不応性悪液質）へ進行した患者では,経口摂取は著明に低下し,本人のみならず家族への心理的な負担は一層増大する．わが国の医療政策が病院から在宅へ重点が置かれる傾向に伴い,近年,各地でこうした終末期の患者・家族を支援する地域での多職種連携,終末期医療の在り方に関する取り組みの報告も増加してき

ている[33]．

4. 栄養・薬物療法

悪液質に対しての薬物，栄養療法として EPA[34] や COX2 阻害剤[35]，L-カルニチン[36]，グレリン[37] などが期待されているが，高いエビデンスレベルで証明されているものは乏しい．これは，従来の試験が多様な悪液質の病期の患者に実施されてことも一因であり，今後は対象患者の病期を限定し，リハの併用などにより新たな知見が得られる可能性がある．これらの詳細については薬物療法の項（p 45）を参照されたい．

何を目標にするか

がん悪液質患者に対してのリハ栄養による介入は，他の疾患以上にその目的を明確にする必要がある．周術期であれば，手術，術後の安全性を高めること，化学療法，放射線治療中の患者であれば，その治療効果をあげ，QOL を維持しながら治療継続を支えること，不応性悪液質の時期では患者家族も含めた症状のコントロール，QOL を維持することなどである．近年，従来一般的であった体重の維持や生存期間の延長といった治療目標から，QOL などに代表される患者主体とした治療目標"Patient Centered Outcome"という言葉が提唱されるようになってきた[38]．リハ栄養は患者の生活をいかに維持，改善したかに視点を据えた Patient Centered Outcome を常に心がけるべきと考える．

（荒金英樹）

文献

1) Pressoir M et al: Prevalence, risk factors and clinical implications of malnutrition in French Comprehensive Cancer Centres. *Br J Cancer* **102**: 966-971, 2010.
2) 日本静脈経腸栄養学会：静脈経腸栄養ガイドライン，第 3 版，照林社，2013．
3) Evans WJ et al: Cachexia: a new definition. *Clin Nutr* **27**: 793-799, 2008.
4) Fearon K et al: Definition and classification of cancer cachexia: an international consensus. *Lancet Oncol* **12**: 489-495, 2011.
5) Tisdale MJ: Mechanisms of cancer cachexia. *Physiol Rev* **89**: 381-410, 2009.
6) DeJong CH et al: Systemic inflammation correlates with increased expression of skeletal muscle ubiquitin but not uncoupling proteins in cancer cachexia. *Oncology reports* **14**: 257-263, 2005.
7) Aversa Z et al: Changes in myostatin signaling in non-weight-losing cancer patients. *Ann Surg Oncol* **19**: 1350-1356, 2012.
8) Pajak B et al: Crossroads of cytokine signaling-the chase to stop muscle cachexia. *J Physiol Pharmacol* **59**: 251-264, 2008.
9) Penna F et al: Muscle atrophy in experimental cancer cachexia: is the IGF-1 signaling pathway involved? *Int J Cancer* **127**: 1706-1717, 2010.
10) Cachexia Special Interest Group Meeting, 29th ESPEN Congress. 2007.
11) 赤水尚史：がん患者の栄養管理 がん悪液質の病態．静脈経腸栄養 **23**: 607-611, 2008.
12) 荒金英樹：悪液質．サルコペニアの摂食・嚥下障害（若林秀隆・藤本篤士編），医歯薬出版，2012, pp44-50.
13) Muscaritoli M et al: Consensus definition of sarcopenia, cachexia and pre-cachexia: Joint document elaborated by Special Interest Groups (SIG) "cachexia-anorexia in chronic wasting diseases" and "nutrition in geriatrics". *Clin Nutr* **29**: 154-159, 2010.
14) Prado CM et al: Prevalence and clinical implications of sarcopenic obesity in patients

with solid tumours of the respiratory and gastrointestinal tracts: a population-based study. *Lancet Oncol* **9**: 629-635, 2008.
15) Knox LS et al: Energy expenditure in malnourished cancer patients. *Ann Surg* **197**: 152-162, 1983.
16) Dempsey DT et al: Energy expenditure in malnourished gastrointestinal cancer patients. *Cancer* **53**: 1265-1273, 1984.
17) Cao DX et al: Resting energy expenditure and body composition in patients with newly detected cancer. *Clin Nutr* **29**: 72-77, 2010.
18) Arends J et al: ESPEN Guidelines on Enteral Nutrition: Non-surgical oncology. *Clin Nutr* **25**: 245-259, 2006.
19) Bozzetti F, Mori V: Nutritional support and tumour growth in humans: a narrative review of the literature. *Clin Nutr* **28**: 226-230, 2009.
20) Bosaeus I: Nutritional support in multimodal therapy for cancer cachexia. *Support Care Cancer* **16**: 447-451, 2008.
21) Mantovani G, Madeddu C: Cancer cachexia: medical management. *Support Care Cancer* **18**: 1-9, 2010.
22) Santarpia L et al: Nutritional screening and early treatment of malnutrition in cancer patients. *J Cachex Sarcopenia Muscle* **2**: 27-35, 2011.
23) Shang E et al: The influence of early supplementation of parenteral nutrition on quality of life and body composition in patients with advanced cancer. *JPEN J Parenter Enteral Nutr* **30**: 222-230, 2006.
24) 日本緩和医療学会：終末期がん患者の輸液療法に関するガイドライン，2013.
25) Ravasco P et al: Dietary counseling improves patient outcomes: a prospective, randomized, controlled trial in colorectal cancer patients undergoing radiotherapy. *J Clin Oncol* **23**: 1431-1438, 2005.
26) Isenring EA et al: Nutrition intervention is beneficial in oncology outpatients receiving radiotherapy to the gastrointestinal or head and neck area. *Br J Cancer* **91**: 447-452, 2004.
27) ローラ・エリオット・他編（中尾 豊・他日本語版編集）がん栄養療法ガイドブック，第2版，メディカルレビュー社，2011.
28) Chasen MR, Dippenaar AP. Cancer nutrition and rehabilitation-its time has come! *Curr Oncol* **15**: 117-122, 2008.
29) Glare P et al: Establishing a cancer nutrition rehabilitation program (CNRP) for ambulatory patients attending an Australian cancer center. *Support Care Cancer* **19**: 445-454, 2011.
30) 大野 綾，辻 哲也：悪性腫瘍のリハビリテーション栄養．*MB Med Reha* **143**: 107-116, 2012.
31) Fujisawa D et al: Unmet supportive needs of cancer patients in an acute care hospital in Japan-a census study. *Support Care Cancer* **18**: 1393-1403, 2010.
32) Temel JS et al: Early palliative care for patients with metastatic non-small-cell lung cancer. *N Engl J Med* **363**: 733-742, 2010.
33) 永井康徳：終末期の医療と介護に関する松山宣言：http://wwwtampopo-cliniccom/zaitaku2013/img/sengenpdf, 2013.
34) Murphy RA et al: n-3 polyunsaturated fatty acids: the potential role for supplementation in cancer. *Curr Opin Clin Nutr Metabo Care* **15**: 246-251, 2012.
35) Mantovani G et al: Phase II nonrandomized study of the efficacy and safety of COX-2 inhibitor celecoxib on patients with cancer cachexia. *J Mol Med* **88**: 85-92, 2010.
36) Madeddu C et al: Randomized phase III clinical trial of a combined treatment with carnitine + celecoxib +/- megestrol acetate for patients with cancer-related anorexia/cachexia syndrome. *Clin Nutr* **31**: 176-182, 2012.
37) Strasser F et al: Safety, tolerability and pharmacokinetics of intravenous ghrelin for cancer-related anorexia/cachexia: a randomised, placebo-controlled, double-blind, double-crossover study. *Br J Cancer* **98**: 300-308, 2008.
38) Fearon KC: The 2011 ESPEN Arvid Wretlind lecture: Cancer cachexia: The potential impact of translational research on patient-focused outcomes. *Clin Nutr* **31**: 577-582, 2012.

②外科周術期

> **ポイント**
> ○術前より運動リハや呼吸リハを導入することは必須である．
> ○術前栄養管理の第1選択は，経腸栄養である．
> ○周術期管理の工夫として，免疫栄養療法，ERAS®，ONSなどがある．

はじめに

　周術期には，手術侵襲に伴う代謝亢進のために栄養必要量が増加する．したがって，適切な栄養療法を実施しなければ栄養状態の悪化をきたし，術後合併症を発生しやすい．特に進行がん患者では，術前より栄養障害を高率に合併しているので，周術期栄養療法は必須である．

　悪液質は前悪液質，悪液質，不応性悪液質に分類されるが[1]，手術の積極的な適応は主として前悪液質と思われる．悪液質，不応性悪液質に移行するにつれ手術の適応は減ると考えられるが，姑息的手術や後述するoncologic emergencyにより周術期管理を要することもある．

　過去30年間，周術期の中心静脈栄養（TPN）は，消化器手術を受ける患者の主要な合併症や死亡率を減少させることが示されてきた．しかしながら，重症の外科患者（上部消化器がん患者を主に対象とした）に基づいたメタ解析では，合併症や死亡率の改善にTPNは寄与しないことが明らかにされている[2]．

　周術期栄養管理法の最近の傾向は，TPNではなく経腸・経口栄養である．前悪液質の段階から積極的なリハ栄養を要するため，ここでは特に悪液質のステージ別に分類しての管理方法ではなく，特に最近話題のがん免疫栄養療法も含め，外科周術期のリハ栄養を中心とした周術期管理を概説する．

がん悪液質に対するリハビリテーション栄養

1. 術前

　一般的に進行がん，特に消化器がんでは，低栄養状態を高率に合併する．がん患者が栄養障害をきたす原因には，食思不振，味覚障害，抑うつ状態などが関連し，局所因子として嚥下困難，通過障害，消化吸収障害なども影響する．がんが進行すると全身の炎症反応を主体とする複雑な代謝変化が生じ，代謝障害のため栄養不良はいっそう進行する．このようなことから，がん患者の栄養不良は，通常，特定の栄養素の不

足ではなく，すべての栄養素が不足するマラスムス型の蛋白質・エネルギー低栄養状態（protein-energy malnutrition; PEM）と考えられる．

また，胃がんや食道がんなどに代表されるように，がんの外科治療では主要な消化管が切除されることもあるため，治療そのものが栄養障害の要因となる．さらに，抗がん剤や放射線照射などの治療が追加されれば，治療による食物摂取障害はいっそう悪化する．このように，がん患者の栄養障害の主要因は，①食物摂取障害，②代謝障害，に大別され，この両者が相まって栄養障害が生じるが，①が優位な場合は栄養療法の効果が高いのに対し，②が優位な場合は栄養状態の改善は難しい．

栄養療法ががんそのものの進行を促進させるというリスクもよく論じられるが，現時点において，経腸栄養や静脈栄養ががんの増殖に悪影響を及ぼすことを示す明確な臨床的エビデンスは認められていない[3,4]．したがって，全身の栄養不良に対しては手術を遅らせてでも栄養療法を実施すべきであるが，原疾患の進行を考慮して手術が遅れるリスクや，栄養療法自体のリスクもあるので，それらを総合的に判断し，個々の症例に術前栄養療法施行の可否を決定する．

日本静脈経腸栄養学会の静脈経腸栄養ガイドラインでは，術前に中等度以上の栄養障害に陥っている患者が術前栄養の適応であり，術前の栄養療法の第1選択は経腸栄養であり，進行がん患者に対する術前栄養療法の実施期間は，2週間程度を目安とするとされている[5]．

ESPEN（European Society for Clinical Nutrition and Metabolism；欧州静脈経腸栄養学会）のガイドラインでは，体重減少が6カ月で10〜15%以上，BMI＜18.5，SGAグレードC，アルブミン3.0g/dL以下のいずれかの場合には，手術を延期して術前の栄養管理を行うことが推奨されている．また，今後絶食期間が7日以上あると予測される場合は，積極的な栄養管理をすべきとされている[6,7]．

術前栄養管理の方法として，第1選択としては経腸栄養である．後述するONS（oral nutritional supplement）を含めた経口摂取を工夫する．食事形態や嗜好を考慮し，細かに対応することにより経口摂取量の改善を認めることが多い．経口摂取だけでは充足しない場合は，経管栄養を考慮する．主なアクセスルートは，経鼻胃管，食道瘻，胃瘻，空腸瘻などがあり，病態，投与期間や手術方法により適宜使い分ける．

術前に腸閉塞や消化管吸収障害などにより経腸栄養が困難なこともしばしば認める．このような場合は，経静脈栄養療法が中心となる．可能であれば術前に1〜2週間25〜30kcal/kg/日程度の経静脈栄養療法を行い，栄養状態を改善した後に手術を施行することが望ましい．必要カロリーを充足するために，場合によっては術前TPNを施行する．

がん患者は種々の要因で活動性が低下しており，運動不足により骨格筋の萎縮が生じやすい．筋肉量の減少は，倦怠感を惹起し，さらに活動性の低下をもたらすという悪循環を生じ，手術を契機にさらに増悪する可能性は高い．また運動能力の低下は術後の肺炎のリスクも増大させる．したがって，術前より運動リハや呼吸リハを導入することは必須と考えられる．

どの程度の運動負荷や期間をどうするかは，手術日や期待されるリハの効果とのバランスとなる．外科医，リハ担当医，理学療法士，看護師等のチームカンファレンス

で相談することが望ましい.

2. 術後

近年,周術期の患者管理全般に栄養療法を加えて集学的に行う周術期管理方法が有効であると報告され,徐々に広がりつつある.Bardramらのfast track surgeryの報告に始まり,現在ESPENが推奨しているenhanced recovery after surgery(ERAS®)[8]は多くの施設で実施されている.多数の推奨項目があるが,早期経腸栄養と早期離床は基本となる項目である.これは,がん悪液質患者の手術においても,非常に重要な項目であるといえる.

がん悪液質患者は,病態的に進行しているため,ERAS®の項目をそのまま適用するのは危険な場合もあるので,慎重に項目を選択して運用すべきである.

栄養に関する指導やカウンセリングを患者に対し行うことも,栄養状態やQOLによい効果を与えると考えられている.前述のERAS®でも術前カウンセリングは項目の一つである.そのなかで栄養やリハの指導も開始し,リハ栄養に関する知識の提供や意識を高める工夫も重要である.

周術期管理の工夫

1. 免疫栄養療法

栄養不良でない患者も含めて,特別な栄養法によって宿主の生体防御能を高め感染を予防したり,入院期間を短縮する,あるいは死亡率を低下させるなど,臨床的アウトカムの改善を目標とする栄養法が注目され,免疫栄養療法(immunonutrition)とよばれている.一般的な方法は,アルギニンやn-3系多価不飽和脂肪酸,核酸など生体防御能を高めるとされる特定の栄養素を豊富に含む経腸栄養剤(immune-enhancing diet; IED)を用いた栄養法である.最近では,免疫増強も広い意味では,免疫をmodulateすることであるため,IEDを含めて広義にIMD(immune-modulating enteral diet)とよばれることも多い.また免疫能への効果に限定せず,生体反応の調節効果を期待して,pharmaconutritionとよばれることもある.

待機手術においては欧米を中心にIEDを用いた多くのRCTが行われている.これらで対象となっているのは,大多数ががんの手術である.最も効果が期待できるのは,待機的な外科手術例に対して術前・術後にわたり投与した場合である.術前5〜7日間,1日1,000ml程度を投与し,かつ術後早期経腸栄養を行うことで,術後感染症が約50%減少することが多くの臨床試験から明らかとなっている.当初は術前栄養障害がある症例にのみ使用することが多かったが,その後,術前栄養障害がない症例でも有効性が示され,術前の栄養状態に関係なくIEDの使用が推奨されている[6,7].わが国でも2002年にIEDが市販されて以来,多くの臨床データが蓄積してきた.術前にIEDを投与したか否かで術後感染性合併症の発生率の差が検討されているデータを集積し検討すると,術後感染性合併症の発現率は11.3% vs27.9%となり,統計学的優位さをもってIED効果が証明された[9].また,メタアナリシスを行っても,欧米の報告と類似し,感染性合併症が約50%減少する結果となった[9].日本静脈経腸栄養学会の静脈経腸栄養ガイドラインにおいても,感染性合併症を有意に減少させると記載さ

れている[5].

上記報告より，IEDの効果はあると考えられるが，投与量や投与期間に関しては，一定の見解は未確立であり，今後の検討を要する状態である．がん悪液質に関しての周術期管理における詳細な検討はないが，がん悪液質の患者は感染性合併症を発症しやすいと思われ，後述するがん免疫療法を含めて，周術期に効果的に使用することが望まれる．

2. がん免疫栄養療法

がん患者にみられる"単なる栄養補給では改善できない骨格筋の喪失を伴う低蛋白・低カロリー栄養障害"はがん悪液質とよばれる．悪液質は，がん患者においてはQOLの低下のほか，がん治療効果の減弱，化学療法における副作用の危険性増大，生存期間の短縮などが生じる．終末期の病態とされてきたがん悪液質の本態は，がん組織が産生するサイトカイン，特にIL-6による宿主―腫瘍相互反応であり，10％程度は臨床病期早期の段階から出現する．

がん悪液質に対し特殊な薬物療法が試みられてきた．食欲刺激剤（酢酸メゲステロール，メドロキシプロゲステロン）[10]，サイトカイン抗体（インフリキシマブ，エタルセプト）[11]，サイトカイン抑制剤（サリドマイド）[12]などが使用されてきたが，いまだ症例報告の域を脱していない．

免疫栄養療法の代表ともいえるEPA（エイコサペンタエン酸）はn-3系脂肪酸の1つで，5つのシス型二重結合をもつ20炭素のカルボン酸である．EPA摂取により細胞膜のリン脂質にEPA増加すると，アラキドン酸とEPAは競合的に同様の酵素の基質となるため，EPAから産生される生理活性の弱いロイコトリエン5やプロスタグランジンのグループ3が相対的に増加して，総じて炎症有機物質の活性が低下する．さらにEPAの代謝産物であるリゾルビンはToll-like receptor経由のNF-κB活性化を抑制し，炎症性サイトカインを強力に制御するともいわれている[13]．がん悪液質に対するこのような治療方法は，がん免疫栄養療法（immunonutrition for cancer cachexia）とよばれ，最近注目されている．

食道がん患者53例を対象に行われた検討では，手術前5日間と手術後21日間，EPA添加食品を投与した群と標準的な栄養食品を投与した群で比較検討され，術後に5％を超える体重減少をきたした患者はコントロール群で39％であったのに対し，EPA群は8％のみで有意に少なく，EPAの体重減少抑制効果が明らかとなっている[14]．このようにEPAは実臨床の場においても，効果が証明されてきている．

周術期にどのようにがん免疫栄養療法を行うかは，まだ確立されておらず，今後の発展が大きく期待される．

3. ERAS®

ERAS®プロトコルは，エビデンスに基づき作成された術後回復能力強化プログラムである．結腸がん手術でよく検討されていて，その概念図を示す（図1）[8]．入院前は患者教育，退院条件提示，手術前は絶飲食期間の短縮，炭水化物負荷，手術中は最小侵襲の術式選択，過剰輸液回避，保温，無ドレーン，手術後は疼痛管理，早期離床，過剰輸液回避，消化管蠕動促進薬投与，早期経口摂取などである．当初，結腸開腹切除術を対象に作成されたプロトコルであったが，現在では多くの術式が対象となって

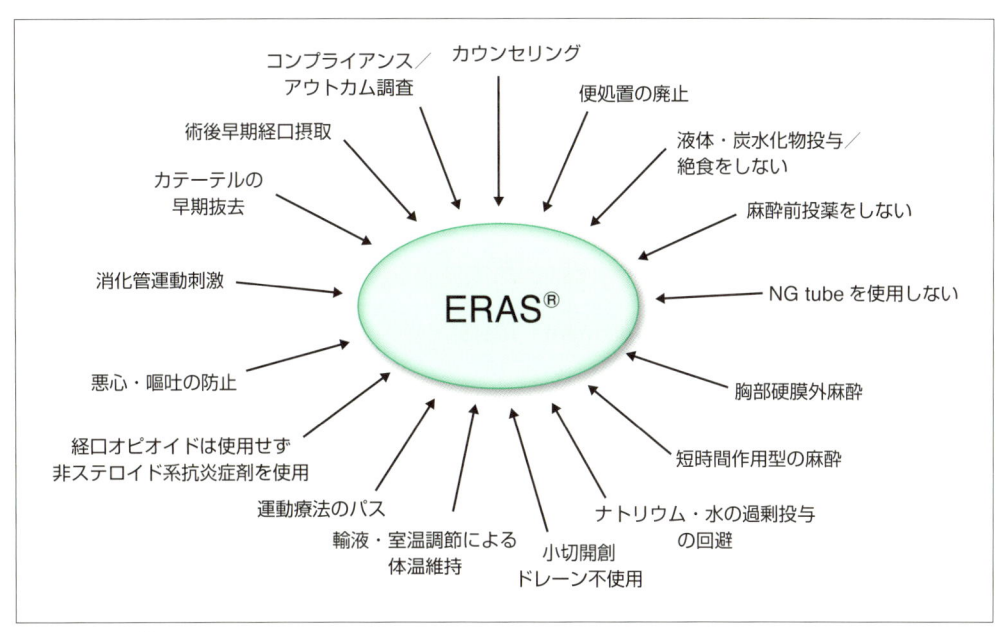

図1　ERAS®の概念図　　　　　　　　　　　　　　　　　　　　　　　　　　　　　　(Fearon et al, 2005)[8]

いる.

　ERAS®プロトコルを実施することで，手術後の回復を促進し，早期に手術前の状態に戻す．従来型管理では，術後身体機能の著しい低下が認められ，回復までに数週間を要した．しかし，ERAS®プロトコルを実施することで手術侵襲に伴う身体機能の低下を軽度にし，回復に要する期間も短くすることが可能である．

　がん悪液質を伴うがん手術においても，ERAS®は重要な役割を果たすと思われる．しかしながら，低栄養に起因する体力低下を認めることが多いため，すべての項目を安全に導入できるとは限らないので，病状に合わせた項目を選択し，適用することが重要である．

4. ONS

　栄養サポートは，その用語定義によれば，栄養サポートは食物栄養強化（food fortification），経管投与（tube feeding），経口的栄養補充（oral nutritional supplements；ONS），静脈栄養（parenteral nutrition）に分けられる．一般に栄養サポートを行う場合，最初に行われるのは通常の食事を中心としたfood fortificationで，栄養指導を同時に行うことが多い．これに対しONSは"通常の食事に加え，特別に医学的な目的のある食物の付加的経口摂取"と定義される．図2にONSの概念図を示す．

　ONSの有用性はさまざまな病態で検討され，消化管手術では周術期のONSにより体重や筋力の維持，合併症発生率の減少が報告されている[15-19]．また，メタアナリシスではがん患者の免疫能の維持をはじめ，各種病態での活動性の増加，さらに低栄養状態患者の死亡率や合併症発生率の減少が報告されている[20,21]．

　ONSの投与量や投与期間はさまざまであるが，250〜600kcal/日を2週間以上投与した検討が多い．がん術後患者へのONSは，周術期だけでなく術後長期にわたる期間でも有用であると思われる．がん悪液質の患者では栄養障害を認めることが多い

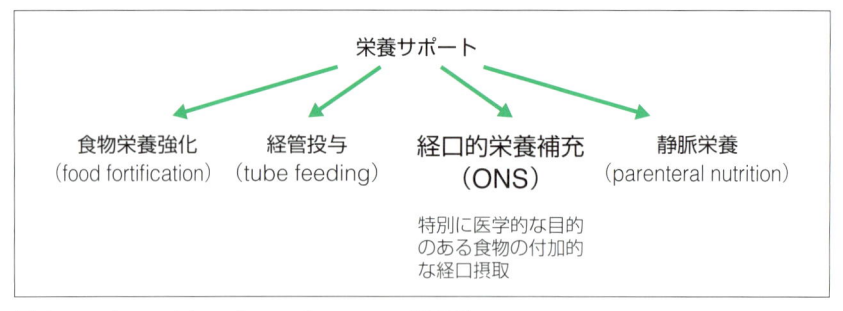

図2 oral nutritional supplements（ONS）

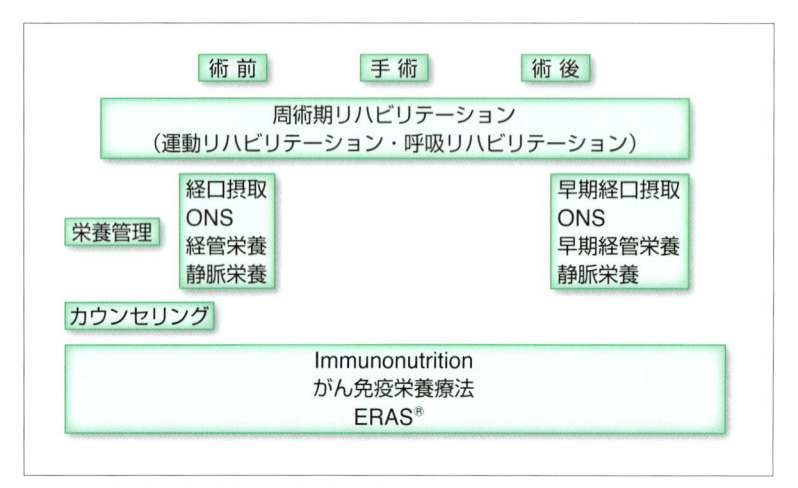

図3 悪液質患者に対する周術期管理

ため，長期的にONSを検討する必要がある．
　また，前述したように，術前栄養管理においても有効に活用することが望まれる．

5. Oncologic emergency
　消化管がんでは特に，一般的な炎症反応亢進や代謝変化に加えて，主病巣や腹膜播種による消化管閉塞が加わり，消化管が使用できなくなることがある．しばしばoncologic emergencyの形で発症する幽門狭窄やがん性腸閉塞に対して，十分なインフォームドコンセントを得て，手術を検討することもある．そのような際は，十分な栄養管理ができないままに手術とならざるを得ないこともあるが，可能な限り栄養療法を術前に行う．術後は予後や療養場所などを配慮し，適切な栄養療法を決定する．

おわりに

　がん悪液質の周術期管理について概説した．そのポイントを図3に示す．積極的な術前栄養管理や運動・呼吸リハから始まり，綿密な周術期管理を行う．Immunonutrition，がん免疫栄養療法，ERAS®などの周術期管理の工夫を積極的に導入し，より早期の回復，安全性の向上性に努めることが重要である． 　　（佐藤　弘）

文献

1) Fearon K et al: Definition and classification of cancer cachexia: an international consensus. *Lancet Oncol* **12**: 489-495, 2011.
2) Heyland DK et al: Total parenteral nutrition in the critically ill patients: a meta-analysis. *JAMA* **280**: 2013-2018, 1998.
3) Westin T et al: Tumor cytokinetic response to total parenteral nutrition in patients with head and neck cancers. *Am J Clin Nutr* **53**: 764-768, 1991.
4) Rossi-Fanelli F et al: Effect of energy substrate manipulation on tumour cell proliferation in parenterally fed cancer patients. *Clin Nutr* **10**: 228-232, 2012.
5) 日本静脈経腸栄養学会：静脈経腸栄養ガイドライン，第3版，照林社，2013，pp222-234.
6) Braga M et al: ESPEN Guidelines on Parenteral Nutrition:surgery. *Clin Nutr* **28**: 378-386, 2009.
7) Weimann A et al: ESPEN Guidelines on Enteral Nutrition:Surgery in cluding organ transplantation. *Clin Nutr* **25**: 224-244, 2006.
8) Fearon KC et al: Enhanced recovery after surgery: a consensus review of clinical care for patients undergoing colonic resection. *Clin Nutr* **24**: 466-477, 2005.
9) 福島亮治・他：Immunonutrition の臨床効果－日本でのエビデンスを中心に．静脈経腸栄養 **22**: 283-288, 2007.
10) Simons JP et al: Effects of medroxyprogesterone acetate on food intake, body composition, and resting energy expenditure in patients with advanced, nonhormone-sensitive cancer. A randomized, placebo-controlled trial. *Cancer* **82**: 553-560, 1998.
11) Wiedenmann B et al: A multicenter, phase II study of infliximab plus gemcitabine in pancreatic cancer cachexia. *J Support Oncol* **6**: 18-25, 2008.
12) Mantovani G et al: Randomised phase III clinical trial of five different arms of treatment for patients with cancer cachexia: interim results. *Nutrition* **24**: 305-313, 2008.
13) El Kebir D et al: Resolvin E1 promotes phagocytosis-induced neutrophil apoptosis and accelerates resolution of pulmonary inflammation. *Proc Natl Acad Sci USA* **109**: 14983-8, 2012.
14) Ryan AM et al: Enteral nutrition enriched with eicosapentaenoic acid (EPA) preserves lean body mass following esophageal surgery: results of a double-blinded randomized controlled trial. *Ann Surg* **249**: 355-363, 2009.
15) 佐藤 弘：切除可能胸部食道がんに対する手術療法を中心とした集学的治療における成分栄養剤を使用した栄養管理．外科と代謝・栄養 **46**: 135-139, 2012.
16) 池田健一郎・他：Oral nutritional supplements (ONS) の食道がん術後低栄養患者に対するQOL 改善効果．静脈経腸栄養 **23**：617-621,2008.
17) Keele AM et al: Two phase randomized controlled clinical trial of postoperative oral dietry supplements in surgical patients. *Gut* **40**: 393-399, 1997.
18) Rana SK et al: Short term beefits of post-operative oral dietary supplements in surgical patients. *Clin Nutr* **11**: 337-344, 1992.
19) Smedley F et al: Randomised clinical trial of the effects of preoperative and postoperative oral nutritional supplements on clinical course and cost care. *Br J Surg* **91**: 983-990, 2004.
20) Milne AC et al: Meta-analysis:protein and energy supplementation in older people. *Ann Intern Med* **144**: 37-48, 2006.
21) Stratton RJ: Should food or supplements be used in the community for the treatment of disease-related malnutrition? *Proc Nutr Soc* **64**: 325-333, 2005.

③化学療法（がん薬物療法）

> **ポイント**
> ○進行・再発がん患者は，さまざまな病態により栄養障害に陥っている可能性が高い．
> ○化学療法と並行して適切な栄養評価と積極的な栄養介入を行うことにより，悪液質からの離脱と栄養状態の改善が期待できる．
> ○化学療法中も生活強度を落とさず適度な運動を継続することは，骨格筋量の維持や副作用の軽減につながる．

はじめに

　がん悪液質は，患者のQOLを低下させるばかりでなく，がんに対する積極的な治療を困難にさせる要因として切実な問題である．がん悪液質のステージとして提唱されている3段階のうち（p 6参照），不応性悪液質は，高度代謝障害のために栄養介入を行っても栄養状態の改善が見込めない終末期の状態である．より早期（前悪液質）からの栄養介入により，栄養不良の進展を遅らせ，抗がん治療への耐用性を向上させることができると考えられるようになり，この段階での栄養介入の重要性が認識されるようになった．

進行・再発がんにおける栄養障害

　切除不能進行がんあるいは再発がん患者にしばしば併存する栄養障害には下記のようにいくつもの病態が存在する[1]．

1. 消化管狭窄や閉塞，運動障害

　消化管がん（食道〜直腸）では，腫瘍が増大することにより狭窄や閉塞（イレウス）をきたし，嘔吐，便秘，腹痛といった症状を認める．消化管内腔の狭窄・閉塞だけでなく，リンパ節転移による圧迫・浸潤によっても同様の病態を呈することがある．
　また，腹腔内臓器のがん（胃，結腸，膵，胆道，卵巣など）では，腹膜転移（腹膜播種）によるがん性腹膜炎もしばしば消化管狭窄・閉塞，あるいは運動障害を引き起こす．さらに腹水が貯留すると腹腔内圧が上昇し，腹部膨満感のため食欲が低下し栄養障害が進行する．

2. がんの進行に伴う食思不振

　食思不振はがん悪液質に伴う代表的な症状であるが，悪液質がなくてもがんが発見される初発症状であることもある．がんによっては，腫瘍熱のために食欲が低下する

こともある．また，がんの進行に伴い全身倦怠感やがん性疼痛などの頻度が増加するが，その影響で食欲が低下することもある．しかしながら，食思不振は高カルシウム血症や抑うつや不安，甲状腺機能低下症，薬物（オピオイドなど）の影響で起こることもあるため，このような対処し得る内科的病態を見逃さないことが重要である．

3. 体腔液貯留，体液喪失

腹膜転移（がん性腹膜炎）によりしばしば腹水や胸水が貯留するが，腹満感や呼吸困難のためドレナージを繰り返すと，低アルブミン血症の進行によりさらに体液貯留が進行するという悪循環に陥る．進行した消化管がんが消化管内に露出している場合，慢性的に腫瘍から出血し，貧血だけでなく低アルブミンが進行することがある．

4. ADL / PS の低下

進行がんでは悪液質や低栄養により骨格筋量の減少を認めることが多く，易疲労感のため ADL が低下するとともに PS（performance status）も不良となる．入院患者は特に ADL が低下しやすい．ADL の低下はさらに除脂肪体重の減少，骨格筋量の低下をきたし，サルコペニアの状態となって悪循環に陥る．

5. がん治療の影響

(1) 手術

腹腔内（特に消化器）の手術後は，手術の後遺症・合併症のため摂食量の低下が起こりやすい．開腹術後の消化管癒着による運動障害は頻度が高いが，臓器による特性を理解しておく必要がある．

胃切除術後の障害として，胃が小さくなることや迷走神経切除・内分泌機能の低下による消化管の協調不全といった機能的な問題により，小胃症状（膨満感，悪心など）や消化・吸収不良，ダンピング症候群を高頻度に合併する．胃切除後の患者は，術前と比較して 10 〜 15％程度の体重減少が認められる．ビルロートⅡ法およびルーワイ（Roux-en-Y）法による胃切除後の再建方式では，食物が十二指腸を通過せず，正常の通過経路と異なるため，十二指腸の吸収障害による貧血や骨粗鬆症，胆石症，輸入脚症候群などを起こし得る．

食道切除術では，胃管の機能障害や吻合部狭窄による食思不振，嚥下困難を認めることがある．3 領域郭清を行った場合，手術侵襲が大きいため術後の体力低下が起こりやすく，ひとたび合併症を起こすと回復に時間がかかる．膵切除術後には，膵の内外分泌機能の低下が認められる．特に膵全摘後は膵性糖尿病が必ず起こり，消化酵素の欠乏による脂肪の消化・吸収障害からビタミン欠乏をきたすこともある．

(2) 放射線治療

放射線治療は局所療法のため全身的な影響は少ないが，消化管粘膜は放射線感受性が高いため経口摂取の低下をきたしやすい．頭頸部領域の放射線治療による唾液分泌の低下や口内炎の頻度は高く，経口摂取不能となるため静脈栄養や経腸栄養を必要とすることが多い．食道がんに対する化学放射線療法でも放射線食道炎により数週間にわたり経口摂取が困難となる場合がある．腹部の放射線照射では消化管運動障害や粘膜炎による食欲低下，嘔気，下痢などの症状を生じ栄養障害を引き起こす．

(3) 化学療法（がん薬物療法）

化学療法による消化器毒性は細胞障害性抗がん剤投与で頻度が高いが，分子標的治療薬でも食思不振などの症状をきたしやすいものがある．消化器毒性は急性期に起こ

りやすいが，口内炎や味覚低下，便秘・下痢を合併すると食思不振などが遷延することが多い．化学療法は繰り返し行うことが一般的なため，消化器毒性が十分コントロールできないと栄養障害が進行する．

進行・再発がんに対する化学療法

1. 化学療法の特徴

化学療法の特徴を**表1**に示す．抗がん剤（特に細胞障害性抗がん剤）は治療域（＝薬効を発揮しつつ容認できない毒性は発現しない濃度範囲）が一般薬と比べて狭いため，治療量で副作用が併存するのが一般的である（**図1**）．つまり副作用は必ず起こるため，副作用対策（支持療法）が必要である．

表1 化学療法の特徴

- 全身療法である
- 薬剤感受性ががん腫により異なる
- 治療域が狭い≒副作用を伴う
- 支持療法が必要
- 多剤併用療法あるいは集学的治療が一般的
- 治療効果が不確か

2. 化学療法の目的

がんに対する化学療法の目標は，①治

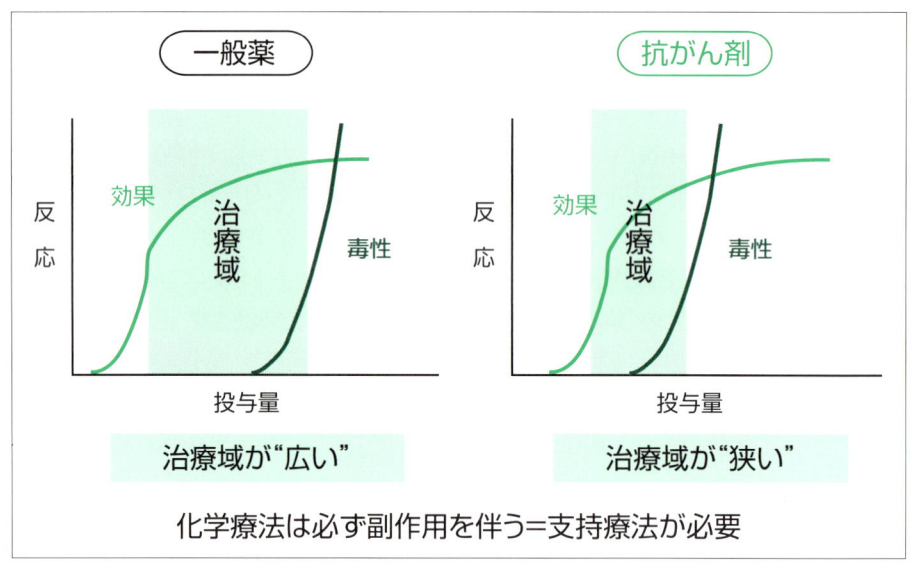

図1 一般薬と抗がん剤の違い

化学療法は必ず副作用を伴う＝支持療法が必要

表2 各がん腫に対する化学療法の有効性

A群：治癒が期待できる	C群：症状緩和が期待できる
急性骨髄性白血病，急性リンパ性白血病，Hodgkinリンパ腫，非Hodgkinリンパ腫（中・高悪性度），胚細胞腫瘍，絨毛がん	軟部組織腫瘍，頭頸部がん，食道がん，子宮がん，非小細胞肺がん，胃がん，腎がん，膀胱がん，前立腺がん，肝がん，胆道がん，膵がん，脳腫瘍，甲状腺髄様がん
B群：延命が期待できる	D群：化学療法の期待が小さい
乳がん，卵巣がん，小細胞肺がん，大腸がん，多発性骨髄腫，慢性骨髄性白血病，非ホジキンリンパ腫（低悪性度），骨肉腫，悪性黒色腫	甲状腺がん

（庄司, 2013）[2]

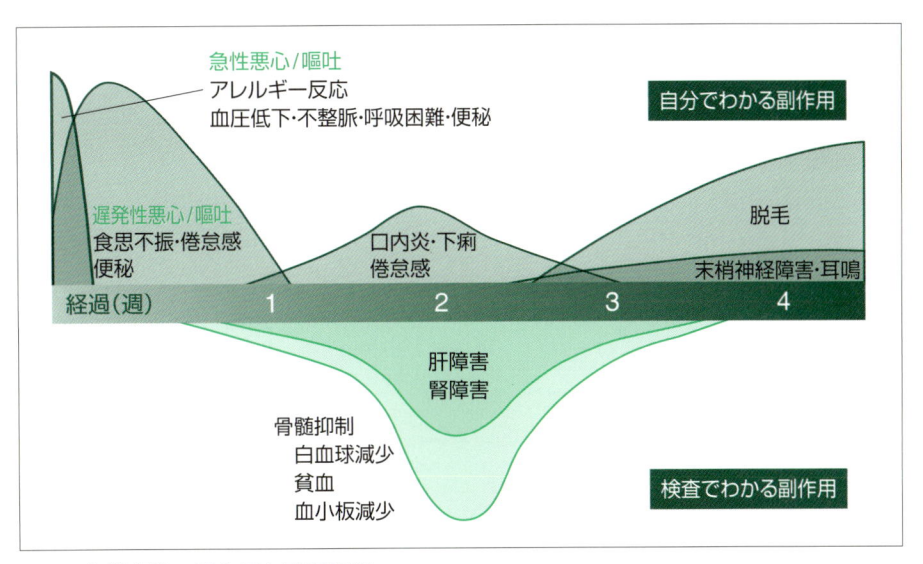

図2　化学療法の副作用と発現時期

癒（根治），②症状緩和・延命，に大別される．化学療法の効果はがん腫によって異なり（**表2**）[2]，化学療法だけで治癒が期待できるがんを除けば，治癒を目標とした化学療法は，固形がん手術前後の補助療法が代表的である．外科周術期については前項で触れられているため，本項では手術不能進行・再発がんに対する化学療法について述べる．

一般に，固形がんが手術不能であった場合，あるいは再発した場合，治癒は望めない．局所療法では病期の進行を制御できないため，全身化学療法の適応であり，その目的は症状緩和と延命となる．上述のように化学療法には副作用が伴い，QOLの低下，合併症の発生などのリスクがある．

3. 栄養障害による副作用への影響

栄養障害による低栄養状態は細胞性免疫の低下，好中球やマクロファージの貪食能の低下をきたす．その結果，抗菌薬の効果の低下をもたらし，骨髄抑制による合併症のリスクが高くなる．また，貧血，倦怠感，食思不振とも密接に関連する．口内炎など粘膜障害の回復が遅れ，味覚障害も遷延する．これらの影響で患者のQOLは低下し，摂食意欲も低下する（**図2**）．

十分な栄養摂取ができないと治療の副作用や合併症からの回復が遅れるため，計画された治療が継続できず抗腫瘍効果が低下し，生存率などアウトカムの低下をもたらす[3]．非小細胞肺がんに対する化学療法（パクリタキセル＋カルボプラチン）での前向き検討では，低栄養が副作用の増強と相関し，独立した予後因子であることが報告されている[4,5]．同様に転移性大腸がんの化学療法における前向き検討でも，重度の低栄養患者ではそうでない患者と比べて有意に生存期間が短かった（14.0 vs 36.2カ月, p=0.02）[6]．

4. サルコペニアによる影響

化学療法を受ける患者において，サルコペニアは副作用や治療関連アウトカム（無増悪期間など）の悪化の予測因子であることが示唆されている[7,8]．乳がん患者（ステージⅠ-ⅢA）471名の検討において，サルコペニアは全死亡リスクの上昇と相関していることが示されている（ハザード比2.86）[9]．化学療法の副作用のためADLが低下しサルコペニアがさらに進行するという悪循環に陥る可能性を認識しておく必要がある．

表3 注射抗がん剤の催吐性リスク分類

分類	薬剤・レジメン
高度リスク	シスプラチン，シクロフォスファミド（> 1,500mg/㎡），ダカルバジン ドキソルビシン / エピルビシン + シクロフォスファミド
中等度リスク	インターロイキン2（> 12 ～ 15 million units/㎡） ブスルファン（> 4 mg/㎡ / 日），カルボプラチン シクロフォスファミド（< 1.5 g/㎡），シタラビン（> 200mg/㎡） アクチノマイシンD，ダウノルビシン，ドキソルビシン，エピルビシン イダルビシン，イフォスファミド，イリノテカン，亜ヒ酸，テモゾロミド インターフェロンα（≧ 10,000 units/㎡），メルファラン（≧ 50mg/㎡） メトトレキサート（250 ～ 1,000mg/㎡），オキサリプラチン（≧ 75mg/㎡） ネダプラチン，エノシタビン，テラルビシン，アムルビシン

（日本癌治療学会，2010）[10]

5. 化学療法の効果

　化学療法を開始すると，副作用のため一時的に食思不振，体重減少，栄養指標の悪化を認めることが多いが，治療が奏効すると腫瘍縮小による直接的な症状改善（機械的な狭窄・閉塞の解除，腹水減少など）が得られ，徐々に食欲の回復や栄養状態の改善が期待できる．あるいは縮小には至らなくても腫瘍細胞の活動性が低下し，炎症性サイトカインが低下することにより悪液質の進行が抑制され，悪液質の諸症状が改善し，さらにはより前段階に戻ることもしばしば経験する．当然ながら不応性悪液質に至らない時期から治療を開始したほうが悪液質の改善が得られやすい．化学療法を開始するタイミングや継続するかどうかの判断は，単に腫瘍のステージや腫瘍縮小効果だけで行うのではなく，治療によって期待される症状改善の可能性も考慮する必要がある．

がん悪液質に対するリハビリテーション栄養

1. 化学療法前

　進行・再発がんに対する化学療法を開始する前に，栄養学的介入の適応があると判断されるケースは，①SGAにて中等度以上の栄養障害を有すると判定された症例，②微量栄養素欠乏をきたす可能性がある手術既往歴を有する症例，③消化器毒性が高頻度にみられる化学療法が施行される症例，である[1]．消化器毒性が高頻度にみられる化学療法（高度催吐性リスクの抗がん剤およびレジメン）（表3）[10]を行う場合には，あらかじめNSTに介入を依頼することも検討すべきであろう．

　化学療法によって起こる口内炎や歯が原因の感染を予防するため，治療開始前に歯科を受診し必要な治療やケアを受けることが望ましい．2012年度から，周術期口腔機能管理料（Ⅲ）（放射線治療または化学療法を受ける患者）の加算が可能となっている．

　患者や家族のなかには，治療への悪影響を心配して仕事や運動など日常生活を制限してしまう場合がある．サルコペニア予防のためにも，化学療法を開始してもこれまでどおりの生活強度を維持するよう指導する配慮も必要である．

2. 化学療法中

　化学療法開始後に栄養学的介入の適応があると判断されるケースは，①消化器毒性により経口摂取量が減少した症例，②化学療法開始前と比較して4～5％の体重減少

が認められた症例，③化学療法の施行に4～5日以上の入院が必要である症例，④CRP上昇や発熱などの炎症所見がみられる症例，である[2]．

進行・再発がんであっても，必要とするエネルギー量は通常，健常成人と変わらない．これまでのエビデンスに基づくと，高カロリー（30～35kcal/kg），高蛋白食（1～1.5g/kg），豊富な分岐鎖アミノ酸（約10～15g/日，うち50%はロイシン），そしてEPA（2～3g/日）の摂取が望ましいとされている[11]．

経口摂取で不足する分については，献立や調味の工夫に加え栄養補助食品をうまく併用すると効果的である．化学療法が奏功すれば，ADLやPSの改善とともに栄養指標は比較的短期間に改善することが多い．治療経過のなかで病態が比較的安定している時期なのか，化学療法が不応になりつつあり近々BSC（best supportive care）に移行しそうなのかを意識しながら栄養サポートを行うことも重要である．

また，栄養介入だけでなく，適度な運動を推奨することも重要と考えられている．運動により骨格筋量や筋力，持久力，骨塩量が維持され，抑うつやストレス，倦怠感，嘔気や便秘が減少し，食欲も改善する可能性がある[3,12]．メタアナリシスでも，運動ががん患者の身体組成にプラスの効果をもたらし，疼痛・嘔気・嘔吐などの症状を緩和させ，QOLや気分，および疲労度に適度な改善が認められることが示されている[13]が，悪液質やサルコペニアの改善につながるというデータは乏しい．

3. 化学療法後

標準治療が不応となり，化学療法を終了した場合，症状緩和に専念することとなる（BSC）．この時期になると既に不応性悪液質の段階に移行している患者が多いため，栄養学的介入の目的は悪液質からの離脱ではなく，身体的苦痛を悪化させないための栄養サポートという意味合いが強くなる．

日本緩和医療学会の「終末期がん患者の輸液療法に関するガイドライン」では1～2カ月以内に死亡すると予測される成人の固形がん患者に対して具体的な状況における推奨レベルを示している．たとえば，悪液質による食思不振のため栄養摂取が低下している末期肺がん患者に対して，生命予後の改善を目的とした維持輸液や高カロリー輸液は推奨されず，輸液を行わずに薬物療法や経口摂取の工夫を行うことが推奨されている[14]．患者や家族が輸液や栄養療法を行う・行わない・中止することに関して感じる不安に対しても適切にケアがなされる必要がある．

2010年度診療報酬改定でがん患者リハビリテーション料が新設され，緩和ケアにおけるリハの重要性も広く認識されるようになってきている．終末期がん患者に対しては，その要望を尊重しながら疼痛，浮腫，呼吸困難感といった身体的な症状緩和だけでなく，精神的，社会的にもQOLの高い生活が送れるようにすることが目標となる．しかしながら，緩和医療におけるリハの効果を示した報告はごく限られたものしかなく，今後の研究が期待される．

GPSと免疫栄養療法

1. Glasgow Prognostic Score

McMillanは血清アルブミンとCRP値による栄養状態の指標"Glasgow Prognostic Score（GPS）"を提唱している（**図3**）[15]．そのスコアは，がんの病期とは独立した予後

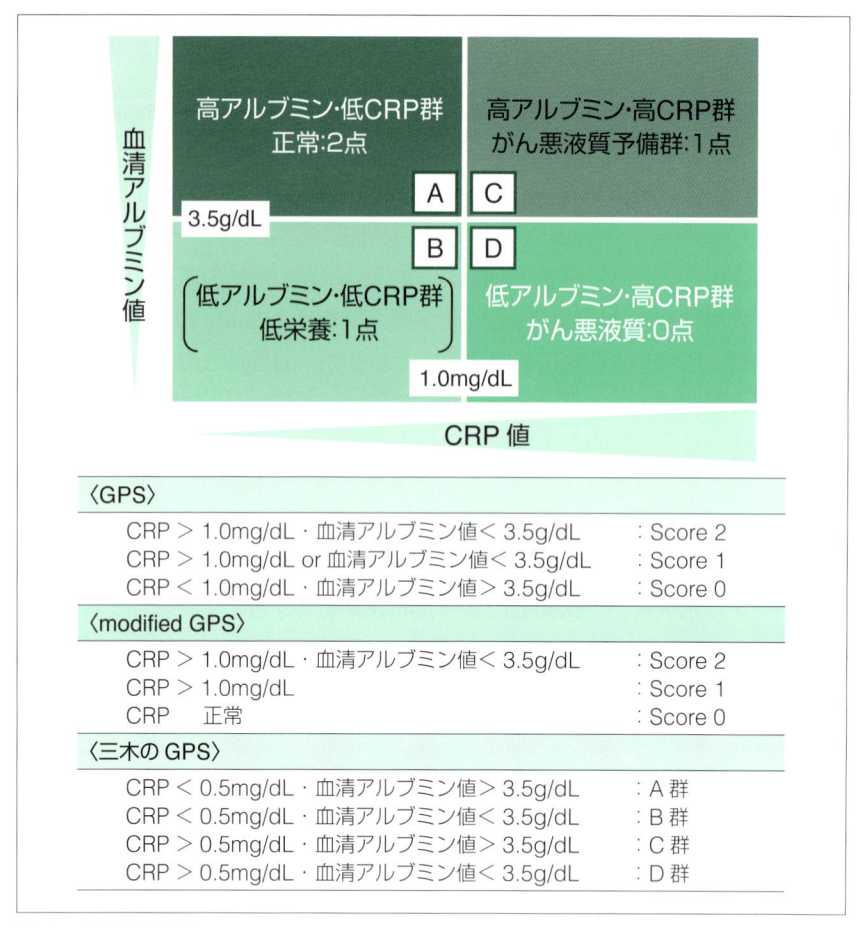

図3 GPSの定義

因子であることが示されており[16]，食道・胃がん217症例での解析で，低アルブミン・高CRP血症群でとりわけ全生存率が低いと報告された[17]．三木らは日本人大腸がん300症例の検討で，病期とは独立してGPSが予後と相関したことを報告している（図4）[18]．

　低アルブミンが示す，異化亢進による低栄養状態，および高CRPが示す炎症状態は悪液質の病態を反映している．治療開始時点で前悪液質の存在を意識し，抗がん治療と並行して早期から積極的な栄養サポートを行うことで，特に消化器がんにおいて治療アウトカムの改善に寄与する可能性が示唆されている．

　進行・再発がんでは，化学療法が治療の主体となるが，悪液質に伴う合併症のためにしばしば治療継続が困難となることがある．栄養サポートは集学的治療の一つであり，前悪液質の段階で脱却することができれば，より積極的な治療継続が可能となる．

2. 免疫栄養療法の可能性

　エイコサペンタエン酸（EPA）は免疫機能を調節し，進行がん患者における異化作用を制限するといわれており，IL-1，IL-6を介した炎症反応の抑制により，化学療法と併用することで担がん患者の予後を改善することが示唆されている[19]．EPA強化栄養補助食品の有用性が期待されているが，今のところエビデンスは膵がんなど限られたがん腫のみである[20]．

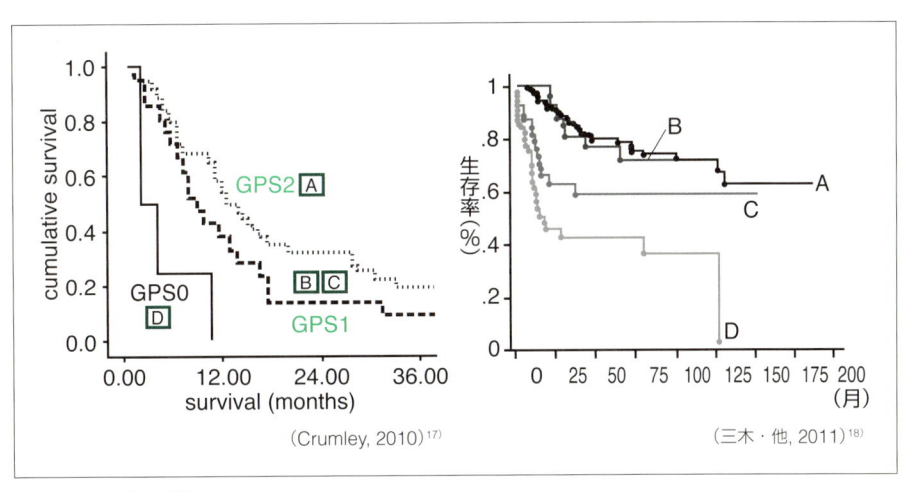

図4　GPSと予後

　免疫栄養療法による，進行・再発がん患者の予後改善に対する効果を検討することは臨床的意義があると考えられ，そのことを検証するための前向きの多施設共同臨床試験が行われている．

新規の薬物療法

　がん悪液質に対する化学療法以外の薬物療法として，グルココルチコイドやプロゲステロン製剤が一般的に用いられる．日本では漢方薬も使用されるが，十分なエビデンスに乏しい．グレリンは胃の粘膜脂肪から分泌される成長ホルモン分泌促進因子で，がん悪液質ではグレリン血中濃度が低下することが食思不振の一因とされている．漢方薬の六君子湯にはグレリン分泌を促進する効果が示されており，化学療法に起因する食思不振に対する効果が報告されている．がん悪液質はTNF-αやIL-6といった炎症性サイトカインの過剰産生が関与していると考えられているため，これらをターゲットとした抗サイトカイン療法が注目されている．

　がん悪液質はTNF-αやIL-6といった炎症性サイトカインの過剰産生が関与していると考えられているため，これらをターゲットとした抗サイトカイン療法が注目されている．IL-6受容体に対する抗体であるトシリズマブに関しても，進行膵がんに対してゲムシタビン＋トシリズマブの第Ⅰ/Ⅱ相試験が行われているおり，効果が期待されている．

　経口のグレリン受容体作動薬であるAnamorelinは，第Ⅱ相臨床試験において，肺がん患者の食欲を改善し除脂肪体重を増加させ，QOLに好影響をもたらすことが2013年のECCO/ESMOで発表され，現在，非小細胞肺がんにおける食思不振・悪液質を対象とした第Ⅲ相臨床試験が進行中である．

おわりに

　進行・再発がん患者は栄養障害に陥っている可能性が高いが，支持療法を最大限に行いつつ効果的な化学療法を行うことで，化学療法のデメリットを最小限に抑えつつ，

悪液質からの離脱や,治療のアウトカム向上が期待できる. 　　　　　　　　　　(安井久晃)

文献

1) 大村健二:切除不能進行・再発がん. がん患者の栄養管理(大村健二編), 南山堂, 2009, pp240-243.
2) 庄司広和:がん薬物療法の基本概念. がん診療レジデントマニュアル第6版(国立がん研究センター内科レジデント編), 医学書院, 2013, p21.
3) American Cancer Society: Nutrition for the Person with Cancer: A Guide for Patients and Families. American Cancer Society, 2012. Available at: http://www.cancer.org/acs/groups/cid/documents/webcontent/002903-pdf.pdf
4) Arrieta O et al:Association of nutritional status and serum albumin levels with development of toxicity in patients with advanced non-small cell lung cancer treated with paclitaxel-cisplatin chemotherapy: a prospective study. *BMC Cancer* **10**:50, 2010.
5) Sánchez-Lara K et al: Association of nutrition parameters including bioelectrical impedance and systemic inflammatory response with quality of life and prognosis in patients with advanced non-small-cell lung cancer: a prospective study. *Nutr Cancer* **64**:526-534, 2012.
6) Barret M et al: Nutritional status affects treatment tolerability and survival in metastatic colorectal cancer patients: results of an AGEO prospective multicenter study. *Oncology* **81**:395-402, 2011.
7) Prado CM et al: Sarcopenia as a determinant of chemotherapy toxicity and time to tumor progression in metastatic breast cancer patients receiving capecitabine treatment. *Clin Cancer Res* **15** : 2920-2926, 2009.
8) Antoun S et al: Low body mass index and sarcopenia associated with dose-limiting toxicity of sorafenib in patients with renal cell carcinoma. *Ann Oncol* **21** : 1594-1598, 2010.
9) Villaseñor A et al: Prevalence and prognostic effect of sarcopenia in breast cancer survivors: the HEAL Study. *J Cancer Surviv* **6**:398-406, 2012.
10) 日本癌治療学会:制吐薬適正使用ガイドライン(2010年5月), 金原出版, 2010.
11) Laviano A et al: Nutritional Support. In : Cancer, Principles and Practice of Oncology, 9th, DeVita VT et al (eds), JB Lippincott, Philadelphia, 2011, pp2448-2455.
12) Oechsle K et al: Physical activity, quality of life, and the interest in physical exercise programs in patients undergoing palliative chemotherapy. *Support Care Cancer* **19**:613-619, 2011.
13) Conn VS et al: A meta-analysis of exercise interventions among people treated for cancer. *Support Care Cancer* **14** : 699-712, 2006.
14) 日本緩和医療学会:終末期がん患者の輸液療法に関するガイドライン(2013年版), 金原出版, 2013. Available at:
 http://www.jspm.ne.jp/guidelines/glhyd/2013/index.php?isbn=9784307101592
15) 平井敏弘・他:癌患者と栄養介入(1)栄養アセスメント. コンセンサス癌治療 **12** : 14-17, 2013.
16) McMillan DC: An inflammation-based prognostic score and its role in the nutrition-based management of patients with cancer. *Proc Nutr Soc* **67**: 257-262, 2008.
17) Crumley AB: Comparison of pre-treatment clinical prognostic factors in patients with gastro-oesophageal cancer and proposal of a new staging system. *J Gastrointest Surg* **14**:781-787, 2010.
18) 三木誓雄・他:癌悪液質に対するIL-6をターゲットとした免疫栄養療法の腫瘍学的意義. 胆と膵 **32**: 165-170, 2011.
19) Read JA et al: Nutrition intervention using an eicosapentaenoic acid (EPA)-containing supplement in patients with advanced colorectal cancer. Effects on nutritional and inflammatory status: a phase II trial. *Support Care Cancer* **15**: 301–307, 2007.
20) Fearon KCH et al: Effect of a protein and energy dense N-3 fatty acid enriched oral supplement on loss of weight and lean tissue in cancer cachexia: a randomised double blind trial. *Gut* **52**: 1479-1486, 2003.

④口腔衛生

> **ポイント**
> ○口腔内には治療期から終末期までさまざまな不快症状を呈し，治療成績と患者のQOLに影響する．
> ○治療前からの口腔衛生管理が口腔に関連する有害事象を予防・軽減できる．
> ○日常の口腔ケアをセルフケア，専門的口腔ケア，保湿が対応の中心となる．

がん悪液質に対する口腔ケアの重要性

　口腔内は主に経口摂取による食物の咀嚼と嚥下運動，それに伴う唾液の分泌で自浄作用が働き衛生状態が維持されている．悪液質において筋肉量の低下は咀嚼・嚥下力の低下を招き，唾液の分泌量も各薬剤の副作用が相乗して低下する．それによって口腔衛生環境は悪化する．つまり，経口摂取を維持することが口腔内の衛生環境の維持に直結する．

　がんは治療期から終末期の各病期において常に口腔に関連した不快症状が発生し，またこれらの症状は治療の質と患者のQOLに密接にかかわっている[1]．治療期，すなわち前悪液質・悪液質においては化学療法や放射線治療による口腔乾燥，口腔粘膜炎，カンジダ症をはじめとする口腔内の日和見感染，歯性感染症，顎骨壊死が発生する．特に口腔乾燥，口腔粘膜炎はいずれの臓器の化学療法においても必発する．不応性悪液質において経口摂取が困難になると口腔乾燥は著しくなり，口腔衛生状態がさらに悪化する．悪液質の進行による免疫力の低下，全身の倦怠感，口腔内の疼痛などによる口腔ケアの質の低下などが生じている背景で，口腔衛生状態が悪化すると誤嚥性肺炎が容易に惹起され致命的な結果をもたらす．

　がん終末期においても栄養管理の原則は「できる限り経口的な栄養摂取を行い，やむを得ない場合にのみ経腸または経静脈栄養を実施する」とされる．また，食べることは人として本質的な生理的行為であり，口から食べる機能が損なわれると患者のQOLばかりか家族の満足度も低下する．悪液質における筋肉量の喪失，嚥下障害の進行を最小限に抑え，食形態を変化させることで経口摂取を維持することが栄養療法の観点からも求められる．不応性悪液質に陥っても口腔内のトラブルがなければ死亡する1～2日前までは経口摂取が可能であるという報告がある．また，生命予後3カ月以内の口腔乾燥は経口摂取と口腔ケアで緩和される．悪液質のいずれのステージにおいても経口摂取が維持されていることが療養の質に大きくかかわり，「口腔ケア」はがん治療において食べられる口腔を維持するための「支持療法」として考えられる．

表1 口腔に関連するがん悪液質の症状

治療方法	がん化学療法	放射線療法 （照射野に口腔・咽頭を含むもの）	手術	緩和ケア
がんの病期	治療期 →			終末期
悪液質のステージ	前悪液質　悪液質			不応性悪液質
口腔内で起こる合併症	・口腔粘膜炎 ・口腔乾燥症 ・口腔，カンジダ，ヘルペス感染 ・味覚異常 ・顎骨壊死 ・GVHD ・歯性感染症	・口腔粘膜炎 ・口腔乾燥症 ・口腔カンジダ，ヘルペス感染 ・味覚異常 ・放射線性う蝕 ・顎骨壊死，骨髄炎 ・歯性感染症	・誤嚥性肺炎 ・歯牙の脱落，破折 ・口腔乾燥	・口臭（不衛生） ・口腔乾燥症 ・誤嚥性肺炎 ・口腔カンジダ，ヘルペス感染 ・歯性感染症 ・味覚異常 ・義歯不適合

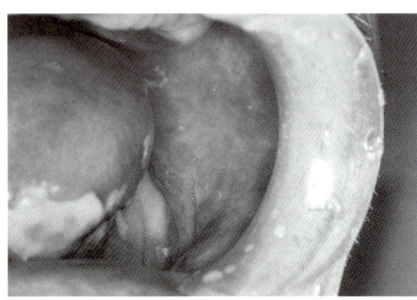

Grade 1　発赤と軽度のびらんが主体で口腔ケアにより症状の増悪を予防する．

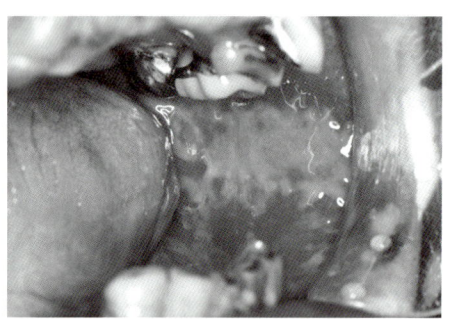

Grade 2　びらんが口腔内全体に拡大し，経口摂取が困難となってくる．

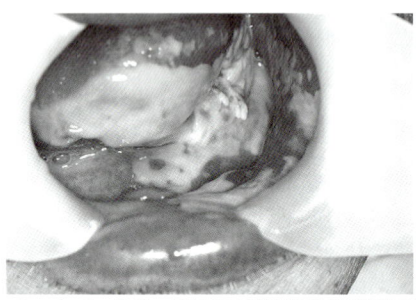

Grade 3　摂食・嚥下痛が著明で経管栄養での管理が必要となる．

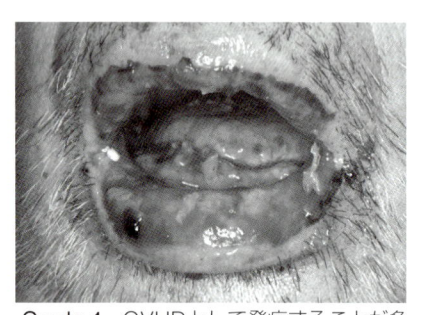

Grade 4　GVHDとして発症することが多く，皮膚症状も伴い致命的である．

（東京歯科大学　口腔がんセンター　症例）

図1　口腔粘膜炎

症　状

がん治療の過程において口腔内に現れる合併症を**表1**に示す．

1．口腔粘膜炎

図1に口腔粘膜炎の各ステージの状態を示す．前悪液質，悪液質ではGrade 1までを呈することが多い．Grade 2までは適切な口腔ケアにより経口摂取を維持するこ

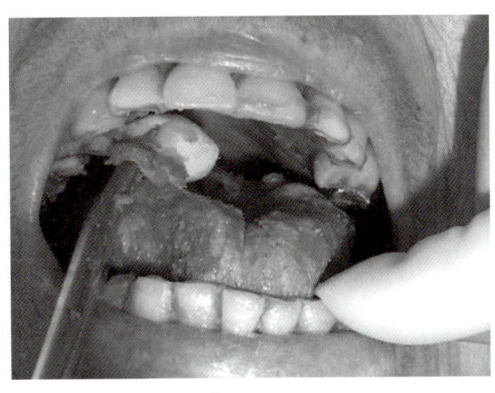

図2　終末期の口腔内
経口摂取が困難となることで，口腔内の自浄作用は著しく低下し乾燥を呈し痂疲を形成する．

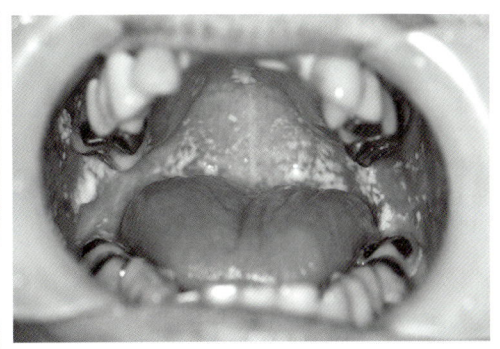

図3　乳がんの骨転移の化学療法中に発生した口腔カンジダ症

とが可能である．Grade 4 は移植片対宿主病（graft versus host disease; GVHD）においてみられる．

2. 口腔乾燥

図2は不応性悪液質で経口摂取が不可能となった患者の口腔乾燥の状態である．口腔扁平上皮は14日間で角化細胞が落屑するが，口腔乾燥が進むと落屑することなく堆積して口腔内の嫌気性菌を含んで痂疲を形成する．口腔乾燥による自浄作用の低下は感染，疼痛，味覚異常，口臭などさまざまな不快症状の原因となる．口腔乾燥への対応はどのステージにおいても大切である．

3. 口腔カンジダ症

口腔内の常在菌であるカンジダにより生じる．前悪液質においては抗がん薬・抗菌薬・副腎皮質ステロイド薬による菌交代現象として，悪液質，不応性悪液質においては日和見感染として生じることが多い．白斑を擦ると容易に剥がれることで診断がつくが，確定診断には真菌培養検査が必要である．重症化すると発赤と接触痛を伴うので早期に対応することが大切である（図3）．

4. 口臭

がん終末期の80％の患者で食事摂取量の減少や脱水，唾液分泌の低下，薬剤の副作用，口呼吸などにより口腔乾燥が認められる．臥床時間が延長すると専門的口腔ケアの頻度は月単位から週単位，日単位へと変化する．また，意識レベルの低下により下顎呼吸となり口腔粘膜の乾燥と口臭が著明になる．この時期には日単位の専門的口腔ケアが必要となる．

対　応

1. 口腔衛生管理

口腔衛生管理はがんの診断に至り治療の方針が決定したら直ちに開始する．患者と家族に口腔衛生管理が今後の治療の質や予後に関係することを説明し，予め口腔衛生

表2　除痛・保湿のための含嗽液の処方例

| アズレンスルホン酸ナトリウム：20g |
| グリセリン：60ml |
| 塩酸リドカインビスカス：3ml |
| （症状により適時変更） |
| 精製水に溶解し500ml に調製 |

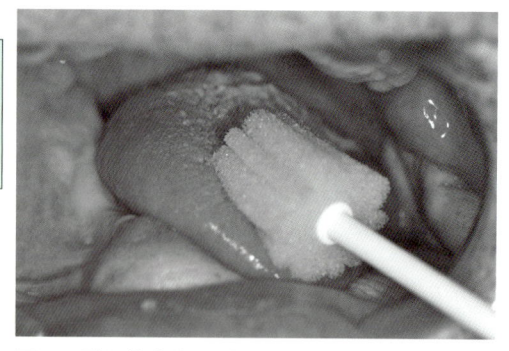

図4　がん終末期で舌苔が多い患者へのスポンジブラシによる口腔ケア

管理の重要性を理解しておいてもらうことで，基本であるセルフケアが積極的に行われ，これが治療効果の向上につながる．口腔衛生管理はチーム医療で行うほうが効率的である．すべての悪液質のステージにおいて専門的な口腔ケアは歯科医師・歯科衛生士に委ね，入院中の日常的な口腔ケアは看護師が担当する．病院内に歯科がない場合には地域で連携する歯科診療所に依頼する．

2. 口腔乾燥症

口腔乾燥への対応は自浄作用の補完と保湿である．口腔内の汚染の程度により口腔ケアの回数を調整し，口腔清掃は接触痛がないように愛護的に行う．保湿剤は基本的には1日3～5回程度を目安に薄く塗布する．塗布時には前回塗布したものをスポンジブラシなどでふき取って粘膜を清掃してから新たな保湿剤を塗布する．保湿剤は患者の状態に合わせて選択し添付文書にしたがって適切に使用する．

3. 口腔粘膜炎などによる疼痛

接触痛が著しく口腔清掃や経口摂取に支障をきたす場合は表面麻酔薬を混和した含嗽剤を使用する．精製水に塩酸リドカインビスカス（キシロカインビスカス®），アズレンスルホン酸ナトリウム（含嗽用ハチアズレ®，アズノールうがい液®），グリセリンを適量混和して，食前や口腔清掃前に含嗽させる（表2）．

4. 口腔カンジダ症

ミコナゾール（フリロリードゲル®経口用），イトラコナゾール（イトリゾール®内用液）アムホテリシンB（ファンギンソンシロップ®）を用いる．合わせて口腔衛生管理および口腔乾燥への対応を行う．

5. 口臭

がん終末期は1日数回，口腔内の清掃と口唇を含めた保湿を行う．口腔清掃にあたって口臭の原因となる舌苔の除去と粘膜や歯の裏側に付着した痂疲の除去を心掛ける．予め保湿剤やオキシドールを塗布して軟化させてスポンジブラシで愛護的に除去する（図4）．

周術期口腔機能管理

口腔乾燥や口腔粘膜炎の発症を防止することはその発生機序から困難である．しか

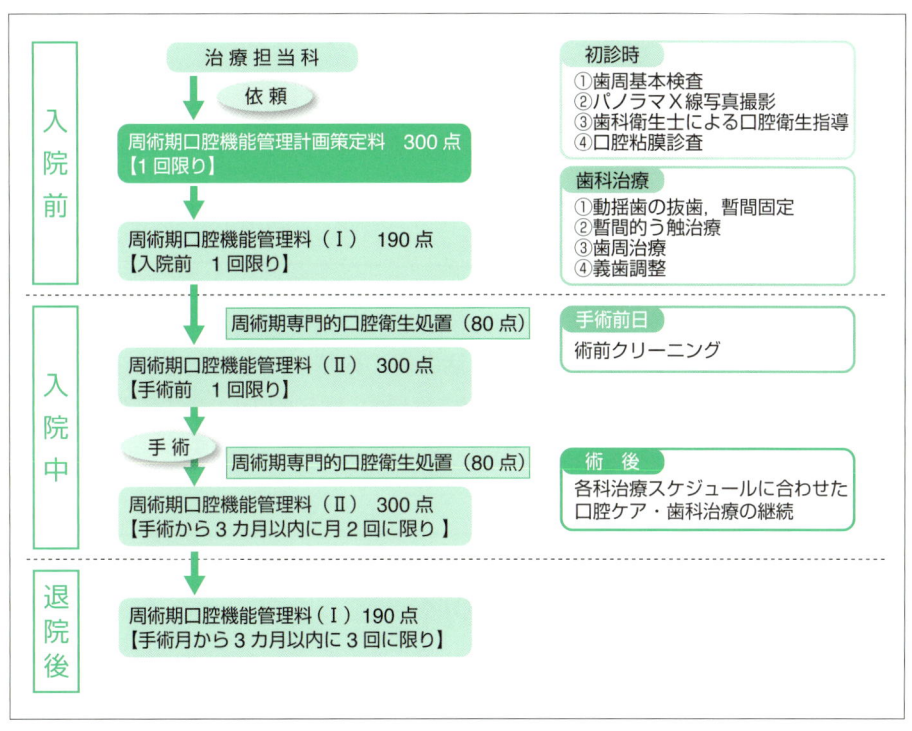

図5 周術期口腔機能管理の流れ（がんの手術患者の場合）

　し，がん治療が開始される前から患者に口腔衛生の重要性を説明し口腔環境を整備しておくことで，それらの症状を軽減し，また重症化を予防することが可能である．
　2012（平成24）年度の歯科診療報酬改定で「周術期口腔機能管理」が収載された（**図5**）．がん治療の主治医からの依頼に基づき，歯科が早期から介入し適切な口腔管理を行うことで，がんの手術前後，化学療法，放射線治療，さらにがん終末期における緩和ケアも含めて口腔に関連する合併症を予防することを目的とする．病院内の歯科（歯科口腔外科）ならびに病院と連携する歯科診療所を対象にシステムの整備が進んでいる．がんの治療前から口腔衛生環境の整備を継続的に行っておくことで，がん治療中ならびに治療後の口腔に関する不快症状が有意に減少することが報告されている[2-4]．「周術期口腔機能管理」の保険制度を活用し医科歯科連携のチーム医療により，悪液質のいかなるステージにおいても「口から食べる」ことを目標にしてもらいたい．　　　　（片倉　朗）

文　献

1) 片倉　朗：がん医療現場での口腔ケアの普及．口腔ケア会誌 **5**: 5-11, 2010.
2) 川田幸博・他：口腔機能維持管理加算に伴う口腔ケアによる誤嚥性肺炎減少効果の検討．有病者歯医療 **22**: 91-96, 2013.
3) 佐藤道夫・他：食道癌周術期管理における歯科口腔外科の役割－専門的口腔ケアの重要性－．歯科学報 **110**: 413, 2010.
4) 勝良剛詞・他：頭頸部放射線治療後の歯科的健康維持における歯科管理の効果．頭頸部癌 **35**: 266-272, 2009.

⑤がんリハビリテーション

> **ポイント**
> ○リハは，がん患者の療養生活の質の維持・向上のために重要である．
> ○がんリハは，予防的・回復的・維持的・緩和的の4つの段階に分けられる．
> ○悪液質の病期および筋萎縮・筋力低下が生じた要因を明確にしたうえで，リハプログラムを作成する．

がんリハビリテーションの必要性

　がんは人類を悩ます共通かつ最強の敵ともいうべき疾患であり，わが国でも疾病対策上の最重要課題として対策が進められてきた．がんの死亡率は年々減少傾向にあるが，その一方で治療が奏功せず，再発から死に至るケースもいまだ少なくない．がん患者では，がんの進行もしくはその治療の過程で，疼痛などの苦痛や精神心理面の問題とともに，さまざまな身体面の障害を生じ，起居動作や歩行，セルフケアをはじめとする日常生活動作（activities of daily living; ADL）に制限をきたし，QOLの低下を招いてしまう．リハを実施することで，身体機能や生活能力の維持・改善を図ることは，がん患者の療養生活の質の維持・向上に非常に重要である．

　がんリハはがん患者のQOL向上を目指すサポーティブケアの一環として，後遺症・合併症の軽減を目的とした治療前や治療中の介入のみならず，近年では，がん関連倦怠感（cancer related fatigue; CRF），がん悪液質（cachexia）など，がん特有の身体症状への対応，また緩和ケアが主体となる時期の疼痛や全身倦怠感などの症状緩和や自宅での療養生活への支援など，そのニーズは拡大しつつある[1]．がんサバイバーは今後さらに増加していくことから，障害の軽減，生活能力の改善を目的としてリハの介入を行う必要性はさらに高まっていくだろう．

がんリハビリテーションの概要

1. リハビリテーションの進め方

　リハ医療の最大の特徴は，患者を臓器レベルのみでとらえるのではなく，個人や社会的レベルにおいても評価を行い，問題点を整理したうえで多職種チームで治療にあたるところにある．病気は治ったものの，その後に残された運動障害を中心とするさまざまな障害に対してリハ医療を行うには，従来の国際疾病分類（ICD）による医学的モデルでは不十分であった．そのため，リハ医学においては，1980年にWHOによっ

表1 がんリハビリテーションの対象となる障害の種類

```
1. がんそのものによる障害（原発巣）
 1）がんの直接的影響
    骨転移
    脳腫瘍（脳転移）に伴う片麻痺，失語症など
    脊髄・脊椎腫瘍（脊髄・脊椎転移）に伴う四肢麻痺，対麻痺など
    腫瘍の直接浸潤による神経障害（腕神経叢麻痺，腰仙部神経叢麻痺，神経根症）
    疼痛
 2）がんの間接的影響（遠隔効果）
    がん性末梢神経炎（運動性・感覚性多発性末梢神経炎）
    悪性腫瘍随伴症候群（小脳性運動失調，筋炎に伴う筋力低下など）
2. 主に治療の過程において起こり得る障害
 1）全身性の機能低下，廃用症候群
    化学・放射線療法，造血幹細胞移植後
 2）手術
    骨・軟部腫瘍術後（患肢温存術後，四肢切断術後）
    乳がん術後の肩関節拘縮
    乳がん・子宮がん手術（腋窩・骨盤内リンパ節郭清）後のリンパ浮腫
    頭頸部がん術後の摂食・嚥下障害，構音障害，発声障害
    頸部リンパ節郭清後の副神経麻痺（僧帽筋の筋力低下・萎縮，翼状肩甲）
    開胸・開腹術後（食道がんなど）の呼吸器合併症
 3）化学療法
    四肢末梢神経障害（感覚障害による上肢巧緻性・バランス障害，腓骨神経麻痺など）
 4）放射線療法
    横断性脊髄炎，腕神経叢麻痺，嚥下障害，開口障害など
```

(辻，2011)[3]

て制定された国際障害分類（ICIDH）およびその発展版である国際生活機能分類（ICF）に基づいて，問題点を機能障害，活動制限，参加制約の3つのレベルに分け，問題点を整理し，リハプログラムを作成した[2]．

機能回復を目指してリハを行うということは，がん以外の患者と何ら変わらないが，原疾患の進行に伴う機能障害の増悪，二次的障害，生命予後などに配慮が必要である．リハのかかわり方は，がん自体による局所・全身の影響，治療の副作用，臥床や悪液質に伴う身体障害に左右されるので，治療のスケジュールを把握し，治療に伴う安静度や容態の変化をある程度予測しながらリハプログラムを作成する必要がある．

治療に伴う副作用でリハが中断したり，当初のプログラムが病状の進行により変更されたりすることも多いので，治療担当科の医師，病棟・外来スタッフとリハ科スタッフはカンファレンス（キャンサーボード）などを通じて，緊密にコミュニケーションをとっていくようにする．

2. がん患者に生じ得る障害の種類

がん患者ではがんの進行もしくはその治療の過程で，認知障害，嚥下障害，発声障害，運動麻痺，筋力低下，拘縮，しびれや神経因性疼痛，四肢長管骨や脊椎の病的骨折，上肢や下肢の浮腫などさまざまな機能障害が生じる．それらの障害によって，移乗動作，歩行やADLに制限を生じ，QOLの低下をきたしてしまう．**表1**に原発巣・治療の過程において起こり得る障害の種類を示した[3]．

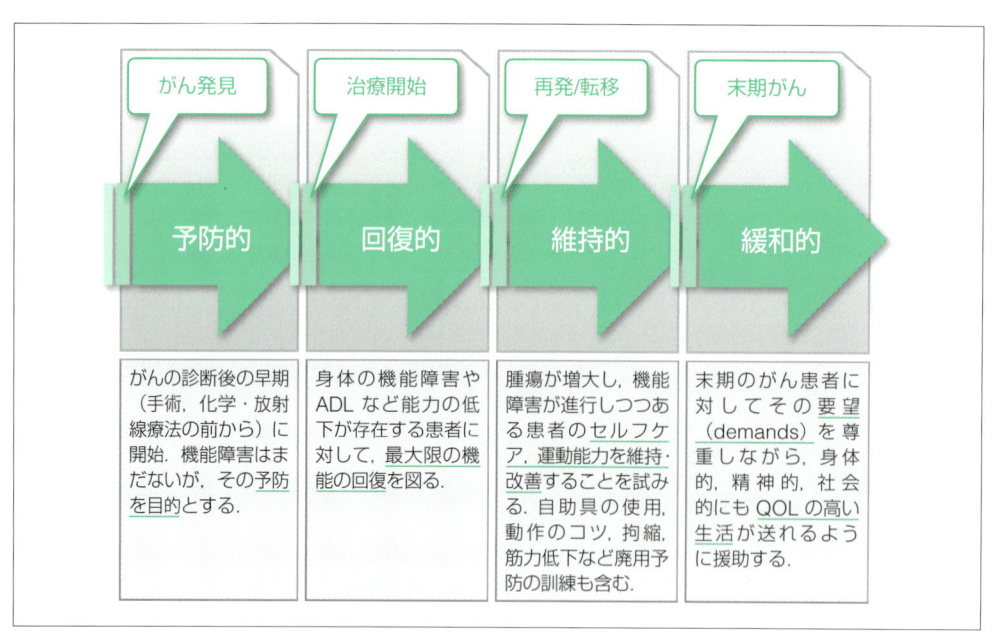

がん発見	治療開始	再発/転移	末期がん
予防的	回復的	維持的	緩和的
がんの診断後の早期（手術，化学・放射線療法の前から）に開始．機能障害はまだないが，その予防を目的とする．	身体の機能障害やADLなど能力の低下が存在する患者に対して，最大限の機能の回復を図る．	腫瘍が増大し，機能障害が進行しつつある患者のセルフケア，運動能力を維持・改善することを試みる．自助具の使用，動作のコツ，拘縮，筋力低下など廃用予防の訓練も含む．	末期のがん患者に対してその要望（demands）を尊重しながら，身体的，精神的，社会的にもQOLの高い生活が送られるように援助する．

図1 がんのリハビリテーションの病期別の目的
　本図はがんのリハの流れを示すものでWHOの緩和ケア定義とは異なることに注意（2002年のWHOの定義では緩和ケアは末期がんに限定されない）．
(辻, 2011)[3] (Dietz, 1981)[4] を改変

3. がんリハビリテーションの病期

　リハの内容は病期によって4つの段階に分けられる（**図1**）[3,4]．入院では，手術や化学・放射線療法などの治療中・後の合併症・障害の予防・軽減，病棟でのセルフケアの自立や退院準備が主な目的となる．一方，外来患者では，自宅療養中のQOLの維持・向上を目的に，地域医療や福祉との連携をとりつつ，生活を支援し，社会復帰を促進する．

4. 身体機能評価

　身体機能の評価はがんリハの効果を計るのみならず，生存期間の予測因子としても重要である．しかし，病的骨折や運動麻痺などの機能障害のために活動性が制限されている場合には，たとえ全身状態が良好であっても低いグレードになってしまい，必ずしも全身状態を示すことにはならないことに注意が必要である．標準的に用いられる評価法としては，ECOG（Eastern Cooperative Oncology Group）のPerformance Status Scale[5]（PS）（**表2**），Karnofsy Performance Scale[6]（KPS）（**表3**）がある．PSは，5段階で簡便に採点可能なことから，化学療法など治療期における全身状態の評価のために，がん医療の現場で一般的に用いられている．KPSもPSと並んで広く用いられている．

　ADL評価に関しては，がん患者においても標準的なADL評価尺度であるBarthel indexやFIMが用いられる．

表2 ECOG Performance Status Scale (PS) 日本語版

Score	定義
0	全く問題なく活動できる．発病前と同じ日常生活が制限なく行える．
1	肉体的に激しい活動は制限されるが，歩行可能で，軽作業や座位での作業は行うことができる．例：軽い家事，事務作業
2	歩行可能で自分の身の回りのことはすべて可能だが作業はできない．日中の50％以上はベッド外で過ごす．
3	限られた自分の身の回りのことしかできない．日中の50％以上をベッドか椅子で過ごす．
4	全く動けない．自分の身の回りのことは全くできない．完全にベッドか椅子で過ごす．

(ECOG Performance Status)[5]

表3 Karnofsky Performance Scale (KPS)

％	症状	介助の要，不要
100%	正常，臨床症状なし	正常な活動可能，特別のケアを要していない
90%	軽い臨床症状があるが正常の活動可能	
80%	かなりの臨床症状があるが努力して正常の活動可能	
70%	自分自身の世話はできるが正常の活動・労働は不可能	労働不可能，家庭での療養可能，日常の行動の大部分に病状に応じて介助が必要
60%	自分に必要なことはできるが時々介助が必要	
50%	病状を考慮した看護および定期的な医療行為が必要	
40%	動けず，適切な医療および看護が必要	自分自身のことをすることが不可能，入院治療が必要，疾患が急速に進行していく時期
30%	全く動けず入院が必要だが死はさしせまっていない	
20%	非常に重症，入院が必要で精力的な治療が必要	
10%	死期が切迫している	
0%	死	

(Karnofsky et al, 1948)[6]

がん悪液質とリハビリテーション

1. がん悪液質と筋力低下・筋萎縮

がん患者全体の50〜75％が悪液質を呈し，進行期がんにおいては80％が悪液質あるいは体重減少をきたしていると報告[7]されている．悪液質は予後悪化因子であり，化学療法や放射線療法への耐性を低下させ，抗がん剤治療の効果を減弱し，術後合併症をきたしやすくし[8]，直接の死亡原因ともなり得る．

がん悪液質により，腫瘍産生因子であるproteolysis-inducing factor（PIF）や炎症性サイトカイン（TNF-α，アンギオテンシンII）が筋線維の分解を行うユビキチン-プロテアソーム系を活性化し筋蛋白・筋線維の分解を促進，筋崩壊が生じ[9]，筋萎縮・筋力低下を呈すると，不動や活動性低下を招いてしまう．その結果，廃用性の筋萎縮が進行し，さらに身体活動が制限され，体力・持久力の低下を生じるという悪循環に陥る．また，食思不振による低栄養状態も筋萎縮を進める要因となる．その他，表4に示すように，がん患者では筋萎縮・筋力低下を生じ得るさまざまな要因がある．また，化学療法中や末期がん患者の症状緩和などのために用いられる副腎皮質ホルモンにより，ステロイドミオパチーを生じる可能性もある．

2. リハビリテーションの進め方

がんリハチームのコアメンバーはリハ科医，理学療法士，作業療法士，言語聴覚士，義肢装具士，医療ソーシャルワーカーなどで構成される．治療担当科医師，病棟・外

来看護師とともに栄養サポートチームや緩和ケアチームとも緊密にコミュニケーションをとり,サポーティブケアについて包括的にアプローチしていくことが求められる.欧米においては,がん患者に対する栄養管理とリハを組み合わせたプログラムが効果的であったと報告されている[10, 11]).

一方,栄養障害や悪液質が重度な場合には,運動療法のみを行うだけでは効果が乏しいのみならず,かえって筋の異化が亢進し,筋萎縮・筋力低下を悪化させてしまうことになりかねない.2010年のEPCRCガイドライン[12])では,がん悪液質に対する運動療法(持久力トレーニングとレジスタンストレーニング)は強く推奨されているが,不応性悪液質においては運動療法の有効性は不明とされている.また,上述のとおり筋萎縮・筋力低下の進行には多くの要因が寄与するので(**表4**),栄養管理や運動療法だけでなく,多角的な視点をもって対策を検討する必要がある[13]).

前述のICIDHやICFに基づいてがん患者の障害を評価し,悪液質の病期(前

表4 がん患者における筋萎縮・筋力低下の要因

分類	要因
加齢	高齢のがん患者が多い,がん生存者の高齢化
活動	身体症状による臥床,治療に伴う活動性の低下 進行期・緩和期における活動性の低下
疾患	がん悪液質の影響 甲状腺機能異常 性腺機能低下
栄養	身体症状,精神状態,薬物の影響などによる摂食量低下 腫瘍自体による通過・吸収・消化障害,腹水貯留 治療に伴う栄養障害 嚥下障害

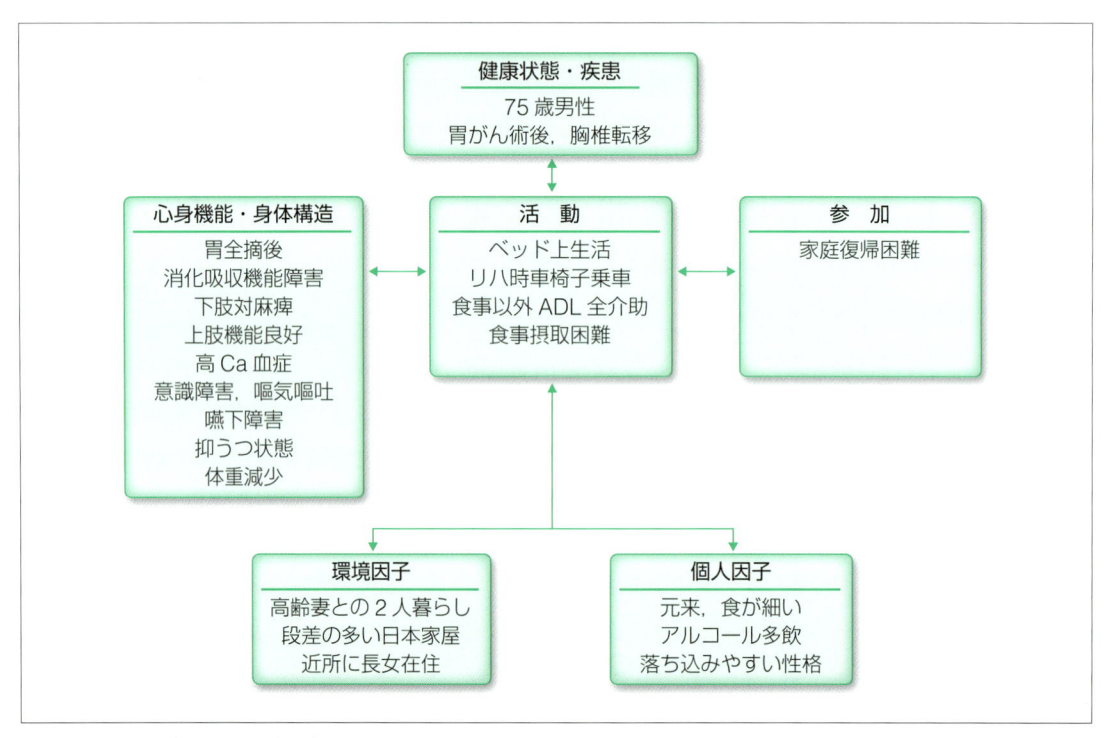

図2 国際生活機能分類(ICF)による評価の例

健康状態・疾患
75歳男性
胃がん術後,胸椎転移

心身機能・身体構造
胃全摘後
消化吸収機能障害
下肢対麻痺
上肢機能良好
高Ca血症
意識障害,嘔気嘔吐
嚥下障害
抑うつ状態
体重減少

活動
ベッド上生活
リハ時車椅子乗車
食事以外ADL全介助
食事摂取困難

参加
家庭復帰困難

環境因子
高齢妻との2人暮らし
段差の多い日本家屋
近所に長女在住

個人因子
元来,食が細い
アルコール多飲
落ち込みやすい性格

(大野・他,2012)[14])を改変

表5 原発巣別の周術期リハビリテーションプログラム例

- ■ 周術期（手術前後の）呼吸リハビリテーション
  - 食道がん：開胸開腹手術症例では全例が対象．摂食・嚥下障害に対する対応も行う．
  - 肺がん・縦隔腫瘍：開胸手術症例では全例が対象
  - 消化器系のがん（胃がん，肝がん，胆嚢がん，大腸がんなど）：開腹手術では高リスク例が対象．
- ■ 頭頸部がんの周術期リハビリテーション
  - 舌がんなどの口腔がん，咽頭がん：術後の摂食・嚥下障害，構音障害に対するアプローチ．
  - 喉頭がん：喉頭摘出術の症例に対する代用音声（電気喉頭，食道発声）訓練．
  - 頸部リンパ節郭清術後：副神経麻痺による肩運動障害（僧帽筋筋力低下）に対する対応．
- ■ 乳がん・婦人科がんの周術期リハビリテーション
  - 乳がん：術後の肩運動障害への対応，腋窩リンパ節郭清術後のリンパ浮腫への対応
  - 子宮がんなど婦人科がん：骨盤内リンパ節郭清後のリンパ浮腫への対応
- ■ 骨・軟部腫瘍の周術期リハビリテーション
  - 患肢温存術・切断術施行：術前の杖歩行練習と術後のリハ．義足や義手の作成．
  - 骨転移（四肢長管骨，脊椎，骨盤など）：放射線照射中の安静臥床時は廃用症候群の予防，以後は安静度に応じた対応．長幹骨手術（人工関節，骨接合）後のリハ．
- ■ 脳腫瘍の周術期リハビリテーション
  - 原発性・転移性脳腫瘍：手術前後の失語症や空間失認など高次脳機能障害，運動麻痺や失調症などの運動障害，ADLや歩行能力について対応．必要あれば，術後の全脳照射・化学療法中も対応を継続．

(辻, 2011)[15]

悪液質，悪液質，不応性悪液質）はどの段階なのか，筋萎縮・筋力低下が生じた要因が何であるのかを明確にしたうえで，リハプログラムを立てることが肝要である．**図2**にがん症例のICFの例を示した[14]．

がんリハビリテーションの実際

1．周術期
(1) リハビリテーションの進め方

周術期リハの目的は，術前および術後早期からの介入により，術後の合併症を予防し，後遺症を最小限にして，スムーズな術後の回復を図ることである．通常，術後に合併症や何らかの障害が生じてからリハが開始されることが多いが，リハチームの術前や術後早期からの積極的なかかわりが望まれる．**表5**に主な周術期リハプログラムを示した[15]．

術前の患者は手術とともに術後の障害の種類・程度，日常生活や社会復帰についても不安を抱いていることが多いので，術前にリハの立場から説明することによりその不安を取り除くことができる．また，術前に患者と担当療法士が面識をもち，術後のリハの進め方や必要性を説明しておくことは，術後のリハをスムーズに進めるうえでも有益である．

(2) 悪液質とリハビリテーション

術後回復能力を強化する目的で周術期管理に関するプロトコル，ERAS®（enhanced recovery after surgery）が提唱された．複数の各専門職が協力して術前絶飲食期間の短縮，術前炭水化物負荷，術後早期の経口栄養開始，術後疼痛管理，術後早期の離床を進めるものである．これにより，手術後の回復を促進し早期に術前の状態に戻すこ

とができると報告されている[16]（p88 参照）．

2. 造血幹細胞移植前後，放射線や化学療法中・後
(1) リハビリテーションの進め方
　白血病，多発性骨髄腫，悪性リンパ腫などで，造血幹細胞移植を実施される場合には，隔離病棟滞在が長期にわたるため，抑うつや孤立感を生じがちである．また，前処置として実施される全身放射線照射，超大量化学療法に伴う副作用，移植後の移植片対宿主病（graft versus host disease; GVHD）などの合併症により，不活動の状態となる機会が多いので，心肺系・筋骨格系の廃用症候群を予防しコンディションを維持することが必要である．移植前には移植後の運動の必要性を説明し体力評価を行い，移植後は体調に合わせて関節可動域訓練，軽負荷での抵抗運動，自転車エルゴメータや散歩のような有酸素運動を体調に合わせて実施する[17]．

　一方，放射線や化学療法中のがん患者では，疼痛，嘔気，倦怠感などの副作用による不活動により，筋骨格系や心肺系の廃用性の機能低下を生じやすい．がんの進行により生じる悪液質（腫瘍細胞や腫瘍に関連する炎症性サイトカインによる代謝の亢進，組織の異化亢進などによる消耗状態）による骨格筋の蛋白異化も生じることから，廃用と悪液質があいまって生じた"がん関連倦怠感"が身体活動を制限し，歩行や起居動作の能力や活動性の低下を生じていることが多い[18]．治療中・後の筋力や体力の向上を目的とした運動療法（有酸素運動や抵抗運動）を定期的に行うことで，心肺系・筋骨格系機能の改善が得られるだけでなく，体力の改善が倦怠感の改善につながり，ADL が改善し生活が自立する．このことは，自尊心の向上や，活動範囲が拡大し社会的交流が増えるなど，QOL の向上にもつながる[19]．

(2) 悪液質とリハビリテーション
　前悪液質の段階では，積極的な栄養療法と運動療法を行う．経口摂取が不十分な場合には補助的に経腸栄養剤の経口投与を行う ONS（oral nutritional supplements）で栄養を補充するか，もしくは場合により経管栄養を行う．リハは低～中程度負荷の有酸素運動や筋力増強訓練を行う．体重減少と体力低下により化学療法が行えない患者に ONS をしつつ運動療法を行い，徐々に体重と体力が回復し化学療法が可能となる場合もある．

　悪液質，もしくは不応性悪液質に陥った場合，基本的に栄養を付加しても体重を増加させることは困難である．ただし，栄養管理なしでは栄養障害を進行させることとなるため，体重維持を目標に栄養を補充する．また，無理な運動負荷は異化を亢進させ筋萎縮・筋力低下を悪化させることとなる．脈拍や自覚的症状に注意しながら翌日に疲労を残さない程度の有酸素運動にとどめる[14]．

3. 末期がん患者への対応
(1) リハビリテーションの進め方
　末期がん患者のリハの目的は，「余命の長さにかかわらず，患者とその家族の要望（demands）を十分に把握したうえで，その時期におけるできる限り可能な最高のADL を実現すること」である[20]．実際のリハの介入にあたっては，入院の目的や余命，リハ依頼の目的を十分把握し，そのうえで患者およびその家族からリハに何を望んでいるのかをよく聴取して，要望に見合った適切な対応を行う必要がある．

リハを行うにあたっては，入院の目的（一時退院を目的としているのかどうか）や予後（概ね，月単位，週単位，日単位で表される）を十分認識し，患者の要望にあわせた適切な対応を行う．リハ開始時には元気であっても，容態が急変することも多いので，状態の安定しているときに素早い対応を行うことが望まれる．

　生命予後が月単位の場合には，杖や装具，福祉機器を利用しながら残存機能でできる範囲の ADL 拡大を図る．廃用症候群の予防・改善や浮腫，摂食・嚥下面のアプローチも含まれる．リハの介入により，ある時期までは ADL の維持，改善をみることができるが，病状の進行とともに下降していく時期がくる．それ以降は，疼痛，しびれ，呼吸苦，浮腫などの症状緩和や精神心理面のサポートが中心となる．

（2）悪液質とリハビリテーション

　がんが再発，転移をきたした場合でも前悪液質の段階では，悪液質，不応性悪液質に至る前にできる限り栄養状態と身体機能をよい状態に保つことが必要である．積極的に栄養管理を行い，可能な範囲で機能・能力を向上，または維持させるようにリハを行う．

　一方，がんが徐々に進行し，全身倦怠感や食思不振などの自覚症状の増悪，症状緩和目的に投与されるオピオイド製剤などの影響，がんの浸潤や脳転移などに伴う嚥下障害などが原因で経口摂取が困難となると栄養障害は悪化し，悪液質も重度化していく．それに伴い，運動機能や運動耐用能が低下し徐々に ADL も低下し活動量が減少し，深刻な筋萎縮・筋力低下に陥る．

　体力消耗状態時のリハとして低負荷で頻回の筋力増強や関節可動域訓練，ストレッチを実施することは，廃用症候群の予防や倦怠感などの症状緩和に有用と考えるが，適切な運動療法の内容，強度などについて具体的に示すエビデンスは乏しい．過度の運動負荷によって疼痛や倦怠感など症状を増強させたり，筋の異化を促進し筋萎縮・筋力低下を増悪させる可能性もあるので，疲労を残さない程度の運動量にとどめるべきである[14]．

（辻　哲也）

文　献

1) 辻　哲也：がんのリハビリテーション：リハビリテーション医学白書（リハビリテーション医学白書委員会編），公益社団法人日本リハビリテーション医学会，2013, pp252-261.
2) 辻　哲也：プライマリケア医のためのリハビリテーション入門　プログラムの立て方とその評価の基本. 治療 85: 1625-1633, 2003.
3) 辻　哲也：がんのリハビリテーションの概要　がんのリハビリテーション総論．がんのリハビリテーションマニュアル，医学書院，2011, pp23-37.
4) Dietz JH: Rehabilitation oncology, John Wiley & Sons, New York, USA, 1981.
5) ECOG Performance Status 日本語訳：http://www.jcog.jp/doctor/tool/C_150_0050.pdf（2013年7月28日引用）
6) Karnofsky DA et al: The use of nitrogen mustard in the palliative treatment of carcinoma. *Cancer* **1**: 634-656, 1948.
7) Pardi DA: Palliative Care of the cancer patient. In: Cancer rehabilitation, Stubblefield MD, O'Dell MW (eds). Demos Medical Pub, 2009, pp881-905.
8) Murphy KT et al: Update on emergimg drugs for cancer cachexia. *Expert Opin Emerg Drugs* **14**: 619-632, 2009.

9) 丸山道生：癌悪液質の病態と管理．癌と臨床栄養，日本医事新報社，2010, pp20-26.
10) Chasen MR, Dippenaar AP: Cancer nutrition and rehabilitation-its time has come! *Curr Oncol* **15**: 117-122, 2008.
11) Grare P et al : Estabilishing a cancer nutrition rehabilitation program (CNRP) for ambulatory patients attending an Australian cancer center. *Support Care Cancer* **19**: 445-454, 2011.
12) European Palliative Care Research Collaborative: Clinical practice guidelines on cancer cachexia in advanced cancer patients : http://www.epcrc.org/guidelines.php?p=cachexia（2013 年 7 月 28 日引用）
13) Fabbro ED et al: Inpact of cancer cachexia. Cancer cachexia, Springer Healthcare, 2012, pp25-40.
14) 大野 綾，辻 哲也：悪性腫瘍のリハビリテーション栄養．*MB Med Reha* **143**: 107-116, 2012.
15) 辻 哲也．がんの周術期リハビリテーションの重要性．医事新報 **4563**: 73-81, 2011.
16) 谷口英喜：術前回復能力強化プログラム：ERAS (enhanced recovery after surgery)．ペインクリニック **31**: 755-768, 2010.
17) 石川愛子，辻 哲也：造血幹細胞移植とリハビリテーションの実際．臨床リハ **17**: 463-470, 2008.
18) Franklin DJ, Packel L: Cancer-Related Fatigue. In: Cancer Rehabilitation Principles and Practice, Stubblefield MD, O'Dell MW (eds) Demos Medical Publishing, 2009, pp929-940.
19) NCCN Clinical Practice Guidelines in Oncology (NCCN Guidelines) Cancer-Related, Fatigue Version I. 2012. NCCN.org.
20) 辻 哲也．緩和ケアにおけるリハビリテーション 進行がん・末期がん患者におけるリハビリテーションの概要．がんのリハビリテーションマニュアル，金原出版，2011, pp254-266.

第2章 主な疾患の悪液質に対するリハビリテーション栄養

2. 慢性心不全

> **ポイント**
> ○心臓悪液質は心機能低下に対する代償機転の進展により異化作用が亢進した状態である．
> ○心臓悪液質の介入では，前悪液質の段階でいかに進行を阻止するかが重要である．
> ○適切な栄養管理と運動の併用は異化作用の亢進を是正する．

はじめに

　慢性心不全は，心機能障害の進展により徐々に息切れや疲労感などの臨床症状を呈する進行性の症候群である[1]．その病態は，心機能低下に対する代償機転として，神経体液性因子の賦活，交感神経活性，心室リモデリングなどが惹起され，経過とともにそれらが複合的に作用し，心室の収縮不全あるいは拡張不全の助長により心機能障害がさらに進行していくというものである[2]．慢性心不全の治療は病態進行をいかに予防するかが重要であるが，その治療に抵抗性を示し生命予後を不良にする病態に心臓悪液質（cardiac cachexia）がある[3]．栄養状態の維持・改善は薬物療法，運動療法と並んで管理上重要な位置づけにあるが，現段階では心臓悪液質に対する有効な治療法はまだ確立されていない．本稿では心臓悪液質をもたらす心不全の病態を中心に，栄養管理と運動療法のかかわりについて基本的な考え方を述べる．

心臓悪液質とは

　心臓悪液質は，慢性心不全患者の20％にみられ，重度の患者では35～53％とその割合が増えるとされる[4,5]．心臓悪液質の診断基準としてAnkerら[3]は，「他に悪液質状態がない慢性心不全患者で，意図したものではなく，もしくは浮腫の軽減によるものではない体重減少が，最近6カ月間で6％以上生じたもの」としている．心臓悪液質の合併例で最高酸素摂取量が14ml/kg/分未満であるとその生存率は極めて低く[6]，低栄養と運動耐容能低下の併存はさらに予後増悪の相乗効果があることを示している．このように慢性心不全では栄養状態の悪化が生命予後に大きく関与しており，心臓悪液質を招聘しない，あるいはその進行を阻止することは慢性心不全の病態を管

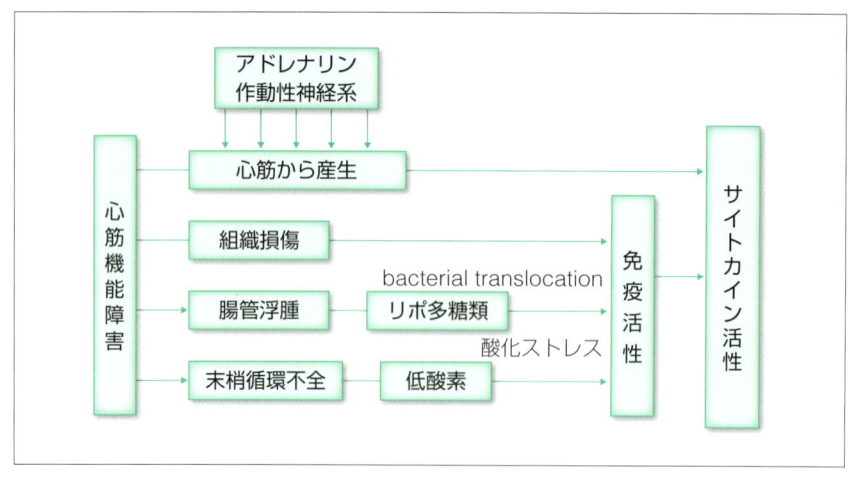

図1 慢性心不全におけるサイトカイン産生機序 (Anker et al, 2004)[10]

理する重要なポイントとなっている．

心臓悪液質の病態

　体重が減少していく機序には複合的要因が関与している．心臓悪液質を合併している慢性心不全患者では，血中のノルアドレナリンやコルチゾールなど異化作用因子が亢進し，インスリン様成長因子1型（insulin-like growth factor; IGF-1）やインスリン，デヒドロエピアンドロステロンなど同化作用因子は低下する[7]．また，成長ホルモンに対する抵抗性が高く，心臓悪液質患者ではむしろ血中成長ホルモン濃度は高いにもかかわらずIGF-1/成長ホルモン比は低く[7,8]，異化作用/同化作用のアンバランスを示すとされる．このような患者では血中のTNF-αやIL-1β，IL-6など炎症性サイトカインの上昇を認め，異化同化アンバランスに直接的に関係することが知られている[7,8]．またTNF-αは，食思不振をはじめ，心筋機能障害，アポトーシス，血管内皮機能障害，インスリン抵抗性増加など，さまざまな異化作用を引き起こす[9]．このTNF-αの産生には心不全増悪時の腸管浮腫によるbacterial translocationや低酸素による酸化ストレスなどが関与するとしたいくつかの仮説が示されている（**図1**）[10]．このように心臓悪液質は慢性心不全の病態を基盤とする全身性の異化作用亢進状態であると考えられている．

慢性心不全の骨格筋

　慢性心不全患者の68％以上に骨格筋の萎縮と機能構造変化を認める[6]．また，筋線維はタイプIからタイプIIへ「速筋化」している[11]．慢性心不全の臨床症状と病態の関連を説明する一つの仮説としてCoatsら[12]は「筋仮説」を唱えている．筋仮説では慢性心不全の骨格筋の機能構造変化は単なる廃用性変化ではなく異化作用亢進によるミオパチーと位置づけ，筋の変性からさまざまな臨床症状を呈し，さらに交感

神経の緊張が亢進することで後負荷が増大し病態が悪化していく過程を説明している．

　さらに慢性心不全患者における栄養状態の悪化には，安静時エネルギー消費量（resting energy expenditure; REE）の増大が関与する[13]．すなわち低栄養状態の患者では体重が低下しているにもかかわらず体重あたりのREEはむしろ増大し[14]，栄養面では需給バランスが崩れている状態と理解される．これらREEが増大する要因の一つに，交感神経の緊張亢進によるエネルギー代謝の増加が指摘されている[13]．このように病態の進行によりエネルギー代謝が増加し，さらなる低栄養状態に陥っていく過程は，筋仮説の悪循環にほぼ一致していると考えられる．したがって，栄養状態の改善には背景にある異化亢進状態，ひいては異化作用を増幅する因子に介入することが必要となる．筋仮説では左室機能不全から異化亢進状態を引き起こす直接の機序は明らかにされていないが，TNF-αなどの炎症性サイトカインや低栄養状態，インスリン抵抗性増大ならびに身体非活動により修飾されると考えられている．すなわち，慢性心不全に対する栄養管理の介入は栄養状態を根本的に改善すると同時に，薬物療法や運動療法との複合的介入により病態の悪循環を断ち切る重要な鍵であることを示している．

心臓悪液質に対するリハビリテーション栄養

　悪液質は代謝異常や異化亢進の進行度により，前悪液質，悪液質，不応性悪液質の3つのステージが提唱されている．悪液質に至る前段階として前悪液質状態があり，この時期はエネルギー代謝亢進や体蛋白喪失が惹起されているが異化亢進状態はある程度コントロール可能な時期と考えられる．生体内サイトカインネットワークの活性化で体重減少が著明になる前のこの時期で，いかに悪液質の進行を緩徐にするかが重要である．しかし，この異化作用の進行を原疾患の治療のみで食い止めるのは極めて困難であり，蛋白異化に対する適切な介入が必要となる．悪液質の進展とともにサイトカインネットワークの活性化はさらなる亢進を続け，蛋白代謝は著しい異化に傾き，最終的には極度の栄養障害である不応性悪液質に陥る．この時期に高カロリーの栄養管理を実施することは生体に多大な負荷をかけることから，エネルギー投与量は減らすべきであるとされる．したがって不応性悪液質における運動負荷については適応がないと考えるべきであろう．

　心臓悪液質をこの3つのステージで明確に分けることは困難だが，治療戦略を組み立てるうえで慢性心不全の病態形成ならびにステージ分類と合わせて考えると理解しやすい．図2は，Setaら[1]による慢性心不全の病態形成の仮説に，米国心臓協会（AHA）と米国心臓学会（ACC）による心不全のステージ分類[2]を示し，さらに悪液質の病期を重ねて示したものである．図の縦軸は左室駆出分画を，横軸は時間経過を示している．ACC/AHAによるステージ分類（A～D）は，Aが心筋傷害の危険を有する時期，Bは器質的心疾患を有する時期，Cは心不全症状を有する時期で，Dは難治性心不全の時期である[2]．図2に示すように，心不全は心筋傷害が代償機転とともに潜在的に進行し，やがて代償機転が破綻すると症状出現に至る．心臓悪液質は心機

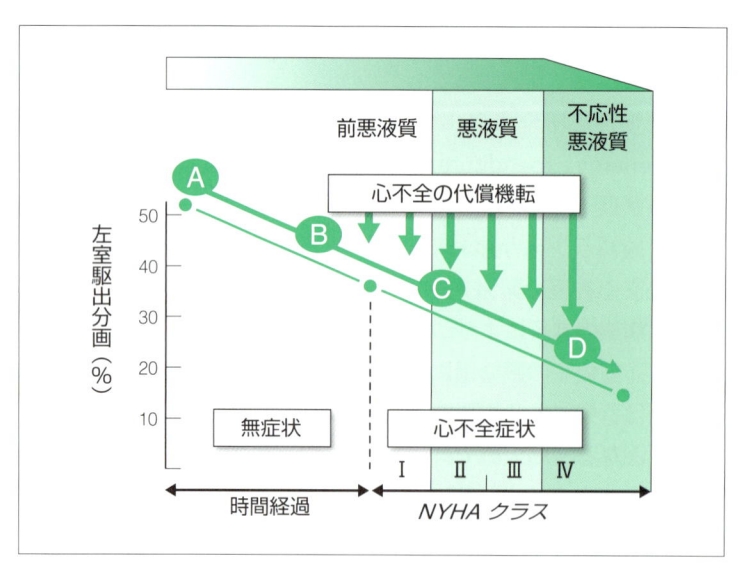

図2 慢性心不全の症状と悪液質のステージの関係

能の重症度と直接関連しないとされる[7]．しかし，心臓悪液質の合併は New York Heart Association（NYHA）分類のクラスⅡより重症例で多く[7]，また炎症性サイトカインの産生が増大する[15]ことから，NYHA クラスⅡ～Ⅲは悪液質の時期に相当すると考えられる．また症状の少ない NYHA クラスⅠ以前を前悪液質とし，この時期はいかに病態の進行を食い止めるかが重要となる．NYHA クラスⅣ，すなわちステージ D は末期心不全であらゆる治療に抵抗性を呈することから，不応性悪液質の病期に位置づけられ，この時期は症状の緩和や QOL を重要視した介入となる．

心臓悪液質の栄養管理

心臓悪液質における栄養管理のポイントは，悪液質以外の原因による栄養障害を最小限にし，病態の進行に伴い次第に不可逆的となる栄養状態の悪化を遅らせることである．そのためには，前悪液質の段階から栄養サポートを始め，早期に食思不振や消化管障害に対応し異化作用の亢進を抑え，心不全症状の軽減や筋肉量の維持を図ることが重要である．

心臓悪液質の改善に対する栄養素や薬剤について多くの報告がある．グレリンは空腹時に胃から分泌され，摂食を促進し，エネルギー消費を抑制してエネルギーバランスを保つとされる[16]．さらに成長ホルモン，IGF-1 の分泌促進，胃酸分泌，胃蠕動促進，炎症性サイトカインの抑制，脂肪蓄積，筋蛋白の同化促進，心拍出量増加，空腹時血糖維持などの効果が期待される．分岐鎖アミノ酸（BCAA）には，食思不振をもたらすセロトニンの作用軽減や筋蛋白の維持効果が示されている．ω3 脂肪酸は心臓悪液質の体重増加を促す報告がある．さらにメラノコルチン系はレプチン，ネスファチン，グレリンなどの他の摂食調節因子と機能しながら摂食やエネルギー代謝調節作用を示すとされる．また，アンジオテンシン変換酵素阻害薬や β 遮断薬における体重減

少の予防効果や，COX阻害薬やサリドマイド，カンナビノイドなどの抗炎症作用や食欲増進作用を有する薬剤の悪液質に対する改善効果が報告されている．しかしながら，これらの報告は小規模で検討されたものが多く，現時点では限定的なエビデンスに留まっている．また経管栄養の効果については，がんや慢性閉塞性肺疾患による悪液質では示されているものの，心臓悪液質患者ではあまり一定していない[17]．その背景には腸管浮腫による腸管運動障害や吸収障害が関係すると考えられる．

心臓悪液質の運動処方

積極的な運動介入の適応となるのは，臨床的安定期にあるコントロールされた心不全で，NYHA クラスⅢまでの症例とされている．「安定期にある」とは少なくとも2週間は心不全の臨床症状の増悪がないことを意味し，「コントロールされた心不全」とは体液量が適正に管理されていること，具体的には中等度以上の下腿浮腫，肺うっ血がないことなどを示す[18]．前述したように，骨格筋の機能低下が心不全の病態進行のリスク因子となり得ることを考慮すると，病態管理の意味からもできるだけ早期に運動を開始することが望ましい．心臓悪液質患者において運動と栄養の併用効果に関する報告はなく，高強度の積極的な運動は少なくとも体重減少が落ち着き病態の安定していることが確認されるまでは避けるべきと思われる．

心不全患者に対する運動処方で留意すべき点は，目標運動量に到達するまでのコンディショニング期間を十分とることと，設定強度を低めにすることである．具体的には，運動開始初期は低強度かつ短時間のトレーニングを繰り返すことから開始し，自覚症状や身体所見などを観察しながら徐々に頻度と時間を増加させていく[19]．悪液質患者のように運動レベルの低い患者では，頻度－運動時間－運動強度の順に2週間～1カ月間かけて目標強度まで増加させることが基本である[20,21]．すなわち，低強度にて短時間・頻回に運動を行い，次に時間を延長して回数を減らし，最後に強度を増して適正強度・時間・回数を設定する．方法としては，開始初期の負荷量を1RMの20～30%と低強度に設定し，その後頻度→回数→強度の順で徐々に負荷強度を上げていく．

心不全患者では運動時の心拍応答が低下していることや，ほとんどの症例でβ遮断薬が投与されていることにより，心拍数による運動強度決定の精度が低下することに注意する．到達目標強度としては，最高酸素摂取量の40～60%に相当するATレベルの運動強度とし，重症度により適宜強度を変更する．心不全例に心拍予備能を用いる場合，Karvonenの式においてNYHA Ⅰ～Ⅱ度の軽症でk＝0.4～0.5，NYHA Ⅲ度の中等症でk＝0.3～0.4の低強度にすることが望ましい．心拍応答が運動強度を反映しない心房細動やペースメーカー調律の症例では，トレーニング心拍数の決定が困難なためBorg指数（11～13の"ややきつい"レベル以下）を用いる．

おわりに

心臓悪液質の治療には栄養や運動以外に患者教育が必須である．慢性心不全に対す

る教育プログラムは，服薬遵守や水分・塩分制限，感染症予防など急性増悪要因の管理と，体重測定・症状管理など急性増悪症状の自己モニタリング，ならびにその対処法の教育が基本要素である．これら疾病管理の有効性は既に多くのランダム化比較試験が報告されており，メタ解析で再入院（急性増悪）を予防することが示されている[22,23]．したがって，運動が負の刺激要因とならないためにも，適切な疾病管理教育を併用する意義は大きいと思われる．以上のように，心臓悪液質に対するリハ栄養のかかわりにおいて，疾病管理や患者指導の役割も重要であり，個々の指導には医師，看護師，薬剤師，管理栄養士，理学療法士，作業療法士，言語聴覚士など以外にも多くの専門職種によるかかわりが必要となる．

（飯田有輝）

文献

1) Seta Y et al: Basic mechanisms in heart failure: the cytokine hypothesis. *J Card Fail* **2**: 243-249, 1996.
2) Hunt SA et al: ACC/AHA 2005 Guideline Update for the Diagnosis and Management of Chronic Heart Failure in the Adult. *Circulation* **112**: e154-e235, 2005.
3) Anker SD et al: Cardiac Cachexia: A Syndrome With Impaired Survival and Immune and Neuroendocrine Activation. *Chest* **115**: 836-847, 1999.
4) Morley JE et al: Cachexia: pathophysiology and clinical relevance. *Am J Clin Nutr* **83**: 735-743, 2006.
5) Carr JG et al: Prevalence and hemodynamic correlates of malnutrition in severe congestive heart failure secondary to ischemic or idiopathic dilated cardiomyopathy. *Am J Cardiol* **63**: 709-713, 1989.
6) Anker SD et al: Wasting as independent risk factor for mortality in chronic heart failure. *Lancet* **349**: 1050-1053, 1997.
7) Anker SD et al: Hormonal changes and catabolic/anabolic imbalance in chronic heart failure and their importance for cardiac cachexia. *Circulation* **96**: 526-534, 1997.
8) Niebauer J et al: Deficient insulin-like growth factor I in chronic heart failure predicts altered body composition, anabolic deficiency, cytokine and neurohormonal activation. *J Am Coll Cardiol* **32**: 393-397, 1998.
9) Sharma R et al: From tissue wasting to cachexia: change in peripheral blood flow and skeletal musculature. *Eur Heart J Suppl* **4**: D12-D17, 2002.
10) Anker SD et al: Inflammatory mediators in chronic heart failure: an overview. *Heart* **90**: 464-470, 2004.
11) Sakuma K et al: Sarcopenia and cachexia: the adaptations of negative regulators of skeletal muscle mass. *J Cachex Sarcopenia Muscle* **2**: 77-94, 2012.
12) Coats AJ et al: Symptoms and quality of life in heart failure : The muscle hypothesis. *Br Heart J* **72**: 36-39, 1994.
13) Poehlman ET et al: Increased Resting Metabolic Rate in Patients with Congestive Heart Failure. *Ann Intern Med* **121**: 860-862, 1994.
14) Aquilani R et al: Is nutritional intake adequate in chronic heart failure patients? *J Am Coll Cardiol* **42**: 1218-1223, 2003.
15) Torre-Amione G et al: Proinflammatory cytokine levels in patients with depressed left ventricular ejection fraction: a report from the Studies of Left Ventricular Dysfunction (SOLVD). *J Am Coll Cardiol* **27**: 1201-1206, 1996.
16) von Haehling S et al: Nutrition, metabolism, and the complex pathophysiology of cachexia in chronic heart failure. *Cardiovasc Res* **73**: 298-309, 2007.
17) Anker SD et al: ESPEN Guidelines on Enteral Nutrition: Cardiology and Pulmonology. *Clin Nutr* **25**: 311-318, 2006.

18) Swedberg K et al: Guidelines for the Diagnosis and Treatment of Chronic Heart Failure: executive summary (update 2005). *Rev Esp Cardiol* **58**: 1062-1092, 2005.
19) Krum H: The Task Force for the diagnosis and treatment of chronic heart failure of the European Society of Cardiology. Guidelines for the diagnosis and treatment of chronic heart failure: full text (update 2005). *Eur Heart J* **26**: 2472, 2005.
20) Dickstein K et al: ESC guidelines for the diagnosis and treatment of acute and chronic heart failure 2008: the Task Force for the diagnosis and treatment of acute and chronic heart failure 2008 of the European Society of Cardiology. Developed in collaboration with the Heart Failure Association of the ESC (HFA) and endorsed by the European Society of Intensive Care Medicine (ESICM). *Eur J Heart Fail* **10**: 933-989, 2008.
21) Nieminen MS et al: Executive summary of the guidelines on the diagnosis and treatment of acute heart failure: the Task Force on Acute Heart Failure of the European Society of Cardiology. *Eur Heart J* **26**: 384-416, 2005.
22) Gohler A et al: A systematic meta-analysis of the efficacy and heterogeneity of disease management programs in congestive heart failure. *J Card Fail* **12**: 554-567, 2006.
23) Whellan DJ et al: Metaanalysis and review of heart failure disease management randomized controlled clinical trials. *Am Heart J* **149**: 722-729, 2005.

第2章 主な疾患の悪液質に対するリハビリテーション栄養

3. 慢性閉塞性肺疾患

> **ポイント**
> ○ COPD ではサルコペニアが疾患の重症度と予後に関連する.
> ○ サルコペニアの原因として悪液質を合併している場合が多い.
> ○ 多職種が連携したより包括的なリハ栄養管理が重要である.

はじめに

　慢性閉塞性肺疾患（COPD）では体重減少やサルコペニア（加齢性筋肉減弱症）を認め，栄養障害を合併することが多い．わが国では COPD 患者の約 70％に体重減少が認められている[1]．COPD の低栄養は骨格筋の機能障害，呼吸困難，健康関連 QOL の低下，疾患の増悪，死亡率の増加に関連する[2-5]．特に，除脂肪体重の低下が重症度と予後に関連している[6-7]．したがって COPD においてはサルコペニアへの評価と介入が重要である．

　近年，COPD は肺に限局した病態ではなく，全身性炎症疾患として認識されつつある．炎症に伴う代謝異常が体重減少，サルコペニアの原因とも考えられている[8]．慢性疾患に伴う栄養代謝障害は悪液質とよばれ，栄養療法単独では改善が困難な場合が少なくない．本稿では COPD における悪液質について解説し，より効果的な介入方法を考えていく．

COPD における低栄養の原因

　COPD では摂食時の呼吸困難や疲労，腹部膨満感により，食欲が低下する場合が多い．これによるエネルギーおよび蛋白質の摂取量低下が体重減少・サルコペニアの原因となる．その一方で食思不振は体重減少の主因ではなく[9]，BMI が低い COPD 患者において必ずしもエネルギー摂取量が減少しているわけではなかったとの報告がある[10]．すなわち，COPD の体重減少・サルコペニアの原因は単純な飢餓だけでなく，全身性炎症によるエネルギー消費量の増大と蛋白異化の亢進も原因であると考えられる．COPD 患者では安静時エネルギー消費量が健常者と比べ 1.2 〜 1.4 倍に増大している．疾患に伴う代謝変動は「悪液質」と定義され[11]（p 4，図 1 参照），特に慢性呼吸不全に伴う悪液質は，肺悪液質（pulmonary cachexia）とよばれる．

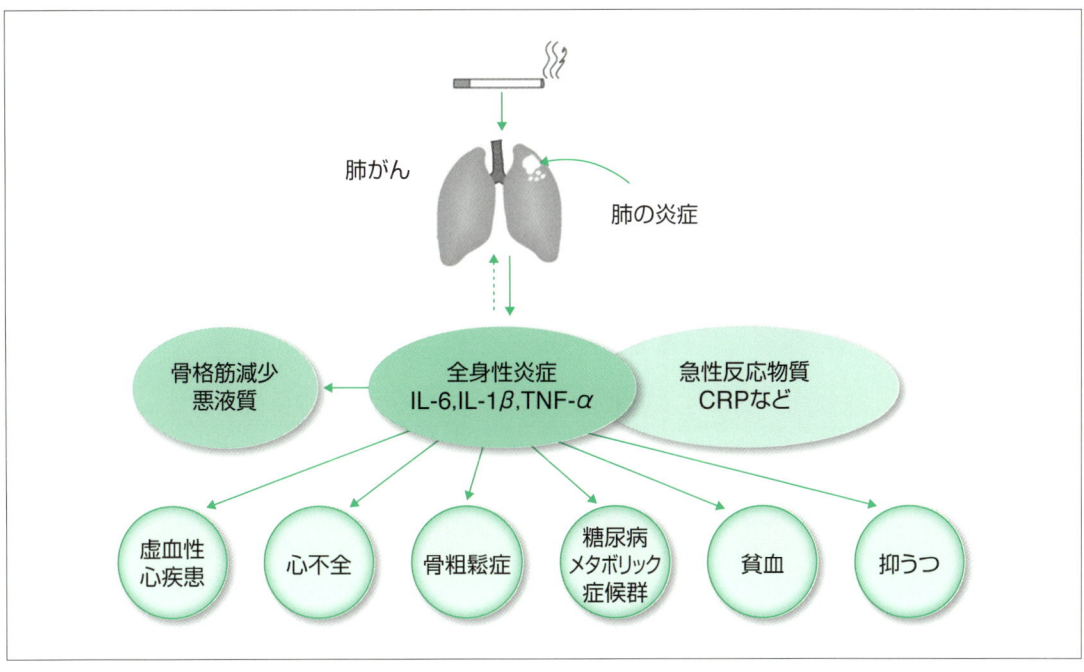

図1 COPDの全身性炎症による併存症 （Barnes et al, 2009）[8]を改変

COPDと悪液質

　全身性炎症と酸化ストレスを誘因としたさまざまな代謝変動が肺悪液質の病態である．

　COPDは，タバコ煙を主とする有害物質を長期的に吸入曝露することで生じた肺の炎症性疾患である[1]．しかし炎症は肺に限局せず，全身にさまざまな併存症を引き起こす（**図1**）．実際にCOPD患者ではtumor necrosis factor-α（TNF-α），interleukin-6（IL-6）などの炎症性サイトカインやC-reactive protein（CRP）が上昇しており，除脂肪体重の減少や運動耐容能の低下と関連していた[12-14]．炎症の転写因子であるnuclear factor-kappa B（NF-κB）の発現は低栄養のCOPD患者で増強する[15]ことからも，全身性炎症は悪液質患者でより顕著であると考えられる．さらにCOPD患者では食欲抑制作用のあるレプチンの分泌が増加しており，食思不振も炎症の影響であることが示唆されている[16]．

　炎症や繰り返される低酸素血症は酸化ストレスを亢進させる[17]．また，タバコ煙には活性酸素が含まれるため，喫煙は酸化ストレスを亢進させる．さらにCOPD患者では炎症や酸化ストレスを防御する遺伝子の発現因子であるNrf2（Nuclear factor erythroid 2-related factor 2）の活動が低下し[18]，抗酸化酵素の機能が不十分であることも示唆されている[19]．このことも酸化ストレスが亢進する要因と考えられる．酸化ストレスは，主要な蛋白分解システム経路であるユビキチン-プロテアソームを活性化させたり，アポトーシス（細胞死）を誘発したりすることで，筋蛋白異化を進

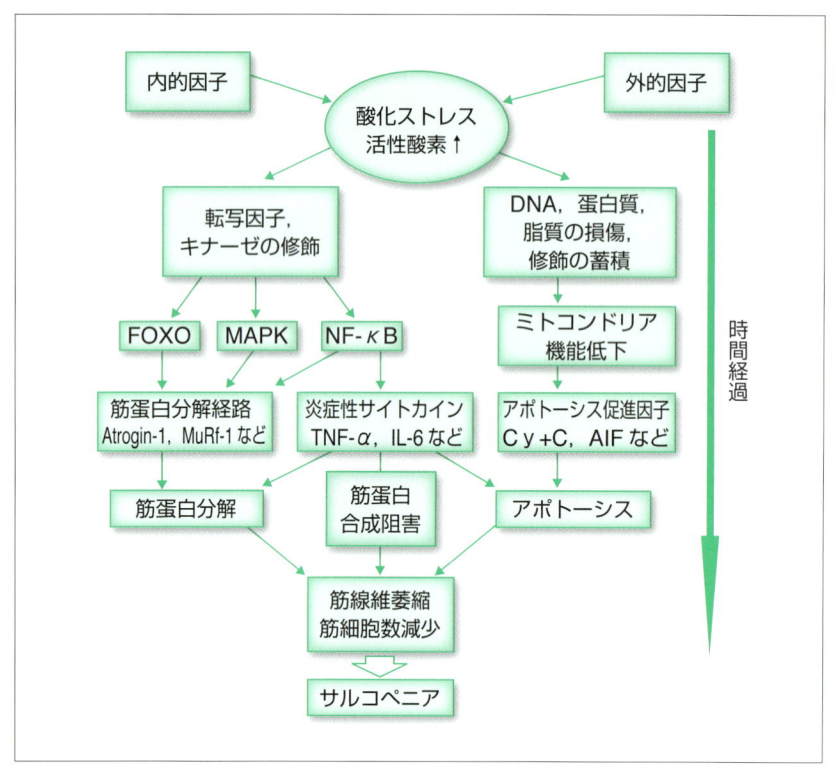

図2 酸化ストレスによる影響 (Meng et al, 2010)[20]を改変

める（**図2**）[20]．COPD患者において酸化ストレスと除脂肪体重や筋力との間に負の相関が示されている[21-23]．

そのほかCOPD患者ではテストステロンやインスリン様成長因子-1型（IGF-1）など同化ホルモンが減少していることと，ミオスタチンが上昇していることが報告されており，悪液質の原因に関与している[17]．

COPDとサルコペニア

COPD患者のサルコペニアは予後に関連する．以下，COPDにおけるサルコペニアについて解説する．

1．サルコペニアの原因

COPDにおける悪液質の割合は20～40％と報告され[24]，患者がサルコペニアに陥る主な原因となっている．これに加えCOPD患者では加齢や廃用，飢餓もサルコペニアの要因と考えられ，原因が重複している場合が多い．さらに急性増悪などの侵襲によりサルコペニアは加速され，急性増悪を頻繁に起こす患者は除脂肪体重がより減少し，筋力も低下する傾向が認められた[25,26]．このように，COPDが重症化するほどサルコペニアの罹患率は増加すると考えられ[27]，1秒率の低下と大腿四頭筋の筋力には有意な相関が示されている[28]．注意を要するのは，COPDの早期から筋力低下を認めるとの報告もあり[29]，悪液質も含めたサルコペニアの評価を早期より行い，介

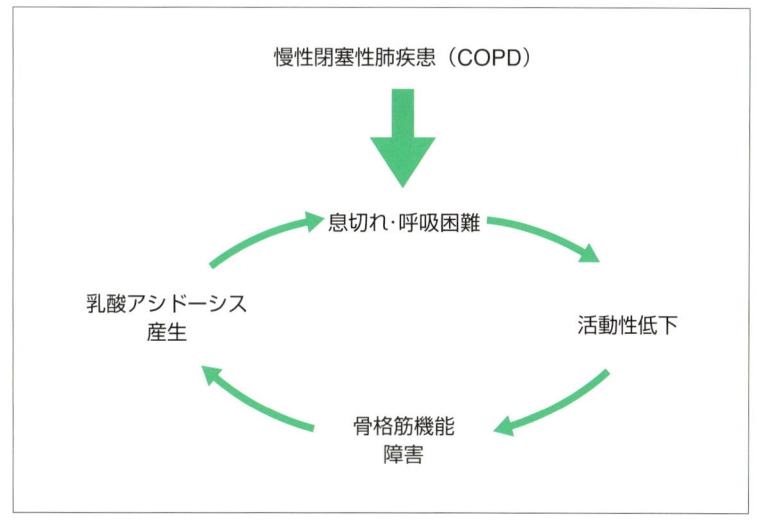

図3 COPDの骨格筋の機能障害における負のスパイラル
(Donaldson et al, 2012)[17]を改変

入していくことが重要である．

2. 骨格筋の質の変化

　骨格筋量の減少は筋肉における代謝機能を低下させる．また，COPD患者の骨格筋では遅筋であるI型筋線維が減少し，速筋であるIIx型線維が増加するといった骨格筋タイプのシフトも生じている[30]．さらに酸化ストレスは筋細胞内のミトコンドリアの機能を低下させる．このような骨格筋の質の変化により，COPD患者では好気性代謝能力が低下し，嫌気性代謝が優位となるため，労作時に容易に乳酸アシドーシスが生じ，呼吸中枢を刺激して換気の亢進をもたらし[31]，呼吸苦や息切れの原因となると考えられている．特にBMIが低い患者ではミトコンドリアの機能が低下しており，筋持久力低下と運動誘発性の血中乳酸濃度の増加と関連している[32]．労作時の息切れは，日常生活の活動性を低下させ，筋の機能障害をさらに助長させる負のスパイラルを生じる（**図3**）．

COPDに対する介入

　骨格筋へのアプローチ（骨格筋量の増加，代謝の改善）はCOPDの症状を軽減させる可能性がある．ただし，病態が複雑であることから，栄養管理だけでなく，疾患の治療，リハ，薬物療法などと併用する，より包括的な介入が必要と考えられる．

1. 原疾患の治療

　COPDでは急性増悪を繰り返すことで原疾患が進行し，悪液質の合併率も増加する[33]．したがって，急性増悪と疾患の進行を予防することが重要である．喫煙習慣のあるCOPD患者では，まずは禁煙をすることが最も重要である．喫煙はサルコペニアのリスク因子であり[34]，症状の悪化防止だけでなくサルコペニアへの進展防止のためにも禁煙を勧める．

COPDの症状を管理するうえで, 気管支拡張薬による治療は中心的な役割を果たす. 長時間作用型抗コリン薬や長時間作用型吸入β2刺激薬はCOPD増悪の抑制, 症状および健康状態を改善させる[35]. 薬物療法はリハへの上乗せ効果としても期待される. 長時間作用型抗コリン薬(チオトロピウム)と下肢トレーニングを中心とした呼吸リハの組み合わせは, 呼吸リハ単独と比べて呼吸困難感を減少させ, 運動耐容能を向上させた[36]. また, 急性増悪予防のために肺炎球菌ワクチン, インフルエンザワクチンの接種が推奨されている.

患者ごとに病期, 病型, 重症度を総合的に評価した病状(呼吸苦, 咳嗽, 喀痰症状)から治療反応性を考慮したうえで, 個別に管理方針を定める[1].

2. リハビリテーション

呼吸リハは運動能力の改善, 呼吸苦の軽減, QOLの向上, 入院日数と回数の減少, 不安・抑うつの改善などの効果があり, 最も重要で必須な非薬物療法である. その中核となるのがレジスタンストレーニングや持久力トレーニングなどの運動療法である. また, サルコペニアの予防・改善が重要であり, 疾患の初期から開始していくことが望ましい. 近年, 慢性疾患に対する運動の抗炎症作用が報告されている[37]. COPDに対しても運動療法の抗炎症作用[38]や抗酸化作用[39]が示され, 悪液質の場合でも運動療法の介入を行う. また, 持久力トレーニングによりⅡb線維が減少し, Ⅰ型筋線維やⅡa型筋線維が増加したとの報告もあり, 筋のリモデリングを促す可能性も示唆されている[40].

運動療法を実施する際は, FITTとよばれるFrequency(頻度), Intensity(強度), Time(時間), Type(種類)を明確にする必要がある. 高強度運動は骨格筋量の増加がより期待される一方で, アドヒアランスを低下させる欠点がある. また, 過度な運動により炎症や酸化ストレスを高めてしまうことも懸念されている[41]. 低強度運動は高齢者や重症の患者でも行いやすく, 継続しやすい利点がある. 米国胸部学会と心血管・呼吸リハビリテーション協会(ACCP/AACVPR)共同ガイドラインでは高強度, 低強度ともに効果的であるとしている[42]. それぞれの利点・欠点(**表1**)を把握した, 個別の対応が重要となる. 頻度は3回/週以上, 持続時間は1回20分以上を目標とする. 運動療法実施後も, 効果をみながらFITTを再検討し, 進めていく. 運動に伴い低酸素血症を起こす患者では酸素吸入を行う. 重症患者の場合は, リラクセーションや呼吸介助, 排痰などコンディショニングを優先する. また, 運動療法と非侵襲的陽圧換気療法(noninvasive positive pressure ventilation; NPPV)の併用も考慮する.

COPDでは嚥下障害を伴うことが少なくない. 特に急性増悪で入院した患者には嚥下障害を認めることが多く, 嚥下障害が急性増悪に関連している可能性もある[43]. したがって, 早期から嚥下障害を疑い, 嚥下評価・リハを行っていくことが重要である.

3. 栄養管理

運動療法だけでなく, 栄養管理と組み合わせることが有用である. これまでCOPDに対する栄養管理について有効性は示されていなかったが, 最近の系統的レビューでは, 栄養管理は総エネルギー摂取量, 身体組成, 握力を向上させると報告された[44]. 2012年に改訂されたコクランのレビューでも, 低栄養のCOPD患者に対する栄養療法は, 体重や除脂肪体重, 運動耐用能, 呼吸筋力, 健康関連QOLの改善に有効であ

表1 高強度負荷と低強度負荷

	高強度負荷（high intensity）	低強度負荷（low intensity）
定義	・患者個々の $\dot{V}O_2peak$ に対し60〜80％の負荷	・患者個々の $\dot{V}O_2peak$ に対し40〜60％の負荷
利点	・同一運動刺激に対して高い運動能力の改善がみられ，生理学的効果は高い	・在宅で継続しやすい ・抑うつや不安感の改善効果は大きい ・リスクが少ない ・アドヒアランスが維持されやすい
欠点	・すべての患者に施行は困難（特に重症例） ・リスクが高いため，付き添い，監視が必要 ・患者のアドヒアランス低下	・運動能力の改善が少ない ・運動効果の発現に長時間を要す
適応	・モチベーションが高い症例 ・肺性心，重症不整脈，器質的心疾患がない ・運動時に SpO_2 が90％以上である	・高度な呼吸困難症例 ・肺性心合併例 ・後期高齢者（75歳以上）

（日本呼吸ケア・リハビリテーション学会呼吸リハビリテーション委員会ワーキンググループ・他，2012）[31]を改変

るとされた[45]．COPD患者に対しては十分なエネルギーと蛋白質を投与し，明らかな二酸化炭素蓄積のある患者のエネルギー源としては，炭水化物の過剰摂取を避け，脂肪の比率を高くするよう推奨してされている[46]．しかし，脂肪は胃内停留時間が長いため腹部膨満感を生じたり，消化管への負担となり下痢を引き起こしたりする可能性があることに留意する．少量頻回の経口摂取は，食後の呼吸困難や腹満感を避けることができ，有効である．至適蛋白質量について確立されていないが，悪液質患者に対しては蛋白質1.5g/kg/日以上の摂取で骨格筋量を増加させる可能性がある[47]．また，限定的なエビデンスにとどまってはいるが，抗酸化物質（ビタミンC, E, βカロテン，ポリフェノール，カテキン，亜鉛，セレン，コエンザイムQ10など）の有用性も示唆されている[48]．ビタミンDはCOPD患者で不足し，肺機能の低下や骨粗鬆症，骨格筋機能障害との関連を認める報告がある[49]．一方でビタミンDの補給は，急性増悪頻度の減少や肺機能の改善は認められず，さらなる研究が必要とされている[50]．

COPDに対するリハ栄養介入の有用性はいくつか報告されており，表2に示す．

4．その他の薬物療法

他にもいくつかの薬物療法が有用である可能性が示唆されている．テストステロンと筋力トレーニングの併用により，プラセボと比べて除脂肪体重の増加を認めた[56]．N-アセチルシステインと抗酸化療法はプラセボと比較して大腿四頭筋の持久力が25％増加した[57]．成長ホルモンは筋力や運動能力を向上させなかったが，除脂肪体重が増加した[58]．グレリンは悪液質COPD患者に対し，除脂肪体重，筋力，6分間歩行距離を増加させた[59]．ただし，いずれも小規模な研究であり，また副作用に関して十分留意する必要がある．

表2 リハビリテーションと栄養管理を組み合わせた介入研究

対象	介入群	対照群	結果
低栄養COPD患者32名	低強度運動療法＋栄養剤（200kcal/200ml，ω3系脂肪酸，ビタミンA・C・E，βカロテン含有）1日2本	健康教育	12週間後，介入群で体重，エネルギー摂取量，筋力，呼吸機能，6分間歩行距離，QOLが改善し，炎症性サイトカインが減少した[51]．
COPD患者80名	呼吸リハ（持久力トレーニング，筋力トレーニング）＋多価不飽和脂肪酸9g	呼吸リハ＋プラセボ	8週間後，両群で除脂肪体重，筋力が増加，介入群で運動耐容能が改善した．全身性炎症は変化がなかった[52]．
体重減少を認めるCOPD患者28名	リハ（持久力トレーニング，筋力トレーニング）＋必須アミノ酸含有栄養剤（200ml/200kcal，BCAA2g）1日2本	リハのみ	12週間後，介入群で除脂肪体重が増加し，蛋白合成の促進や代謝改善を認めた[53]．
長期間酸素療法を行っているCOPD患者55名	リハ＋栄養補助食品（クレアチン170mg，コエンザイムQ10 160mg）1日2個	リハ＋プラセボ	2カ月後，介入群で除脂肪体重，運動耐容能，呼吸困難感の改善を認めた[54]．
COPD患者122名	健康教育，経口栄養剤（188kcal/120ml）1日3本，リハ（持久力トレーニング，筋力トレーニング），経口テストステロン（男性80mg×2回，女性40mg×2回）を組み合わせた集学的リハ栄養	教育のみ	90日後，介入群で，BMI，除脂肪指数，大腿四頭筋力，持久力，などが改善した[55]．

5. 患者教育

COPD患者に対する自己管理教育は，増悪による入院率を減少させる効果が示されている[60]．また健康関連QOLの改善[61]や医療費の削減効果[62]も示唆されている．教育の具体的な内容を表3に示す．特にサルコペニアや悪液質の改善・予防のために運動の継続が必要で，具体的なアクションプラン（行動計画）を作成することが有用である．アクションプランとしては，「調子がよい日の1日の過ごし方」「調子が悪い日の1日の過ごし方」「1週間の運動計画」「1日の目標エネルギーを摂取するための食事計画」「増悪時の服薬計画・受診のタイミング」など

表3 COPDにおける患者教育の構成

1. 疾患の自己管理
2. 肺の構造・疾患，検査
3. 禁煙
4. 環境因子の影響
5. 薬物療法
6. ワクチン接種
7. 増悪の予防・早期対応
8. 日常生活の工夫と呼吸困難の管理
9. 運動の重要性
10. 栄養・食事療法
11. 栄養補給療法
12. 在宅酸素療法
13. 在宅人工呼吸療法
14. 福祉サービスの活用
15. 心理面への援助
16. 倫理的問題

（日本呼吸ケア・リハビリテーション学会呼吸リハビリテーション委員会ワーキンググループ・他，2012）[31]を改変

がある[31]．

　患者教育においては，患者自身の行動を変容させることが最も重要である．そのためには達成しやすい短期的で明確な目標を設定し，自己効力感がもてるよう成果をフィードバックすることが効果的である．また呼吸困難への対処法や効果的な呼吸法を指導しておくことも必要である．

COPDに対する終末期医療

　2020年にはCOPDが世界の死亡原因の第3位になることが予測されている．わが国でも年々順位を上げ，2011年には死亡原因の第9位となっている．したがって，今後COPDに対する終末期医療を考えることが重要となる[63]．しかし，COPD患者は十分な終末期医療を受けられていないのが現状である[64]．COPDにおける緩和ケアの要素として，呼吸困難のマネジメント，酸素療法，栄養補給，抗不安薬および抗うつ薬，ケアプランニングがあげられている[63]．特に緩和すべき症状の中心は呼吸苦とそれに伴う精神的苦痛・不安の軽減である．適切な鎮静薬の使用は呼吸苦を減少するという報告がある[65]が，安易な鎮静薬投与がさらなる呼吸状態の悪化を招く可能性もある．投与量や投与方法の検討は今後の課題である．抗うつ薬は，不安症状の軽減のほか，呼吸困難感や身体症状を改善させる報告がある[66]．

　また，急性増悪時に気管挿管や気管切開を希望しない患者に対してはNPPVの適応を考慮する．重度COPD患者に対し，NPPVは酸素療法より運動耐容能やQOLを向上させる可能性も示唆されている[67]．

　COPDではどの時点からを終末期と評価するかには議論がある．しかしながら終末期の緩和ケアに関して，患者，家族，関連する多職種の医療従事者で議論を進めていく必要がある[68]．

おわりに

　COPDでは多くの場合，悪液質，サルコペニアが合併する．悪液質は全身性炎症と酸化ストレスを誘因とした代謝変動の総体である．サルコペニアは悪液質，加齢，廃用，飢餓などの複合的要因により惹起される．COPDの病態は複雑であり，原疾患の治療とともに，リハ栄養，薬物療法，患者教育など施設横断的な多職種による介入が有用である．さらに急性期から回復期，在宅までシームレスな連携が重要である．また終末期医療に関しては今後，議論を深めていく必要がある．　**（高橋浩平，石田順朗）**

---

1) 日本呼吸器学会COPDガイドライン第3版作成委員会：COPD（慢性閉塞性肺疾患）診断と治療のためのガイドライン，第3版，メディカルレビュー社，2009．
2) Schols AM: Nutrition in chronic obstructive pulmonary disease. *Curr Opin Pulm Med* **6**: 110-115, 2000.
3) King DA et al: Nutritional aspects of chronic obstructive pulmonary disease. *Proc Am*

Thorac Soc **5**: 519-523, 2008.
4) Shoup R et al:Body composition and health-related quality of life in patients with obstructive airways disease. *Eur Respir J* **10**: 1576-1580, 1997.
5) Hallin R et al: Nutritional status, dietary energy intake and the risk of exacerbations in patients with chronic obstructive pulmonary disease (COPD). *Respir Med* **100**: 561-567, 2006.
6) Vestbo J et al: Body mass, fat-free body mass, and prognosis in patients with chronic obstructive pulmonary disease from a random population sample: findings from the Copenhagen City Heart Study. *Am J Respir Crit Care Med* **173**: 79-83, 2006.
7) Ischaki E et al: Body mass and fat-free mass indices in COPD: relation with variables expressing disease severity. *Chest* **132**: 164-169, 2007.
8) Barnes PJ, Celli BR :Systemic manifestations and comorbidities of COPD. *Eur Respir J* **33**: 1165-1185, 2009.
9) Congleton J: The pulmonary cachexia syndrome: aspects of energy balance. *Proc Nutr Soc* **58**: 321-328, 1999.
10) Renvall MJ et al: Predictors of body mass index in patients with moderate to severe emphysema. *Copd* **6**: 432-436, 2009.
11) Evans WJ et al: Cachexia: a new definition. *Clin Nutr* **27**: 793-799, 2008.
12) Di Francia M et al: Tumor necrosis factor-alpha levels and weight loss in chronic obstructive pulmonary disease. *Am J Respir Crit Care Med* **150**: 1453-1455, 1994.
13) Eid AA et al: Inflammatory response and body composition in chronic obstructive pulmonary disease. *Am J Respir Crit Care Med* **164**: 1414-1418, 2001.
14) Broekhuizen R et al: Raised CRP levels mark metabolic and functional impairment in advanced COPD. *Thorax* **61**: 17-22, 2006.
15) Agusti A et al: NF-κB activation and iNOS upregulation in skeletal muscle of patients with COPD and low body weight. *Thorax* **59**: 483-487, 2004.
16) Kumor-Kisielewska A et al: Assessment of leptin and resistin levels in patients with chronic obstructive pulmonary disease. *Pol Arch Med Wewn* **123**: 215-220, 2013.
17) Donaldson AV et al: Muscle function in COPD: a complex interplay. *Int J Chron Obstruct Pulmon Dis* **7**: 523-535, 2012.
18) Malhotra D et al: Decline in NRF2-regulated antioxidants in chronic obstructive pulmonary disease lungs due to loss of its positive regulator, DJ-1. *Am J Respir Crit Care Med* **178**: 592-604, 2008.
19) Gosker HR et al: Altered antioxidant status n peripheral skeletal muscle of patients with COPD. *Respir Med* **99**: 118-125, 2005.
20) Meng SJ,Yu LJ: Oxidative stress, molecular inflammation and sarcopenia. *Int Mol Sci* **11**: 1509-1526, 2010.
21) Barreiro E et al: Chronic endurance exercise induces quadriceps nitrosative stress in patients with severe COPD. *Thorax* **64**: 13-19, 2009.
22) Barreiro E et al: Cytokine profile in quadriceps muscles of patients with severe COPD. *Thorax* **63**: 100-107, 2008.
23) Bolton CE et al: Cellular protein breakdown and systemic inflammation are unaffected by pulmonary rehabilitation in COPD. *Thorax* **62**: 109-114, 2007.
24) Remels AH et al: The mechanisms of cachexia underlying muscle dysfunction in COPD. *J Appl Physiol* **114**: 1253-1262, 2013.
25) Ansari K et al: Muscle weakness,health status and frequency of exacerbations in chronic obstructive pulmonary disease. *Postgrad Med J* **88**: 372-376, 2012.
26) Hopkinson NS et al: A prospective study of decline in fat free mass and skeletal muscle strength in chronic obstructive pulmonary disease. *Respir Res* **8**: 25, 2007.
27) Schols A M et al: Body composition and mortality in chronic obstructive pulmonary disease. *Am J Clin Nutr* **82**: 53-59, 2005.
28) Bernard S et al: Peripheral muscle weakness in patients with chronic obstructive pulmonary disease. *Am J Respir Crit Care Med* **158**: 629-634, 1998.
29) Seymour JM et al: The prevalence of quadriceps weakness in COPD and the

relationship with disease severity. *Eur Respir J* **36**: 81-88, 2010.
30) Gosker HR et al: Muscle fiber type shifting in the vastus lateralis of patients with COPD is associated with disease severity: a systematic review and meta-analysis. *Thorax* **62**: 944-949, 2007.
31) 日本呼吸ケア・リハビリテーション学会呼吸リハビリテーション委員会ワーキンググループ・他：呼吸リハビリテーションマニュアル―運動療法，第2版，照林社，2012．
32) Rabinovich RA et al: Mitochondrial dysfunction in COPD patients with low body mass index. *Eur Respir J* **29**: 643-650, 2007.
33) Schols A M et al: Body composition and mortality in chronic obstructive pulmonary disease. *Am J Clin Nutr* **82**: 53-59, 2005.
34) Castillo EM et al: Sarcopenia in elderly men and women: the Rancho Bernardo study. *Am J Prev Med* **25**: 226-231, 2003.
35) GOLD日本委員会監修：慢性閉塞性肺疾患の診断,治療,予防に関するグローバルストラテジー 2011年改訂版（日本語版）：http://www.goldcopd.org/uploads/users/files/GOLDReport2011_Japanese.pdf
36) Casaburi R et al: Improvement in exercise tolerance with the combination of exercise tolerance with the combination of tiotropium and pulmonary rehabilitation in patients with COPD. *Chest* **127**: 809-817, 2005.
37) Nader GA, Lundberg IE:Exercise as an anti-inflammatory intervention to combat inflammatory diseases of muscle. *Curr Opin Rheumatol* **21**: 599-603, 2009.
38) Vogiatzis I et al: Effects of rehabilitative exercise on peripheral muscle TNF alpha, IL-6, IGF-I and MyoD expression in patients with COPD. *Thorax* **62**: 950-956, 2007.
39) Mercken EM et al: Rehabilitation decreases exercise-induced oxidative stress in chronic obstructive pulmonary disease. *Am J Respir Crit Care Med* **172**: 994-1001, 2005.
40) Vogiatzis I et al: Effect of pulmonary rehabilitation on muscle remodeling in cachectic patients with COPD. *Eur Respir J* **36**: 301-310, 2010.
41) Pierantonio L, Palange P: Physical activity, nutritional status and systemic inflammation in COPD. *Eur Respir J* **40**: 522-529, 2012.
42) Ries AL et al: Pulmonary rehabilitation: joint ACCP/AACVPR evidence-based clinical practice guidelines. *Chest* **131**: 4-42, 2007.
43) O'Kane L, Groher M: Oropharyngeal dysphagia in patients with chronic obstructive pulmonary disease: a systematic review. *Rev CEFAC* **11**: 449-506, 2009.
44) Collins PF et al: Nutritional support in chronic obstructive pulmonary disease: a systematic review and meta-analysis. *Am J Clin Nutr* **95**: 1385-1395, 2012.
45) Ferreira I M et al: Nutritional supplementation for stable chronic obstructive pulmonary disease. *Cochrane Database Syst Rev* **12**: CD000998. pub3, 2012.
46) 日本静脈経腸栄養学会：静脈経腸栄養ガイドライン，第3版，南江堂，2013．
47) Op den Kamp CM et al: Muscle atrophy in cachexia: can dietary protein tip the balance? *Curr Opin Clin Nutr Metab Care* **12**: 611-616, 2009.
48) Rahman I: Antioxidant therapies in COPD. *Int J Chron Obstruct Pulmon Dis* **1**:15-29, 2006.
49) van de Bool C et al: Nutritional targets to enhance exercise performance in chronic obstructive pulmonary disease. *Curr Opin Clin Nutr Metab Care* **15**: 553-560, 2012.
50) Lehouck A et al: High doses of vitamin D to reduce exacerbations in chronic obstructive pulmonary disease: A Randomized Trial. *Ann Intern Med* **156**: 105-114, 2012.
51) Sugawara K et al: Effects of nutritional supplementation combined with low-intensity exercise in malnourished patients with COPD. *Respir Med* **104**: 1883-1839, 2010.
52) Broekhuizen R et al: Polyunsaturated fatty acids improve exercise capacity in chronic obstructive pulmonary disease. *Thorax* **60**: 376-382, 2005.
53) Baldi S et al: Fat-free mass change after nutritional rehabilitation in weight losing COPD: role of insulin, C-reactive protein and tissue hypoxia. *Int J Chron Obstruct Pulmon Dis* **5**: 29-39, 2010.

54) Marinari S et al: Effects of nutraceutical diet integration, with coenzyme Q10 (Q-Termulticompound) and creatine, on dyspnea, exercise tolerance, and quality of life in COPD patients with chronic respiratory failure. *Multidiscip Respir Med* **8**: 40, 2013.
55) Pison CM et al: Multimodal nutritional rehabilitation improves clinical outcomes of malnourished patients with chronic respiratory failure: a randomised controlled trial. *Thorax* **66**: 953-960, 2011.
56) Casaburi R et al: Effects of testosterone and resistance training in men with chronic obstructive pulmonary disease. *Am J Respir Crit Care Med* **170**: 870-878, 2004.
57) Koechlin C et al: Does oxidative stress alter quadriceps endurance in chronic obstructive pulmonary disease? *Am J Respir Crit Care Med* **169**: 1022-1027, 2004.
58) Burdet L et al: Administration of growth hormone to underweight patients with chronic obstructive pulmonary disease. A prospective, randomized, controlled study. *Am J Respir Crit Care Med* **156**: 1800-1806, 1997.
59) Nagaya N et al: Treatment of cachexia with ghrelin in patients with COPD. *Chest* **128**: 1187-1193, 2005.
60) Effing TW et al: Self-management education for patients with chronic obstructive pulmonary disease. *Cochrane Database Syst Rev* (4): CD 002990, 2007.
61) Bourbeau J et al: Reduction of hospital utilization in patients with chronic obstructive pulmonary disease : a disease-specific self-management intervention. *Arch Intern Med* **163**: 585-591, 2003.
62) Bourbeau J et al: Economic benefits of self-management education in COPD. *Chest* **130**: 1704-1711, 2006.
63) Choudhuri AH: Palliative Care for Patients with Chronic Obstructive Pulmonary Disease: Current Perspectives. *Indian J Palliat Care* **18**: 6-11, 2012.
64) Au DH et al: Differences in health care utilization at the end of life among patients with chronic obstructive pulmonary disease and patients with lung cancer. *Arch Intern Med* **166**: 326-331, 2006.
65) Young J et al: Attitudes to using opioids to treat dyspnea in advanced COPD: A qualitative study of family physicians and respiratory therapists. *Chest* **136**: 91, 2009.
66) Borson S et al: Improvement in mood, physical symptoms, and function with nortriptyline for depression in patients with chronic obstructive pulmonary disease. *Psychosomatics* **33**: 190-201, 1992.
67) Borghi-Silva A et al: Adjuncts to physical training of patients with severe COPD: oxygen or noninvasive ventilation? *Respir Care* **55**: 885-894, 2010.
68) 石原英樹：慢性呼吸器疾患の終末期ケア．呼吸器ケア **10**: 952-958, 2012.

第2章 主な疾患の悪液質に対するリハビリテーション栄養

4. 慢性腎不全

> **ポイント**
> - CKD 患者は，蛋白質とエネルギー源（体蛋白と体脂肪）の蓄積が減少した状態（protein-energy wasting；PEW）をきたしやすい．
> - CKD 患者の PEW の成立には，さまざまな要因が複雑に絡み合っている．
> - CKD 患者の QOL 向上や生命予後改善のためには，PEW に対する包括的かつ積極的な介入が不可欠である．

はじめに

わが国では，慢性腎臓病（chronic kidney disease; CKD）患者が 1,330 万人に達し，CKD は 21 世紀に出現した新たな国民病といわれるまでになっている[1]．この背景には，超高齢社会の到来と糖尿病，高血圧などの生活習慣病の増加がある．CKD 患者は，栄養障害やそれに伴うサルコペニアをきたしやすく，これらは患者の生活の質（quality of life; QOL）や生命予後に大きな影響を与える[2-4]．したがって，栄養障害やサルコペニアに対する包括的かつ積極的な介入が CKD 患者の QOL 向上や生命予後改善のために不可欠である．

しかし，これまでは CKD 患者の栄養障害に関してさまざまな用語が用いられ，その定義や診断基準もまちまちであった．そして，このことが CKD 患者の栄養障害の実態把握を困難にしていた．そこで，CKD 患者の栄養障害を表す用語やその定義，診断基準の統一が図られるようになり，そのような動きのなかで 2008 年に the International Society of Renal Nutrition and Metabolism（ISRNM）により"protein-energy wasting（PEW）"という用語が提唱された[4]．以来，CKD 患者における PEW に関するレビュー論文が次々に発表されており，CKD 患者における栄養障害を表す用語として PEW が定着しつつある．ここでは PEW の定義や診断基準について概説した後，PEW に対する具体的なリハ栄養を紹介する．

PEW とは

PEW は，「急性腎障害（acute kidney injury; AKI）および CKD 患者にみられる蛋白質とエネルギー源（体蛋白と体脂肪）の蓄積が減少した状態」を表す用語である[4]．

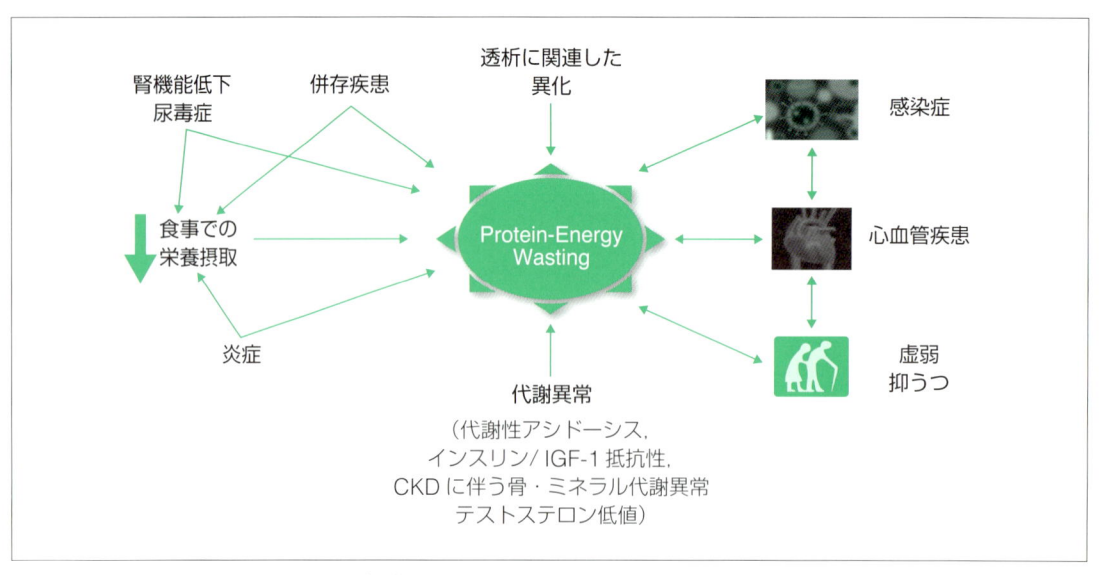

図1 CKDにおけるPEWの原因の概念図 （Carrero et al, 2013）[6]

　この用語が提唱されるまでは，"MIA（malnutrition, inflammation and atherosclerosis）症候群"という用語がCKD患者の栄養障害を表す用語として最も一般的に用いられてきた．MIA症候群は，「高サイトカイン血症により惹起されたmalnutrition（栄養障害），inflammation（炎症），atherosclerosis（動脈硬化）が互いに悪影響を及ぼして生命予後が悪化する病態」を意味している[5]．しかし，CKD患者の栄養障害には炎症以外にもさまざまな要因が関与している．MIA症候群という用語は，CKD患者の栄養障害は炎症のみによって引き起こされるという印象を与えかねないため，炎症以外の成因も含めた種々な要因により引き起こされる栄養障害の病態を表す用語として"PEW"が新たに提唱された[4]．

　CKD患者におけるPEWの成立には，さまざまな要因が複雑に絡み合っている（**図1，表1**）[6]．食思不振や食事制限による栄養摂取不足はPEWの主要因である．しかし，栄養摂取不足のみならず，尿毒症，全身性の炎症，糖尿病や心血管病などの併存疾患，代謝性アシドーシスやインスリン抵抗性などの代謝・内分泌異常などもPEWの発症に関与している．さらに，透析患者では，透析による栄養素の喪失（アミノ酸や蛋白質の透析液中への流出）や透析治療に関連した因子（透析液中のエンドトキシンや透析膜の生体適合性など）も加わり，PEWを非常にきたしやすい．PEWは感染症，心血管疾患，虚弱や抑うつなどを引き起こし，さらにこれらの合併症がPEWを増悪させる要因となる．PEWは，CKD患者の入院や死亡率を増加することからCKD患者の予後規定因子として重要視されている[7,8]．

　なお，PEWの成因は，非CKD患者におけるcachexia（悪液質）の成因と一部オーバーラップしている．しかし，CKD患者では，明らかなcachexiaを呈する前からwasting（消耗）が認められるという特徴がある．このことから，ISRNMでは，PEWが重篤となった病態を"cachexia"とするとしている．さらに，単に食事摂取量が不十分で必要な栄養所要量を満たさない場合には"malnutrition（栄養不良）"あるい

表1 CKDにおけるPEWの原因

1. 蛋白質とエネルギー摂取の低下
    a. 食思不振
        i. 循環している食欲メディエータの調節不全
        ii. 視床下部のアミノ酸センシング
        iii. 窒素源性尿毒素
    b. 食事制限
    c. 栄養摂取に関連する臓器の変化
    d. 抑うつ
    e. 食事を得たり，準備したりできない
2. 代謝亢進
    a. エネルギー消費の増大
        i. 炎症
        ii. 循環している炎症性サイトカインの増加
        iii. 肥満に伴うインスリン抵抗性
        iv. アディポネクチンとレジスチン代謝の変化
    b. ホルモン異常
        i. CKDのインスリン抵抗性
        ii. 糖質コルチコイド活性の亢進
3. 代謝性アシドーシス
4. 身体活動性の低下
5. 蛋白同化作用の低下
    a. 栄養摂取の低下
    b. GH/IGF-1に対する抵抗性
    c. テストステロン欠乏
    d. 甲状腺ホルモン低値
6. 併存疾患とライフスタイル
    a. 併存疾患（糖尿病，うっ血性心不全，抑うつ，冠動脈疾患，末梢動脈疾患）
7. 透析
    a. 透析液への栄養素の喪失
    b. 透析に関連した炎症
    c. 透析に関連した代謝亢進
    d. 残存腎機能の喪失

(Carrero et al, 2013)[6]

は"undernutrition（低栄養）"と表記し，"cachexia"と区別するように提言している[4]．また，CKDとcachexiaに関する別のレビュー論文でも，starvation（飢餓）とcachexiaを区別することの重要性が強調されている[9]．Starvationでは空腹感があり，体重減少時には筋肉よりも脂肪が減少する．この場合は栄養療法のみでも十分な改善が期待できる．一方で，cachexiaでは食思不振があり，体重減少時は脂肪よりも筋肉が減少するため，栄養療法のみでは十分な改善は難しい．

PEWの診断基準と疫学

ISRNMが提唱したPEWの診断基準を**表2**に示す[4]．評価項目は，生化学的検査，体格検査，筋肉量，食事摂取量の4つのカテゴリーに分けられており，それぞれの基準値が示されている．これら4つのカテゴリーのうち，1項目でも該当するカテゴリーが少なくとも3つ以上ある場合にPEWと診断する．できれば2～4週間の間隔を空けて少なくとも3回は評価すべきであるとされている．註釈として，生化学的検査〔血清アルブミン，トランスサイレチン（プレアルブミン），総コレステロールの低下〕

表2　慢性腎臓病における PEW の診断基準

診断基準
生化学的検査
血清アルブミン＜ 3.8g/dL（Bromcresol Green 法）
血清トランスサイレチン（プレアルブミン）＜ 30mg/dL
（ただし，維持透析患者のみ．CKD ステージ 2 ～ 5 の患者では GFR 値により値が変動する可能性がある）
血清総コレステロール＜ 100mg/dL
体格検査
BMI ＜ 23
意図しない体重減少：3 カ月で 5％以上または 6 カ月で 10％以上
体脂肪率＜ 10％
筋肉量
筋消耗：3 カ月で 5％以上または 6 カ月で 10％以上の筋肉量の減少
上腕筋周囲面積の減少：基準値の 50 パーセンタイルに対して 10％以上
クレアチニン出現率
食事摂取量
意図しない食事性蛋白摂取量の低値：
維持透析患者：少なくとも 2 カ月間にわたり＜ 0.80g/kg/ 日
CKD ステージ 2 ～ 5 の患者：＜ 0.60g/kg/ 日
意図しない食事性エネルギー摂取量の低値：
少なくとも 2 カ月間にわたり＜ 25kcal/kg/ 日

上記の各カテゴリー中，1 項目でも該当するカテゴリーが少なくとも 3 つ以上ある場合は PEW と診断される．

(Fouque et al, 2008)[4]

は尿中または消化管からの蛋白喪失が大きい場合，肝疾患がある場合，コレステロール降下薬を服用している場合には当てはまらないこととされる．また，体格検査では，アジア人の場合はより低い BMI が望ましいこと（具体的な数値は示されていないが，日本人のやせの基準である 18.5kg/m^2 未満が妥当と思われる）や体重は浮腫がない状態のもの（たとえば，透析後のドライウエイト）を用いることとされる．そして筋肉量の評価は人体計測に熟練したものが実施すること，クレアチニン出現率は筋肉量と肉摂取量の両者の影響を受けること，が記載されている．また，食事性エネルギー摂取量は食事日誌やインタビューにより，蛋白質摂取量は標準化蛋白窒素出現率（nPNA）や標準化蛋白異化率（nPCR）により評価することを推奨している．なお，この提言では，Kidney Disease-Dialysis Outcome Quality Initiative（K/DOQI）[10] やEuropean Best Practice Guideline（EBPG）[11] の栄養ガイドラインにおいて栄養指標として用いられている主観的包括的栄養評価（Subject Global Assessment; SGA）[12] について，「SGA は PEW の状態を反映する指標であるかもしれないが，絶対的な PEW の診断基準として考えるべきではない」としている[4]．

　PEW は CKD 患者の 18 ～ 75％に認められるとされている[9,13]．割合に幅があるのは，調査によって対象者や評価方法が異なるためであると考えられる．しかし，末期腎不全（end-stage renal disease; ESRD）の高齢者における横断研究において高率にサルコペニアが認められた（男性で 37.0％，女性で 29.3％）という報告[14] や，栄養摂取不足の原因となる食思不振は ESRD の 35 ～ 50％にみられるという報告[15,16] を考慮すると，CKD 患者のかなり多くに PEW が存在すると考えられる．日本人の CKD 患者を対象とした大規模な疫学調査がほとんど行われていないため，わが国の CKD 患者

表3 Geriatric Nutrition Risk Index（GNRI）

$$GNRI = [14.89 \times 血清アルブミン(g/dL)] + [41.7 \times (現体重/理想体重)]$$

理想体重はLorentz formula（WLo）の式（下記）あるいはBMI=22kg/m²となる体重とする．
　男性：理想体重＝身長－100－[(身長－150)/4]
　女性：理想体重＝身長－100－[(身長－150)/2.5]
身長がわからない場合は下記で計算する．
　男性：身長(cm)＝[2.02×膝高(cm)]－[0.04×年齢(歳)]＋64.19
　女性：身長(cm)＝[1.83×膝高(cm)]－[0.24×年齢(歳)]＋84.88
ただし，現体重が理想体重より多い時には，現体重/理想体重を1とする．

	GNRI ＜ 82	重度栄養リスク
82 ≦ GNRI	＜ 92	中等度栄養リスク
92 ≦ GNRI	＜ 99	軽度栄養リスク
99 ≦ GNRI		リスクなし

(Bouillanne et al, 2005)[22]

におけるPEWの頻度は明らかではない．しかし，加藤の検討では，41歳以上の日本人透析患者では男性の87.3％，女性の22.9％がサルコペニアに相当していたとされている[17]．以上より，CKD患者ではまずPEWの存在を疑うことが大切である．

メタボリックシンドロームの時代を迎え，CKD患者においても肥満の合併が増加してきている．特に，骨格筋は減少しているにもかかわらず体脂肪は蓄積している，いわゆる"サルコペニア肥満"の存在が問題視されている[18]．一般的に，透析患者においては肥満患者の方が生存率は高いとされてきたが，サルコペニア肥満は生命予後が悪い[18]．また，透析患者における大規模コホート研究では，体格指数（body mass index; BMI）の増加は死亡リスクを軽減した一方で，内臓脂肪の蓄積を表す腹囲の増加は死亡率を増加したと報告されている[19]．

PEWやサルコペニア肥満といった栄養障害は，CKD患者の予後を左右する重要な因子であるため，今後，日本人を対象とした大規模な疫学調査を実施し，わが国のCKD患者の栄養障害の実態を把握する必要があると思われる．

PEWに対するリハビリテーション栄養

CKD患者のPEWの予防や治療には，蛋白やエネルギーのさらなる枯渇を抑え，消耗してしまったエネルギーを補充するような包括的なアプローチが重要である[20,21]．

PEWに適切な介入を行うためには，まず，その存在をできる限り早くみつける必要がある．PEWの診断基準は先に示したとおりであるが，PEWの診断基準を日常診療で用いることはやや難しい．そこで，より簡便な栄養スクリーニング法としてGeriatric Nutritional Risk Index（GNRI）が注目されている（表3）[22]．本法は体重と血清アルブミンを用いて計算するもので，術後の合併症の発症を予測するNutritional Risk Index（NRI）を高齢者に活用できるように工夫してつくられた式である．日本人血液透析患者ではGNRI＜91.2の場合は栄養障害とよく相関し，予後規定因子となることより，

表4 CKDの重症度分類

原疾患	蛋白尿区分		A1	A2	A3
糖尿病	尿アルブミン定量（mg/日） 尿アルブミン/Cr比（mg/gCr）		正常	微量アルブミン尿	顕性アルブミン尿
			30未満	30〜299	300以上
高血圧，腎炎，多発性囊胞腎，腎移植，不明，その他	尿蛋白定量（g/日） 尿蛋白/Cr比（g/gCr）		正常	軽度蛋白尿	高度蛋白尿
			0.15未満	0.15〜0.49	0.50以上
GFR区分 (mL/分/1.73m²)	G1	正常または高値	≧90		
	G2	正常または軽度低下	60〜89		
	G3a	軽度〜中等度低下	45〜59		
	G3b	中等度〜高度低下	30〜44		
	G4	高度低下	15〜29		
	G5	末期腎不全（ESKD）	<15		

重症度は原疾患・GFR区分・蛋白尿区分を合わせたステージにより評価する．CKDの重症度は死亡，末期腎不全，心血管死亡発症のリスクを■のステージを基準に，■，■，■の順にステージが上昇するほどリスクは上昇する．

（日本腎臓学会，2012）[1]

表5 CKDステージごとの食事指導

CKD病期	食事指導
ハイリスク群	高血圧があれば減塩6g/日未満
ステージ　G1 A2 　　　　　G1 A3	高血圧があれば減塩6g/日未満
ステージ　G2 A2 　　　　　G2 A3	高血圧があれば減塩6g/日未満
ステージ　G3a A1 　　　　　G3a A2 　　　　　G3a A3	減塩6g/日未満 蛋白質制限食* （0.8〜1.0g/kg/日）
ステージ　G3b A1 　　　　　G3b A2 　　　　　G3b A3	減塩6g/日未満 蛋白質制限食* （0.8〜1.0g/kg/日）
ステージ　G4 A1 　　　　　G4 A2 　　　　　G4 A3	減塩6g/日未満 蛋白質制限食* （0.6〜0.8g/kg/日） 高K血症があれば摂取制限
ステージ　G5 A1 　　　　　G5 A2 　　　　　G5 A3	減塩6g/日未満 蛋白質制限食* （0.6〜0.8g/kg/日） 高K血症があれば摂取制限

*エネルギー必要量は健常人と同程度（25〜35kcal/kg/日）

（日本腎臓学会，2012）[1]

　GNRIは透析患者の栄養スクリーニング法として有用であるとされている[23]．最近では，GNRIのカットオフ値を90未満とするほうが生命予後と関連するとの報告もある[24]．
　CKDステージおよびステージごとに推奨されている食事指導を表4，5に示す[1]．多量の蛋白質を摂取すると，窒素代謝産物が尿毒素として体内に蓄積される．腎への負荷を軽減するためにステージG3以降では蛋白質制限食が推奨されている．さらに，

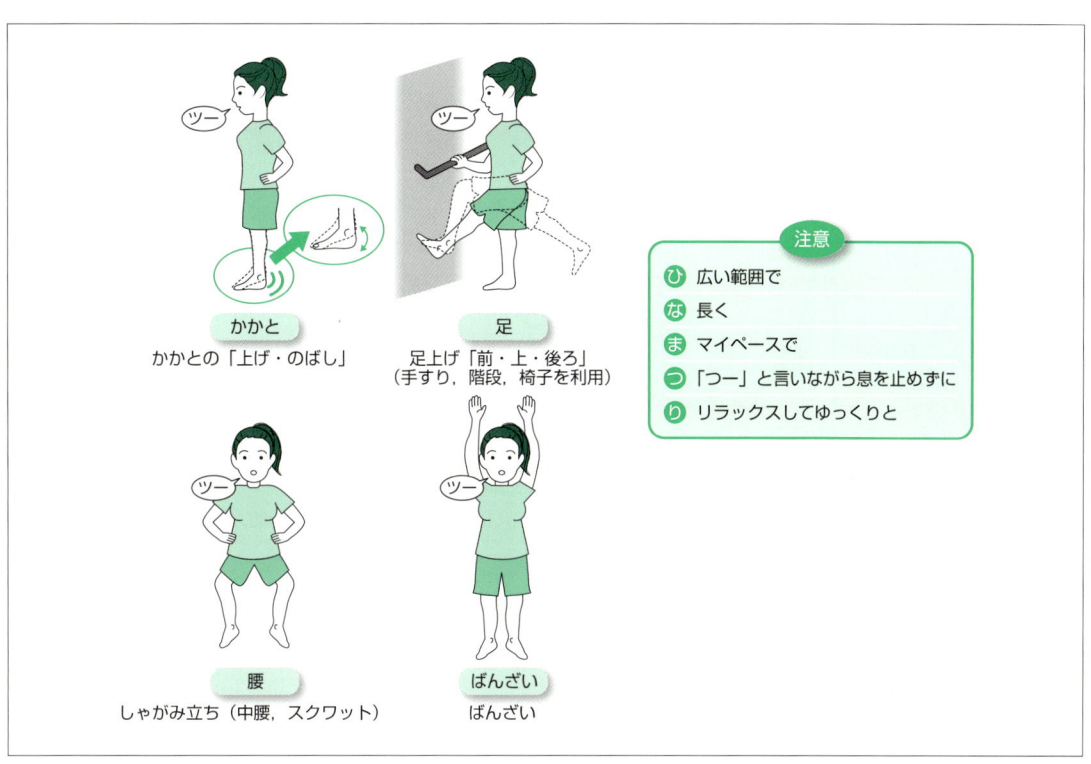

図2　上月の腎臓体操

かかと
かかとの「上げ・のばし」

足
足上げ「前・上・後ろ」
（手すり，階段，椅子を利用）

腰
しゃがみ立ち（中腰，スクワット）

ばんざい
ばんざい

注意
ひ　広い範囲で
な　長く
ま　マイペースで
つ　「つー」と言いながら息を止めずに
り　リラックスしてゆっくりと

(上月，2010)[33]

　ステージG4～G5では腎代替療法（透析，腎移植）の導入を延長できる可能性も示されている．一方で，蛋白質異化亢進状態にあるCKDでは，蛋白質制限が蛋白質の異化を助長する危険性もある．CKD患者におけるPEWの最もよくみられる原因は，不適切な蛋白質ならびにエネルギー摂取である．したがって，蛋白質制限を行う場合には十分なエネルギー摂取量の確保することが（25～35kcal/kg/日）が重要である．特に，透析患者の場合には，透析そのものに起因する因子も加わってPEWをきたしやすいので，透析時には老廃物の蓄積を防ぎつつPEWをきたさないような栄養管理を行うことが大切である．透析患者では，エネルギーは27～39kcal/kg/日，蛋白質は1.0～1.2g/kg体重/日とする[25]．逆に，肥満症例ではエネルギー過剰にならないように注意しなければならない（20～25kcal/kg/日）[1]．

　CKD患者におけるPEWを防ぐためには，食事療法のみでは不十分であり，運動療法の実施が不可欠である．なぜならば，筋蛋白合成の最大の刺激因子は運動であり，摂取した蛋白質やアミノ酸は運動による刺激がなければ体蛋白としてではなく，体脂肪として蓄積されてしまう．したがって，栄養介入と並行して適切な運動量の確保が重要である．

　骨格筋の機能や運動耐容能，身体活動性の低下はCKDの早い段階から始まり，ESRDになると劇的に低下する[26,27]．身体活動の低下はPEWの主な成因であり，心血管疾患による死亡とも関連している[6]．透析患者では，筋肉量や運動耐容能の低い患者ほど生命予後が不良である[28,29]．このため，以前は安静が治療の一つとして考え

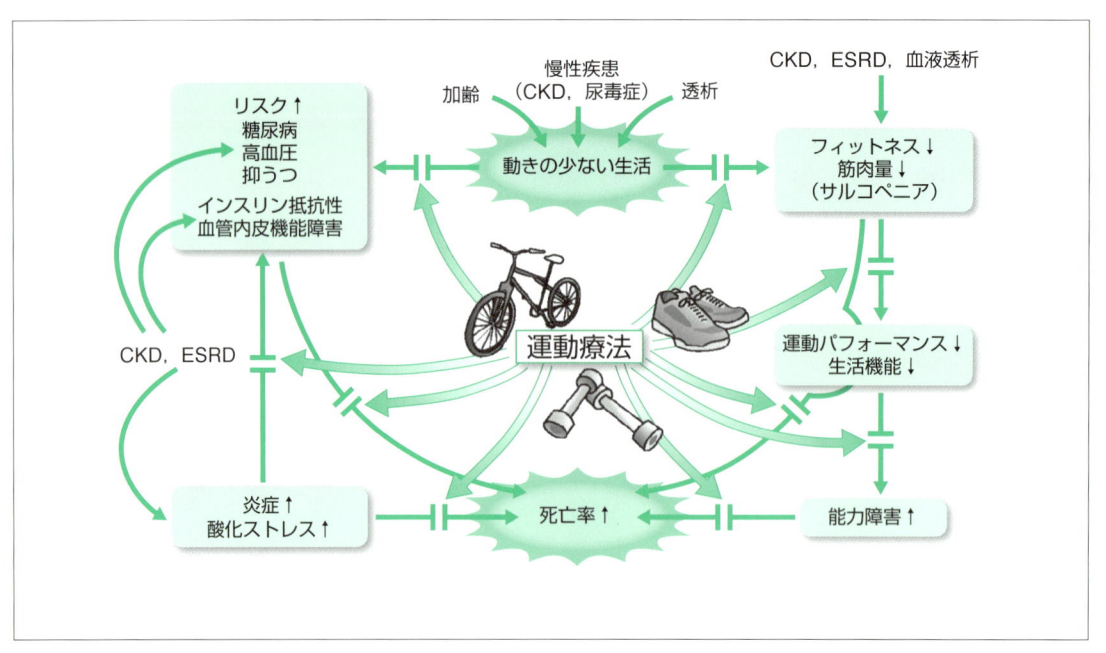

図3 CKDにおける運動療法の好ましい効果 (Johansen, 2007)[29]

られていた透析患者において，現在では積極的に運動することが推奨されている[30]．透析患者における運動療法の効果に関しては，運動療法が透析患者でのPEWの改善，運動耐容能の改善，QOLの向上などをもたらすことが明らかになっている[31]．透析患者の標準的な運動療法としては，非透析日に週3〜4回，1回に30〜60分の歩行，エルゴメータなどの中等度の強度の有酸素運動を中心とし，これに低強度の筋力増強訓練を加えたものが推奨される[32]．運動前後のストレッチング，関節可動域維持訓練，筋力増強訓練として**図2**にあげるような体操を追加する[33]．最近では，下肢エルゴメータなどの運動療法を透析の最中に行うことで，蛋白同化が促進され[34]，老廃物の透析除去率が高まることも報告されている[30,35]．また，心不全状態である透析直前に運動を行うのに比して，透析中では運動を長時間行うことが可能で，運動消費カロリーも多くなる[36]．さらに，週3回の透析の際に運動療法を行うことで改めて運動療法の時間を設定しなくてもよく，非常に効率的な運動療法が行える[37]．運動中の血圧や自覚・他覚症状を医療従事者が確認しながら実施できる，除水が過度にならない段階で安全に実施できる[38]，などの利点もある．

透析前のCKD患者においては，現時点では科学的根拠に基づいた運動療法ガイドラインは十分に確立されているとはいえない．運動の内容や程度によっては尿蛋白が増加し，腎血流量やGFRが減少するなど，むしろ腎機能障害を増悪させる危険性もある．しかし，適度な運動は腎機能には悪影響を及ぼさずに運動耐容能やQOLの向上，また，糖や脂質代謝の改善などのメリットをもたらす可能性があるという報告[39]や，低蛋白食摂取によっても蛋白異化を防止するという報告がなされている[40]．CKDにおける運動療法は**図3**に示すようなさまざまな好ましい効果をもっている[29]．日本腎臓学会の「エビデンスに基づくCKD診療ガイドライン2009」においても，「CKD

表6 慢性腎疾患患者（透析患者に限定していない）のためのACSMの運動勧告

頻度	有酸素運動：3～5日/週，レジスタンス運動：2～3日/週.
強度	中等度強度の有酸素運動（酸素摂取予備能の40～60%，ボルグ指数(RPE)6～20点(15点法)の11～13点），およびレジスタンス運動は1-RMの60～75%.
時間	有酸素運動：持続的な有酸素運動で20～60分/日，しかしこの時間が耐えられないのであれば，10分間の間欠的運動曝露で計20～60分/日. レジスタンストレーニング：10～15回反復で1セット．患者の耐容態と時間に応じて，何セット行ってもよい．
種類	ウォーキングやサイクリングのような有酸素運動．レジスタンス運動のためには，マシーンあるいはフリーウエイトを使用する．大筋群を動かすための8～10種類の異なる運動を選ぶ．
特別な配慮	**血液透析を受けている患者** ● トレーニングは透析直後に行うべきでないが，透析をしない日には実施してもよい．もしもトレーニングが透析中に行われるのであれば，低血圧反応を避けるために，その運動は治療の前半中に試みられるべきである． ● 心拍数は運動強度の指標としての信頼性は低いので，RPEを使用する． ● 患者の動静脈接合部に直接体重をかけない限りは，動静脈接合部のある腕で運動を行う． **腹膜透析を受けている患者** ● 持続携行式腹膜透析中の患者は，腹腔内に透析液があるうちに運動を試みるかもしれないが，この結果が思わしくない場合には，患者は体液を除去することが勧められている．

(American College of Sports Medicine, 2011)[42]

患者における運動は，尿蛋白や腎機能障害を悪化させるという懸念から推奨してきた運動制限に臨床的な根拠はなく，CKD患者においても，身体活動の低下は心血管疾患による死亡リスクであり，運動疲労を起こさない程度の運動（5METs前後）が安定したCKDを悪化させるという根拠はなく，合併症などの身体状況が許す限り，定期的施行が推奨される」としている[41]．

具体的な運動療法のメニューについて，ACSMの慢性腎疾患患者のための運動勧告では，CKD患者の運動処方の考え方として，一般向けの勧告をもとに，初期の運動強度を軽度強度（酸素摂取予備能の40%未満）から中等度強度（酸素摂取予備能の40～60%）とし，そして患者の運動耐容能に基づいて時間をかけて徐々に進行させていくように修正すべきであるとされている（**表6**）[42]．また，安定したCKD患者であれば，レジスタンス運動は健康のために重要であるとされており[41]，ACSMの勧告では，患者の耐容能と時間に応じて積極的に行うように勧めている[42]．一方，わが国のガイドライン[1]では，「CKDの各ステージを通して，過労を避けた十分な睡眠や休養は重要であるが，安静を強いる必要はない」としながらも，「個々の患者では，血圧，尿蛋白，腎機能などを慎重にみながら運動量を調節する必要がある」としているのみで，具体的な運動療法のメニューについては示されていない．コクランレビューにおいても，定期的な運動がCKD患者の身体フィットネス，歩行能力，血圧や心拍数，健康関連QOL，栄養指標を有意に改善したというエビデンスが示されており[43]，CKD患者の治療法の一つとして運動に対する期待はますます高まっていることを考えると，わが国でももう少し具体的な内容に踏み込んだ運動療法に関するガイドラインの作成が望まれる．

おわりに

近年，CKD 患者，特に透析患者に対して，食事療法，運動療法，薬物療法，患者教育，精神的ケアなどの包括的なケアを行う"腎臓リハビリテーション（renal rehabilitation）"が新たなリハ領域として注目されている．リハ栄養は腎臓リハの中核を成すものといえる．現時点では，腎臓リハの有用性がすべての CKD 患者に対して十分に確立されているとはいえないが，心大血管疾患における心臓リハや呼吸器疾患における呼吸リハと同様に，CKD においても腎臓リハが必須になると考えられる．2011 年には包括的腎臓リハの研究・普及の場として日本腎臓リハビリテーション学会（URL: http://jsrr.jimdo.com/）が設立された．今後は，科学的根拠に基づいた腎臓リハ指針が作成されることが待たれる．

〈小川佳子，上月正博〉

文献

1) 日本腎臓学会：CKD 診療ガイド 2012. 日腎会誌 **54**: 1031-1191, 2012.
2) Kopple JD: Effect of nutrition on morbidity and mortality in maintenance dialysis patients. *Am J Kidney Dis* **24**: 1002-1009, 1994.
3) Ikizler TA, Hakim RM: Nutrition in end-stage renal disease. *Kidney Int* **50**: 343-357, 1996.
4) Fouque D et al: A proposed nomenclature and diagnostic criteria for protein-energy wasting in acute and chronic kidney disease. *Kidney Int* **73**: 391-398, 2008.
5) Stenvinkel P et al: Are there two types of malnutrition in chronic renal failure? Evidence for relationships between malnutrition, inflammation and atherosclerosis (MIA syndrome). *Nephrol Dial Transplant* **15**: 953-960, 2000.
6) Carrero JJ et al: Etiology of the Protein-Energy Wasting Syndrome in Chronic Kidney Disease: A Consensus Statement From the International Society of Renal Nutrition and Metabolism (ISRNM). *J Ren Nutr* **23**: 77-90, 2013.
7) Kalantar-Zadeh K et al: Outcome research, nutrition, and reverse epidemiology in maintenance dialysis patients. *J Ren Nutr* **14**: 64-71, 2004.
8) Bonanni A et al: Protein-energy wasting and mortality in chronic kidney disease. *Int J Environ Res Public Health* **8**: 1631-1654, 2011.
9) Mak RH et al: Wasting in chronic kidney disease. *J Cachexia Sarcopenia Muscle* **2**: 9-25, 2011.
10) K/DOQI, National Kidney Foundation: Clinical practice guidelines for nutrition in chronic renal failure. *Am J Kidney Dis* **35**: S1-S140, 2000.
11) Fouque D et al: EBPG guideline on nutrition. *Nephrol Dial Transplant* **22**: ii45-ii87, 2007.
12) Steiber AL et al: Subjective Global Assessment in chronic kidney disease: a review. *J Ren Nutr* **14**: 191-200, 2004.
13) Domanski M Ciechanowski K: Sarcopenia: a major challenge in elderly patients with end-stage renal disease. *J Aging Res* **2012**: 754739, 2012.
14) Kim JK et al: Prevalence of and factors associated with Sarcopenia in elderly patients with end-stage renal disease. *Clin Nutr* pii: s0261-5614 (13) 00102-7, 2013.
15) Bossola M et al: Anorexia in hemodialysis patients: an update. *Kidney Int* **70**:417-422, 2006.
16) Carrero JJ: Identification of patients with eating disorders: clinical and biochemical signs of appetite loss in sialysis patients. *J Ren Nutr* **19**: 10-15, 2009.
17) 加藤明彦：CKD と筋肉量．腎臓リハビリテーション（上月正博編），医歯薬出版，2012, pp225-230.
18) Honda H et al: Obese Sarcopenia in patients with end-stage renal disease is associated

with inflammation and increased mortality. *Am J Clin Nutr* **86**: 633-638, 2007.
19) Postorino M et al: Abdominal obesity and all-cause and cardiovascular mortality in end-stage renal disease. *J Am Coll Cardiol* **53**: 1265-1272, 2009.
20) Johansen KL et al: Effects of resistance exercise training and nandrolone decanoate on body composition and muscle function among patients who receive hemodialysis: A randomized, controlled trial: *J Am Soc Nephrol* **17**: 2307-2314, 2006.
21) Ikizler TA et al: Prevention and treatment of protein energy wasting in chronic kidney disease patients: a consensus statement by the International Society of Renal Nutrition and Metabolism. *Kidney Int* **84**: 1096-1107, 2013.
22) Bouillanne O et al: Geriatric Nutritional Risk Index: a new index for evaluating at-risk elderly medical patients. *Am J Clin Nutr* **82**: 777-783, 2005.
23) Yamada K et al: Simplified nutritional screening tools for patients on maintenance hemodialysis. *Am J Clin Nutr* **87**: 106-113, 2008.
24) Kobayashi I et al: Geriatric Nutritional Risk Index, a simplified nutritional screening index, is a significant predictor of mortality in chronic dialysis patients. *Nephrol Dial Transplant* **25**: 3361-3365, 2010.
25) 日本腎臓学会：慢性腎臓病に対する食事療法基準2007年版.日腎会誌 **49**: 871-878, 2007.
26) Leikis MJ et al: Exercise performance falls over time in patients with chronic kidney disease despite maintenance of hemoglobin concentration. *Clin J Am Soc Nephrol* **1**:488-495, 2006.
27) Kurella Tamura M et al: Functional status of elderly adults before and after initiation of dialysis. *N Engl J Med* **361**: 1539-1547, 2009.
28) O'Hare AM et al: Decreased survival among sedentary patients undergoing dialysis: results from the dialysis morbidity and mortality study wave 2. *Am J Kidney Dis* **41**: 447-454, 2003.
29) Johansen KL: Exercise in the end-stage renal disease population. *J Am Soc Nephrol* **18**: 1845-1854, 2007.
30) NKF-K/DOGI: K/DOQI Clinical Practice Guidelines for Cardiovascular Disease in Dialysis Patients. *Am J Kid Dis* **45**: S1-S128, 2005.
31) 上月正博：腎臓リハビリテーション―現況と将来展望.リハ医学 **43**: 105-109, 2006.
32) 上月正博：肝臓・腎臓障害患者のリハビリテーションとリスク管理. *MB Med Reha* **120**: 83-90, 2010.
33) 上月正博：CKDと腎臓リハビリテーション.治療学 **44**: 314-320, 2010.
34) Pupim LB et al: Exercise augments the acute anabolic effects of intradialytic parenteral nutrition in chronic hemodialysis patients. *Am J Physio* **286**: E 589-597, 2004.
35) Vaithilingam I et al: Time and exercise improve phosphate removal in hemodialysis patients. *Am J Kidney Dis* **43**: 85-89, 2004.
36) Poortmans JR et al: Influence of running different distances on renal glomerular and tubular impairment in humans. *Eur J Appl Physiol Occup Physiol* **72**: 522-527, 1996.
37) 上月正博：透析患者の運動療法.腎臓リハビリテーション（上月正博編），医歯薬出版，2012，pp234-246.
38) Kouidi E: Exercise training in dialysis patient; why, when, and how? *Artif Organs* **26**: 1009-1013, 2002.
39) Kouidi E et al: The effects of exercise training on muscle atrophy in haemodialysis patients. *Nephrol Dial Transplant* **13**: 685-699, 1998.
40) Castaneda C et al: Resistance training to counteract the catabolism of a low-protein diet in patients with chronic renal insufficiency. A randomized, controlled trial: *Ann Intern Med* **135**: 965-976, 2001.
41) 日本腎臓学会編：エビデンスに基づくCKD診療ガイドライン：http://www.jsn.or.jp/ckd/ckd2009 764.php
42) American College of Sports Medicine: ACSM's Guidelines for Exercise Testing and Prescription, 8th ed, Lippincott & Williams & Wilkins/Wolters Kluwer Health, 2011.
43) Heiwe S et al: Exercise training for adults with chronic kidney disease. *Cochrane Database Syst Rev* **5**: CD003236, 2011.

5. 肝機能障害

> **ポイント**
> ○肝硬変は蛋白質・エネルギー代謝異常によりインスリン抵抗性が生じる.
> ○インスリン抵抗性の改善には運動療法が有効であるが, 肝硬変では栄養管理との併用が重要である.
> ○肝がん手術前後に運動を積極的に行うことにより, 術後の早期回復が可能となる.

はじめに

　肝炎ウイルスやアルコール摂取など種々の原因により, 肝臓で長期に炎症が持続すると慢性肝炎となり, さらに線維化が進むと肝硬変へ移行する. 肝臓は代謝の中心臓器であり, このような持続する炎症により肝機能は低下して, さまざまな代謝異常が出現し生命予後に影響を与えるようになる. 従来から肝硬変では蛋白質・エネルギー低栄養状態 (PEM) にあることはよく知られているが[1], 最近, 低栄養に起因する骨格筋の筋肉量の減少 (サルコペニア) が肝硬変の予後に重大な影響をもたらすことがわかってきた. また, 生活スタイルの変化に伴うメタボリックシンドロームの出現は肝疾患にも影響しており, 非アルコール性脂肪性肝炎 (Non-alcholic steatohepatitis: NASH) といった過栄養の病態を見過ごすことはできない. さらに慢性肝炎の多くを占めるC型肝炎では, C型肝炎ウイルス (hepatitis C virus; HCV) そのものが糖質や脂質の代謝異常を誘導することも明らかになった. このように, 現在の肝疾患は複数の異なる病因による代謝異常が複雑に絡み合って個々の病態を形成しているが, そのいずれにおいてもインスリン抵抗性が密接に関連して重要な役割を担っているため, それぞれの病態栄養を正しく評価し, インスリン抵抗性を改善することが重要である. ここでは肝機能障害病態別の病態栄養を解説し, インスリン抵抗性の改善における運動療法の意義について述べる.

肝臓疾患別リハビリテーション

1. 急性肝炎

　倦怠感や食思不振などの自覚症状, 黄疸, 血液検査での肝機能障害が著明である場

合には運動は禁忌である.

2. 慢性肝炎

　従来からC型慢性肝炎は他の慢性肝炎と比較して脂肪肝を伴うことが多く,脂肪肝を合併したC型慢性肝炎では肝細胞がんの発症率が高いといわれている.C型慢性肝炎では肥満の合併や肝臓の線維化とは関係なく,インスリン抵抗性が出現する.肥満を伴わないので食事指導による効果は期待できないが,運動療法を行うことで血中の糖や遊離脂肪酸の筋肉での利用が促進され,インスリン抵抗性は改善する.しかしC型慢性肝炎のインターフェロン治療中は食思不振やヘモグロビン低下を認めるため,患者個々に応じた運動量を設定するなどの日常生活の指導と管理が必要となる.

3. 肝硬変

　肝硬変の病態栄養の中心はPEMであるが,蛋白質代謝異常として,低蛋白血症とアミノ酸インバランスがある.アルブミンは肝臓で合成される主要な蛋白質で,肝硬変では合成障害により低アルブミン値＜3.5g/dLでは5年生存率が有意に低下する[2].アミノ酸インバランスは分岐鎖アミノ酸（BCAA）の減少と芳香族アミノ酸（AAA）の増加によりFischer比（BCAA/AAA）が低下することを意味する.これらの機序として,AAAは肝臓で代謝されるが,肝硬変では進行すると代謝が低下し血中濃度は増加する.BCAAは筋肉や脂肪組織などの末梢組織で代謝され,肝硬変では骨格筋での蛋白異化が亢進し,さらにエネルギー源やアンモニア代謝に利用されるため血中で減少する.Fischer比の低下判定には,最近は測定が簡便なBCAA/チロシンモル比（BTR）が用いられるが,血清アルブミン値とアミノ酸インバランスには関連がみられ,一般的には血清アルブミン値に先立ってBTRの低下が認められる[3].

　糖代謝では,肝硬変になると肝実質細胞が減少することにより,肝臓が合成されるグリコーゲンが減少して貯蔵エネルギーが不足してくるが,絶食時間が長くなる早朝空腹時に最も著明となり,この時期には糖質の利用効率が低下する.それを補うために脂質の燃焼や蛋白質の異化が亢進するが,脂質の燃焼亢進は遊離脂肪酸の増加を,蛋白質の異化亢進は末梢の骨格筋量の減少をもたらすことにより,筋肉に取り込まれる糖が減少し食後過血糖を生じる.それに反応しインスリン分泌は亢進するが,この病態が持続するとインスリン受容体のdown-regulationにより受容体数が減少し,インスリン抵抗性が形成される.肝硬変で筋肉量が減少することは以前から知られていたが,それを老年症候群の一つであるサルコペニアの事象として捉えることができる.

　サルコペニアは大きく加齢によるものと二次性のものに分けられるが,後者に分類される肝硬変のサルコペニアでは,食事摂取量の低下やインスリン抵抗性のほか,TNF-α,IL-6などの炎症性サイトカインの増加により骨格筋蛋白質の分解が促され,分解されたアミノ酸がエネルギー代謝などに用いられ筋肉量が減少する[4].わが国の肝硬変患者が高齢化していることを考え合わせると,欧米以上にサルコペニアへの対策は重要である.

　サルコペニアの解消に最も有効な方法は,運動療法による筋力トレーニングである.骨格筋量が増大すると,糖質の取り込みが増えることに加えて,筋肉内での解糖系とクエン酸回路が活性化し,インスリンシグナル伝達機構の輸送担体GLUT-4が増加することでインスリン抵抗性は改善する.しかし,二次性サルコペニアである肝硬変の

場合は，PEM が進行している状態で筋肉トレーニングを行っても筋肉量はさらに減少し，肝硬変は増悪してしまう．その場合は負荷の少ないリハが適しており，さらに蛋白質異化の抑制目的と早朝空腹時低血糖の改善目的で就寝前軽食（LES）として BCAA 顆粒製剤を併用することが必要である．

4. NAFLD/NASH
(1) NAFLD の病態
　非アルコール性脂肪性肝疾患（Nonalcoholic fatty liver disease; NAFLD）は，非飲酒者における内臓脂肪蓄積を基盤として発生したインスリン抵抗性などの代謝異常により，肝臓に脂肪（中性脂肪）が過剰沈着した状態を示し，わが国では生活習慣の欧米化とともに年々増加している[5]．NAFLD は肝細胞壊死，炎症細胞浸潤や線維化を伴わない単純性脂肪肝（simple steatosis; SS）とそれらを伴う非アルコール性脂肪性肝炎に分類され，SS と NASH は一連の病態ではあるがその進展メカニズムは明らかになっておらず，NASH への進展予測は今のところ困難とされている．SS と NASH の鑑別にはさまざまな非観血的手法が検討されているが，線維化進展例以外は鑑別が困難であり，SS と軽度線維化 NASH の鑑別には肝生検による組織学的検査が必須である．

(2) 治療介入のタイミング
　SS の状態であれば早急な治療は必要ないが，その原因を十分に検討したうえで，NASH への進展防止だけではなく，将来の糖尿病発症や動脈硬化性疾患の発生を念頭に置いた介入が必要である．すでに糖尿病，脂質異常症，高血圧，高尿酸血症などを併発している場合には，それぞれの病態に応じて薬物治療などを考慮する．NASH へ進行している場合，放置しておくと肝硬変へ進展し肝細胞がん発症のリスクが高くなることから，診断がつき次第何らかの積極的治療介入が必要である．

(3) NAFLD の治療法
　SS の状態であれば，メタボリックシンドローム同様，まずは基盤となる内臓脂肪蓄積を減少させ，インスリン抵抗性を改善することであり，生活習慣改善による減量が基本である．NASH においても食事・運動療法による介入が基本であることに変わりはなく，NASH31 例のうち 21 例に 48 週間の生活習慣介入を行うランダム化試験の結果，体重の減少率に応じて NASH の組織学的スコアである NAS（NASH activity score）が改善することが確認されている．特に 7％以上の減量に成功した例では，7％未満であった例よりも脂肪沈着のみでなく NASH の特徴である炎症所見や肝細胞のバルーニングが有意に改善していることが示されている[6]．

　しかし，線維化においては減量例においても有意な組織学的改善は認められず，1 年間という介入期間の短さに起因していることも考えられるが，食事・運動療法のみでの限界を示している可能性もある．また，線維化進展例においては極端な食事制限や過度の運動は栄養不良，肝機能悪化や門脈圧亢進を招くことになるため注意を要する．よって，ある程度線維化が進展している例においては，食事・運動療法に加えて何らかの薬物介入が必要と考えられる．

　薬物治療の候補として，抗酸化剤（ビタミン E 製剤），インスリン抵抗性改善薬（ピオグリタゾン，メトフォルミンなど），脂質異常症治療薬（フィブラート系薬剤，ス

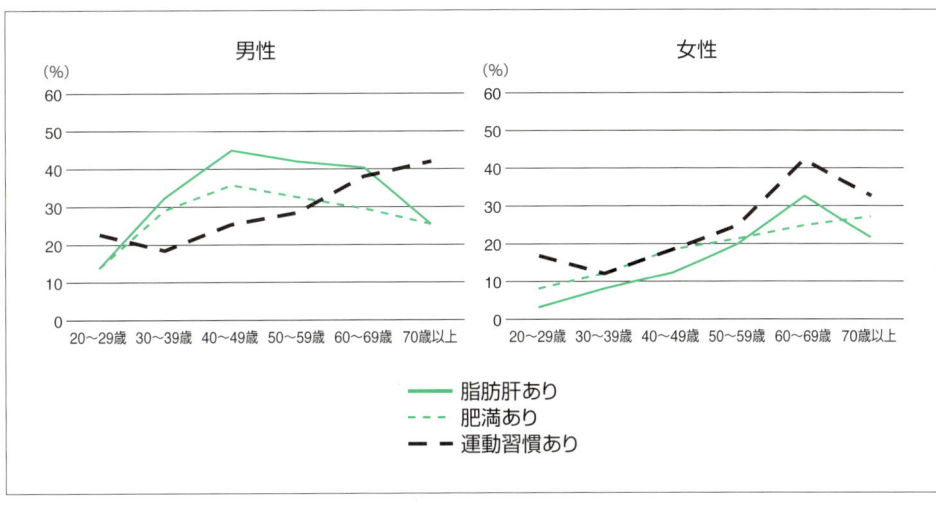

図1 日本人における年代別の脂肪肝，肥満と運動習慣の関係

(Eguchi et al, 2012)[7] (平成20年国民健康・栄養調査結果の概要)[8]を改変

タチン系薬剤，プロブコール，エゼチミブなど）や肝庇護薬（ウルソデオキシコール酸，ポリエンホスファチジルコリンなど）があげられるが，いまだ確実にNASHの病態を改善させる作用が確認された薬物治療はない．さらに線維化進展例（特に肝硬変）においては，いくつかの候補薬が投与禁忌となっているという現実もあり，このような症例には現時点では安全性の確認された薬物を併用しつつ，病態に応じた適切な生活習慣介入を行うことを優先して治療を進めるしかない．

(4) NAFLD 発症と運動の関係

NAFLDの発症に生活習慣が関連するのは明らかであるが，そのなかで運動習慣や身体活動の重要性が報告されている．日本人における年代別のNAFLD有病率[7]と運動習慣（1回30分以上の運動を週2日以上，1年以上継続している者）の有無[8]を図1に示すが，男性では運動習慣とNAFLDまたは肥満の頻度との間にミラーイメージの関係があり，運動不足となるようなライフスタイルとNAFLD発症の関連が想定される．一方，女性においてはNAFLDの頻度と運動習慣には男性にみられるような傾向はみられない．家事，出産，子育て，閉経など女性特有のライフスタイルや性ホルモンなどの要因のほうが，運動習慣よりも強く肥満やNAFLD発症に関係している可能性が考えられる．脂肪肝の有無にどのような運動習慣が関連するかについては，身体活動を職業に伴うものと余暇のスポーツやその他の活動に分類して解析したところ，余暇の身体活動は脂肪肝の有無に関連したが，職業上の身体活動は関連しなかった，と報告されている[9]．また，脂肪肝がない群は脂肪肝がある群に比べ余暇に行う運動の時間が長く，その内容は有酸素運動およびレジスタンス運動のいずれにおいても同様の効果があることが示されている（図2）[10]．これらの結果からは，運動の種類にかかわらず意識的に余暇に一定の時間をとって運動を行う習慣をもつことがNAFLD発症予防につながると考えられる．

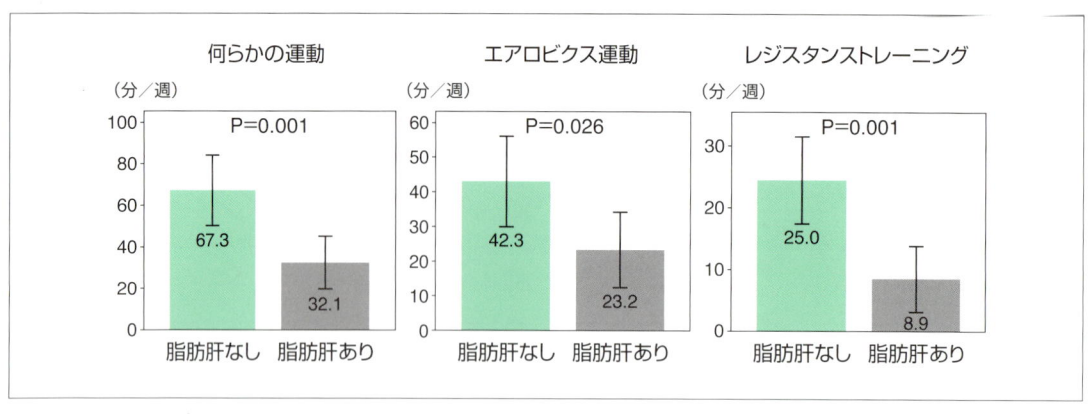

図2 脂肪肝の有無と余暇の運動習慣の関係　　　　　　　　　　　　　　　　　　　　　(Zelber-Sagi et al, 2008)[10]を改変

(5) 脂肪肝の改善における運動の役割

　発症したNAFLDに対して運動はどのような効果をもたらすのであろうか．まず最も大きな要素は，運動によるエネルギー消費増大により内臓および皮下脂肪がエネルギー源として燃焼し，脂肪組織の絶対量が減少するため，脂肪組織由来の遊離脂肪酸産生量が減少することである[11]．さらに筋肉での脂肪酸の取り込みも増大するため，結果的に肝臓へ供給される脂肪酸の量が減少する．さらに筋肉でのインスリン感受性が改善し血中インスリンが減少することにより，肝内でのde novo lipogenesis（糖の脂肪変換）が減少するとされており，これらが総合して肝内での中性脂肪合成系を低下させる．また運動には肝臓でのβ酸化能やVLDL合成，排出能の亢進作用があることが動物実験で確認されており，運動は脂質の消去系にも関与している可能性が示唆されている．

5．肝がん手術患者に対する運動療法の効果

　肝がん患者に対する肝切除周術期管理において栄養療法に関する報告は多数行われているが[12,13]，運動療法を導入した報告はほとんどない．関西医科大学外科の肝臓グループでは，病院内の健康科学センターと連携し，健康運動指導士が個々人にあった運動プログラムを提供し，通院ではトレーニングマシンを使い，また自宅では歩行を中心とした運動を行い，積極的に体を動かすことにより，術後の体力回復がより早期に改善し，体力が維持できる研究結果をこれまで報告してきた．

(1) 運動療法の有効性検討のための比較試験

　対象は慢性肝炎，肝硬変症を併存している肝がん（肝細胞がんもしくは肝内胆管がん）患者である．試験参加の除外基準として，医学的な理由により担当医師が手術前の運動療法が不適切と判断した症例である．具体的には腹腔内破裂の可能性がある肝外発育型肝がん患者や下半身に麻痺などがあり，十分な運動ができない患者は適応から除外した．運動群（n=25）は術前後運動療法および栄養指導，対照群（n=26）は栄養指導のみの2群に分類した．運動療法は開始前に心肺運動負荷試験（cardiopulmonary exercise test；CPX）（図3）を行い，個人にあった運動療法プログラムを作成した．患者は手術前のCPX検査より「運動療法プログラム」を個人に

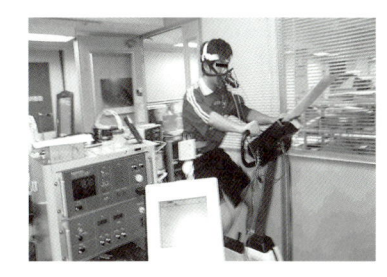

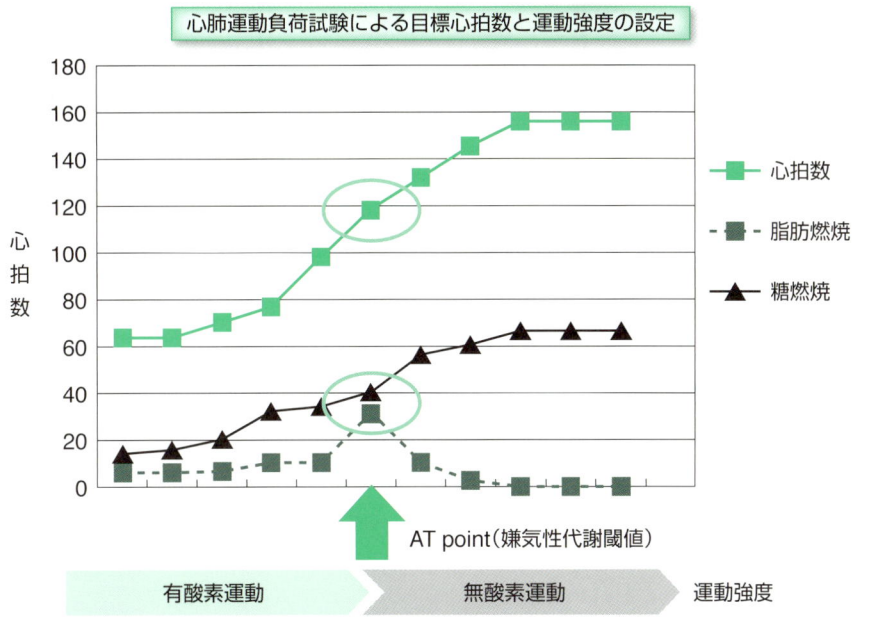

図3 心肺運動負荷試験による目標心拍数と運動強度の設定

　作成され，ウォーキングの指導，また自宅での運動のための「肝疾患用運動プログラム」を作成し，患者に手術前および退院後に実行してもらうよう指導した（**図4**）．自宅での運動以外に，術後は月1～2回当院の健康科学センターへ来院し運動指導士により運動指導を受けた．運動処方は循環器医が作成し，運動療法プログラムは運動指導士が作成，指導を行った．手術前は手術約1カ月前より開始，術後1週間より再開，自宅でも患者本人により嫌気性代謝閾値強度での運動療法を最低術後6カ月間以上行うよう指導した．評価項目は手術前および術後6カ月におけるCPX，体組成評価，血液生化学検査とした．

　以下に比較試験結果を示す．運動療法群および栄養指導群の2群間において患者背景，摘出標本病理組織学的因子，手術時因子（手術術式・出血量・術後合併症発生率など）においては2群間に差を認めなかった．術後入院期間は運動療法群が13.7 ± 4.0日（平均±標準偏差），栄養指導群が17.5 ± 11.3日であり，有意差はないものの運動群が短期間である傾向にあった．両群の体組成評価はDEXA検査を行った（**表**）．術前から術後6カ月の変化率において，運動療法群は全身およびアンドロイド（ウエ

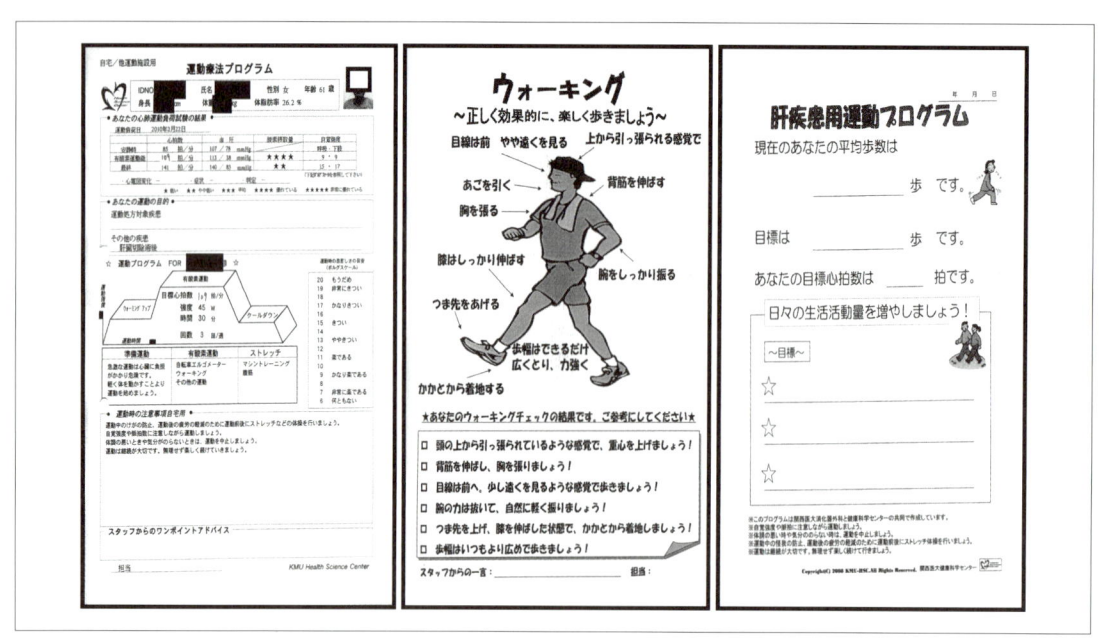

図4 肝疾患運動療法プログラム

表 Dual-energy X-ray absorptiometry（DEXA）による体組成評価

	全身	体幹部（胴体）	アンドロイド（ウエスト）	ガンノイド（Hip）
総重量変化率（%）				
運動療法群	95 ± 3	95 ± 5	93 ± 7	96 ± 3
栄養指導群	99 ± 6	99 ± 7	102 ± 8	99 ± 8
P 値	0.0375	0.119	0.0028	0.0894
脂肪量変化率（%）				
運動療法群	86 ± 14	84 ± 15	82 ± 22	89 ± 14
栄養指導群	97 ± 18	96 ± 18	99 ± 18	96 ± 17
P 値	0.0685	0.0595	0.0365	0.2268
非脂肪量変化率（%）				
運動療法群	101 ± 6	102 ± 9	102 ± 15	101 ± 7
栄養指導群	100 ± 6	101 ± 7	105 ± 9	101 ± 9
P 値	0.6492	0.7422	0.4822	0.9479
BMC 変化率（%）				
運動療法群	98 ± 3	97 ± 9	100 ± 17	98 ± 5
栄養指導群	98 ± 3	95 ± 8	103 ± 12	92 ± 26
P 値	0.9923	0.6309	0.6009	0.4119

スト）の総重量が有意に低下，またアンドロイド（ウエスト）の脂肪量が有意に低下した．骨格筋量は非脂肪量に含まれており，これは両群間で差を認めなかった．次に血液生化学検査では術前，術後1週間，1, 3, 6カ月において白血球数，リンパ球数，AST，ALT，プロトロンビン時間，血小板数，中性脂肪，総コレステロール，急性期反応蛋白質を検討したが，両群間に差を認めなかった．しかし血清インスリン値およびインスリン抵抗性指数は術後3, 6カ月において運動療法群が有意に低値を示した（図5）．

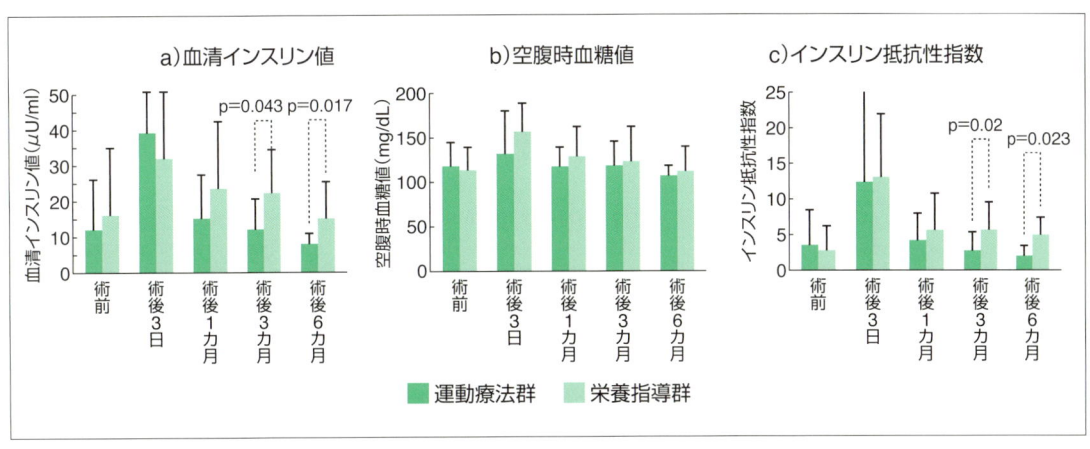

図5 運動療法による障害肝合併肝細胞がん患者のインスリン抵抗性への効果

(2) 比較試験結果よりみた運動療法の有効性

筆者らは肝硬変患者に対して AT レベルの運動は内臓脂肪を燃焼させる可能性が高く，また骨格筋に刺激を与えることにより，筋肉量の減少を防ぐと考えている．しかし DEXA 検査では運動療法によりウエスト脂肪量を中心とする全身総重量の有意な低下は認めたが，非脂肪量に含まれる骨格筋量は，両群ともほとんど変化を認めなかった．個々にみると肥満型の患者では脂肪重量が減少し，痩せ型の患者では筋肉量の軽度増加した症例も存在しており，運動療法自体が効果を示す症例もあると考えられた．また，運動は下半身を中心とした運動であり，上半身は切開部の創部痛を考慮し，術後 2～3 カ月後から軽度の筋肉トレーニングを指導している．

血液生化学データにおいては血清中性脂肪や総コレステロールなどの脂質，急性期反応蛋白質とも両群間において有意な変動を示さなかった．また，トランスアミナーゼは運動により上昇を示す症例は経験せず，また患者によっては週3回より多くの週5～6回のトレーニングを行っている場合もあったが，臨床上問題になるものではなかった．運動療法により術後3および6カ月の血清インスリン値およびインスリン抵抗性指数が有意に改善を示した．障害肝，特に肝硬変では二次性のインスリン抵抗性の病態であり，この高インスリン血症が発がんに影響することが最近報告されている[14-17]．当研究においてはまだ術後観察期間が短く，肝がん再発や生存率に関する検討は今後の重要な課題であると思われが，現段階では両群間に肝がん再発や生存率において差を認めなかった．

以上より，障害肝合併の肝細胞がん患者に対して術前術後6カ月間の運動療法により脂肪量の減少による体重の減少，またインスリン抵抗の改善効果を認めたが，骨格筋量には影響を示さなかった．今後は上半身の運動の強化および BCAA 顆粒製剤などの投与が必要ではないかと考えられた．

（海堀昌樹，水田敏彦，西口修平）

文 献

1) Lauts HU et al: Protein-calorie malnutrition in liver cirrhosis. *Clin Investing* **70**: 478-486, 1992.
2) Moriwaki H et al: Branched-chain amino acid as a protein and energy-source in liver cirrhosis. *Biochem Biophys Res Commun* **313**: 405-409, 2004.
3) Nishiguchi S et al: Effect of oral supplementation with branched-chain amino acid granules in the early stage of cirrhosis. *Hepatol Res* **30S**: 36-41, 2004.
4) Kachaamy T et al: Muscle and mortality in cirrhosis. *Clin Gastroenterol Hepatol* **10**: 100-102, 2012.
5) OkanoueT et al: Nonalcoholic fatty liver disease and nonalcoholic steatohepatitis in Japan. *J Gastroenterol Hepatol* **26**: 153-161, 2011.
6) Promrat K et al: Randomized controlled trial testing the effects of weight loss on nonalcoholic steatoheoatitis. *Hepatology* **51**: 121-129, 2010.
7) Eguchi Y et al: Prevalence and associated metabolic factors of nonalcoholic fatty liver disease in the general population from 2009 to 2010 in Japan: a multicenter large retrospective study. *J Gastroenterol* **45**: 586-595, 2012.
8) 厚生労働省:平成 20 年国民健康・栄養調査結果の概要.
9) Perseghin G et al: Habitual physical activity in associated with intrahepatic fat content in humans. *Diabetes Care* **30**: 683-688, 2007.
10) Zelber-Sagi S et al: Leisure-time physical activity in nonalcoholic fatty liver disease: A population-based study. *Hepatology* **48**: 1791-1798, 2008.
11) Johnson NA, George J: Fitness versus fatness: Moving beyond weight loss in nonalcoholic fatty liver disease. *Hepatology* **52**: 370-381, 2010.
12) 土師誠二.［臓器別に学ぶ がん患者の栄養管理］臓器別に学ぶ がんの知識・治療・栄養療法 肝臓がん. *Nutrition Care* **2**: 385, 2009.
13) 佐藤好信.［消化器病と栄養学］肝疾患の栄養管理 肝移植を含めて. *G. I. Research* **10**: 611, 2002.
14) El-Serag HB, Rudolph KL: Hepatocellular carcinoma; epidemiology and molecular carcinogenesis. *Gastroenterology* **132**: 2557, 2007.
15) El-Serag HB et al: Diabetes increases the risk of chronic liver disease and hepatocellular carcinoma. *Gastroenterology* **126**: 460, 2004.
16) BalKau B et al: Hyperinsulinemia predicts fatal liver cancer but is inversely associated with fatal cancer at some other sites; the Paris Prospective Study. *Diabetes Care* **24**: 843, 2001.
17) Siegel AB, Zhu AX: Metabolic syndrome and hepatocellular carcinoma; two growing epidemics with a potential link. *Cancer* **115**: 5651, 2009.

6. 膠原病

> **ポイント**
> ○リウマチ悪液質は，筋肉量減少と脂肪蓄積（リウマチ悪液質性肥満）が特徴であり，主に TNF-α と身体活動低下による．
> ○関節リウマチ患者の栄養状態は BMI では正確に評価できず，体組成測定が必要である．
> ○抗リウマチ薬や生物学的製剤による疾患活動性のコントロールが悪液質改善のために最も重要である．

はじめに

　膠原病（collagen disease）は結合組織病（connective tissue disease）ともよばれ，全身の結合組織（膠原線維）および血管にフィブリノイド変性を伴う病変を認め，自己抗体を高率に伴う一群の慢性難治性疾患のことであり，関節リウマチのほか，全身性エリテマトーデス（SLE），強皮症，多発性筋炎・皮膚筋炎，結節性多発動脈炎などが含まれる．

　関節リウマチ（rheumatoid arthritis; RA）は関節滑膜組織を主な病変部位とし，多関節炎およびさまざまな関節外症状をきたす全身性の慢性炎症性自己免疫疾患であり，進行すると関節の変形や破壊，またそれに伴う運動機能障害をきたす．RA の病因はいまだ解明されていないが，何らかの関節成分関連抗原に対する自己免疫が想定されている．

　RA の病変滑膜では，主として活性化されたマクロファージや線維芽細胞から，TNF-α や IL-6，IL-1β など多彩な炎症性サイトカインが過剰に産生されている．いわゆる古典的な悪液質の key cytokine である TNF-α が優位に存在するため，RA は従来，悪液質をきたしやすい疾患と認識されてきた．しかし 1999 年にメトトレキサート（MTX）が RA の保険適応になったのに続き，2003 年には抗ヒト TNF-α モノクローナル抗体であるインフリキシマブが発売され，その後も新たな生物学的製剤が次々に登場して RA の治療が劇的に変化した（パラダイムシフト）．現在，RA 診療においては関節破壊抑制・寛解導入を目指して初期から強力な治療が行われるようになり，多くの患者の疾患コントロールが良好となって，いわゆる"悪液質"に陥る患者も一見減少している．しかし，RA においては疾患活動性のコントロールが良好でも，なお一

部の患者は悪液質であるとされ[1]，また一般に RA における栄養の問題は見逃されがちであるため，「悪液質」は現在でも RA 患者の診療やケアにおいて注意しなければならない問題である．

本稿では，いわゆるリウマチ悪液質の定義について概説し，現在のリウマチ診療においてリウマチ悪液質に対しいかに介入すべきかを考察する．

リウマチ悪液質の定義・診断基準

悪液質（cachexia）とは筋肉の減少を主体とする代謝症候群であり，その病態形成にはサイトカインインバランス，すなわち TNF-α や IL-6，IL-1 などの炎症性サイトカインが抗炎症性サイトカイン（IL-4，IL-12，IL-15 など）に対して優勢であることが重要な役割を果たす[2]．

日常診療で RA 患者を診察していても，一見してわかる「やせ」「消耗状態」の患者は多くない．実際，ほとんどの RA 患者で BMI の値は正常範囲内である[3]．しかし，RA 患者は一般に身体活動性が低く，そのため体組成に変化がみられることが示されており，たとえ BMI が正常でも，筋肉量減少がみられる場合は予後不良[3]とも報告されている．すなわち RA 患者では，疾患活動性の亢進に伴い，炎症性サイトカインの過剰による代謝亢進と蛋白異化が生じ（サイトカイン誘発代謝亢進・蛋白分解，cytokine-driven hypermetabolism & protein degradation），筋肉量が減少する[4]．一方，エネルギー代謝については，安静時エネルギー消費量（resting energy expenditure；REE）は疾患活動性（血中 IL-6 レベルなどに反映される）と相関し，症状増悪に伴って上昇する[4-6]．しかし総エネルギー消費量（total energy expenditure；TEE）は身体活動の減少に伴い低下し[3,5]，結果として脂肪蓄積が生じるため，体重減少や BMI 低下といういわゆる"古典的悪液質"の所見が認められなくなる．このように，「筋肉量は低下し，体脂肪は正常または増加した状態」がリウマチ悪液質（rheumatoid cachexia）と定義されている．言い換えればリウマチにおける悪液質は"リウマチ悪液質性肥満（rheumatoid cachectic obesity）"である[5,7]（図）．前述したように BMI も，また Mini Nutritional Assessment（MNA）[8] もリウマチ悪液質の検出には適さず，RA 患者では体組成測定を行って評価する必要がある[8,9]．

2010 年，ESPEN の「慢性消耗性疾患における悪液質 - 食欲不振特別研究グループ〔Special Interest Group（SIG）〕」によって発表された「前悪液質（pre cachexia）」「悪液質（cachexia）」の定義によると，前悪液質とは①慢性疾患の存在，②過去 6 カ月間で通常の体重から意図せず 5％以下の減少，③慢性あるいは反復性の全身性炎症反応，④食思不振または食思不振に伴う症状の 4 項目を満たすものとされ，RA においてもこれが適用されるとした．しかし，この定義について Van Bokhorst-de van der Schueren ら[10] が 103 名の RA 患者において検討した結果，上記の定義では RA 患者の栄養状態は診断できないと結論した．その理由として，RA 患者では体重減少や食思不振といった症状が現れにくいためであるとされている．

一方，古典的悪液質においては，下垂体から分泌される成長ホルモン（growth hormone；GH）による肝臓でのインスリン様成長因子（insulin-like growth factor；

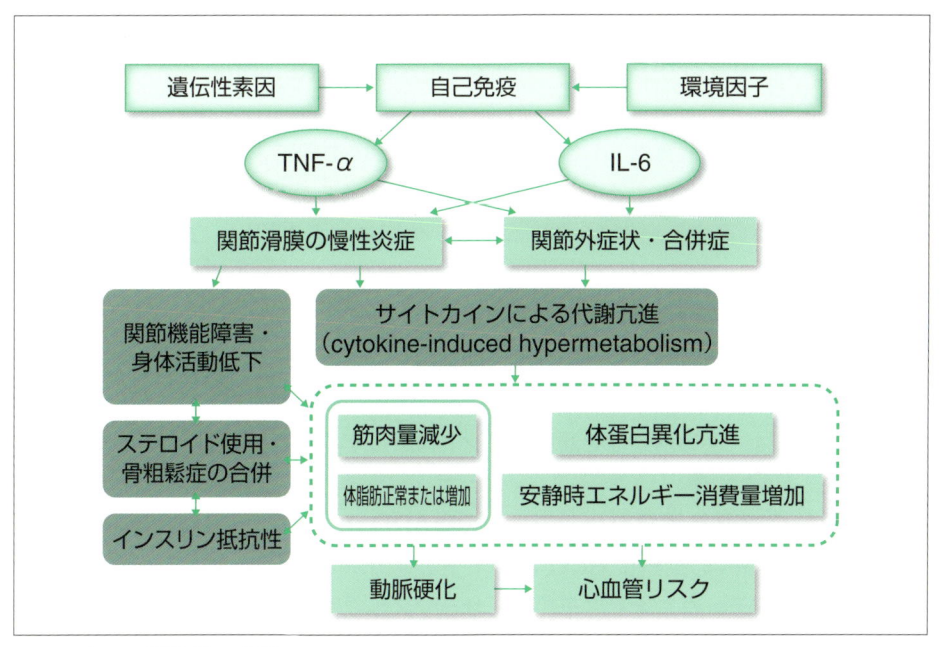

図 リウマチ悪液質の病態
破線：リウマチ悪液質の概念．
実線：日常診療におけるリウマチ悪液質の臨床的指標．リウマチの疾患活動性（DAS28, CRP, 血沈など）も参考となる．

IGF）産生誘導，そして IGF による筋肉量や骨量の増加という一連のシステムの作用が不足していることが示されている．RA 患者においても，GH の作用低下はこれまでの検討で明らかでない[11]ものの，IGF の活性を反映する IGF-1/IGFBP-1 比は低値であり，除脂肪量との相関が示されている[7,12]．

リウマチ悪液質の疫学

　RA 患者の体組成変化や悪液質については，これまでに多数の報告がある[3,4,8,12-16]．これらの論文では RA では筋肉量が減少し，体脂肪については正常または増加と報告されており，この傾向は患者の BMI によらない．ただし報告によって筋肉量や体脂肪量の評価方法，また対象患者の臨床像や治療経過が異なるため，リウマチ悪液質の頻度について一定の結論を得るには至っていない．

　1990 年代にリウマチ悪液質について精力的に研究を行ったタフツ大学の Roubenoff らは，先に述べた "rheumatoid cachexia" の定義を用いて，RA 患者の 67％が悪液質であると報告している[3,17]．その後 Engvall らの 2008 年の報告[12]では，除脂肪量低下は 50％，体脂肪増加は 45％の RA 患者にみられ，Elkan らの 2009 年の報告[18]では，「除脂肪量の低下・体脂肪の増加」を満たす患者は RA 患者の約 5 分の 1（女性 18％，男性 26％）であった．報告によって数字の違いはあるが，RA 患者の相当部分がリウマチ悪液質であることが示唆される．

リウマチ悪液質のリハ栄養―生物学的製剤の時代（biologic era）にどう介入するか

リウマチ悪液質はRAという炎症性疾患そのものによって生じるのか，あるいは食事摂取量の減少によるのか．この点を解析するため，Binyminら[6]は2011年，入院中のRA（再燃）患者16名について，体組成，食事摂取，エネルギー消費量，血清IL-6濃度などを検討した．この結果，RA患者の入院時の筋肉量は健常人に比べ明らかに低いものの食事摂取量とは相関しておらず，入院治療によって疾患活動性が低下すると除脂肪量が対照と同程度に増加した．この結果から，リウマチ悪液質は食事摂取量ではなくRAそのものによることが示された．すなわち，リウマチ悪液質の治療の基本は，疾患活動性を適切にコントロールすることにある．

1. 薬物治療

（1）疾患修飾性抗リウマチ薬（DMARDs）

現在，RAの治療においてはメトトレキサート（methotrexate; MTX）を基軸（アンカードラッグ）とし，その他，サラゾスルファピリジン，ブシラミンなどといった疾患修飾性抗リウマチ薬（DMARDs）も単独またはMTXとの併用で多用されている．これらDMARDsの炎症抑制作用は生物学的製剤よりは弱いが，早期にDMARDsによる治療を開始することでRAのインスリン抵抗性や脂質代謝異常を改善できる[19-21]．したがって，生物学的製剤を用いない（使用できない）患者においても，適切にDMARDs（および，必要であれば少量ステロイド）を用いて炎症を鎮静化させることができれば，リウマチ悪液質の進展防止が期待できる．

（2）TNF阻害薬

TNF-αを標的とした生物学的製剤［インフリキシマブ（infliximab; IFX），エタネルセプト（etanercept; ETN），アダリムマブ（adalimumab; ADA）など］は2003年のINF使用開始以来多くのRA患者に使用され，長期投与の臨床経験も蓄積されつつある．抗TNF-α治療がRAの疾患活動性抑制に非常に有効なエビデンスは多く示されているが，これらがリウマチ悪液質を改善し得るかどうかについてはまだ情報が少ない．

Marcoraら[22]は，26名のRA患者にETNまたはMTXによる治療を24週間行い，体組成などの変化を解析したが，ETNがMTXに比べ明らかに体組成改善効果に優れるという結果は得られなかった（ただし，治療中に体重増加のみられた患者のみについての2次解析では，ETN治療群の44%で除脂肪量が増加しており，MTX治療群より有意に多かった）．同様にElkanらも，TNF阻害薬の使用と体組成との間に明らかな関連はなかったと報告している[8]．

しかし最近，ChenらはETN週2回皮下注投与群と，対照としてDMARDs投与群（生物学的製剤投与なし）において，より長期間（1年間）観察したところ，ETN投与群のみ体重増加がみられ，血中GIPやレプチン，グレリンなどのレベルも変化したと報告している[23]．また，TNF阻害薬の投与がRA患者のインスリン抵抗性を改善させるとの報告もあり[24-27]，これらの生物学的薬剤がRA患者の代謝異常を改善させることが期待される．

（3）抗IL-6受容体抗体

IL-6は悪液質においてTNF-αと並ぶ重要な病因サイトカインであり，リウマチ悪液質への関与も示唆されている．実際，RA患者の血清IL-6濃度は健常者と比較して高値であり，REE高値との関連も示されている[4,6]．ただし血清IL-6レベルと筋肉量や体脂肪との間に直接的な関連があるかについてはこれまで明らかでなく[12]，抗IL-6受容体抗体（トシリズマブ，tocilizumab）が疾患活動性の抑制に加えリウマチ悪液質をも改善するかどうかについて今後の解析が待たれる．

2. レジスタンストレーニング

RAにおけるレジスタンストレーニングの効果は多数報告されている（文献28に総説）．具体的には，RA患者が定期的にレジスタンストレーニングを行うことで，筋力増強に加えRAの疾患活動性や日常生活動作，歩行速度などに有意に大きな改善がみられ，リウマチ悪液質の予防や治療に有用であると期待される[22,29-34]．Sharifらの症例報告[32]では，RA患者に16週間のレジスタンストレーニングを行ってその前後で筋生検を行ったところ，トレーニング後に筋力・筋肉量が増加し，組織学的に筋線維の増加や筋細胞のアポトーシス減少傾向がみられている．

Lemmeyら[35]の報告では，RA患者に漸増抵抗運動（progressive resistance training; PRT）またはより軽度な運動療法（low-intensity range of movement exercise）を24週間実施し，その介入から3年後まで効果が持続したか観察したところ，軽度運動群では3年後には体脂肪量が増加していたのに対し，PRT施行群では体脂肪増加はみられず，PRT当時の歩行速度が保たれていた．この結果から，PRTはRAにおいて体脂肪を長期に渡り減少させ，悪液質性肥満に対し長期的効果を示すことが示唆された．

ただし，関節症状が強い場合は運動療法より安静が優先され，また心血管疾患，頸椎亜脱臼，骨粗鬆症などの合併について注意する必要がある．

3. 栄養学的介入

RAでは蛋白異化亢進によって筋肉量減少は進行するが，総エネルギー消費量（TEE）の低下やインスリン抵抗性によって体脂肪は蓄積傾向にある．一方，RA患者の通常の食事においては，蛋白質・エネルギーなどの摂取に不足はなく，TEEの減少は主として身体活動の低下によることが示されている[36]．加えてステロイド長期投与による糖脂質代謝異常，加齢や薬剤による腎障害なども勘案すると，RA患者に対し「慢性消耗性疾患」という捉え方から一律に蛋白質やエネルギー付加を行い，結果として過栄養となることは避けるべきであり，個別に栄養学的問題を抽出する必要がある．

なお悪液質の問題とは別に，RAに対してこれまでさまざまな「食事療法」が提案されているが，エイコサペンタエン酸（EPA）やドコサヘキサエン酸（DHA）などのn-3系多価不飽和脂肪酸を含め，特定の栄養素がヒトRAに「有効」であるという強いエビデンスは現在までのところ得られていない[37,38]．リウマチ悪液質に関しても，特定の脂肪酸やいわゆる"地中海食"の摂取は関連なしとされた[18]．ただしCastilleroら[39-41]は，EPAやフェノフィブラートといったPPARアゴニストが，関節炎モデル動物で筋肉量低下を抑制したと報告し，PPAR系シグナル制御が今後リウマチ悪液質の治療標的になり得る可能性を示唆している．

分岐鎖アミノ酸であるロイシンの中間代謝物3-ヒドロキシイソ酪酸（beta-hydroxy-beta-methylbutyrate; HMB）は〝エルゴジェニックエイド（ergogenic aid）〟〔〝運動能力に影響する可能性のある栄養素や成分〟；国立スポーツ科学センター（http://www.jpnsport.go.jp/）による定義〕として，アスリートやボディビルダーをはじめ，高齢者や悪液質の患者にも投与されている（文献 42 に総説）．HMB による筋肉増加メカニズムの一つにはコレステロール合成仮説があり，コレステロール合成の律速酵素（HMG-CoA 還元酵素）の前駆物質である HMB が増加することで，傷害された筋肉の修復や筋鞘の統合などの細胞機能に必要なコレステロールを産生できるとされる．また HMB はユビキチン・プロテアソーム系の蛋白分解を抑制する一方，mTOR シグナル依存性に蛋白合成を増加させると考えられている[42]．しかし Marcora ら[43] がリウマチ悪液質の患者に HMB を含むアミノ酸サプリメントを 12 週間投与したところ，除脂肪量や体蛋白量の増加は HMB を含まない対照と有意差がなく，HMB の RA への効果は明らかではないとされた．

その他の膠原病と悪液質

　疾患活動性のコントロールが不良な膠原病では，しばしば悪液質の状態が認められる．膠原病患者では，原疾患による肺病変や腎病変のほか複数疾患の合併も多く，動脈硬化病変の進展による心血管障害のリスクも高い．これらの病態には，共通基盤として自己免疫に加え TNF-α や IL-6 をはじめとした炎症性サイトカインの過剰があることから，RA と同様，筋肉量低下・体脂肪増加の「リウマチ悪液質」に陥っている可能性が高い．

　膠原病のなかでも，特に食事摂取困難が問題となるのは強皮症（全身性強皮症，systemic sclerosis; SSc）である．強皮症は四肢末端から体幹に及ぶ皮膚硬化を主たる症状とするが，他の結合組織にも線維化を始めとする多彩な症状が出現する．特に皮膚硬化による開口障害や舌小体短縮，また消化管蠕動運動障害による逆流性食道炎・胃食道逆流症（GERD）の合併などから咀嚼・嚥下障害をきたす可能性が高く，低栄養・体重減少をみることも多い．さらに，間質性肺炎・肺線維症を合併している症例では REE の増加をきたす可能性がある．強皮症では食道病変が高頻度に合併することを念頭に置き，食事摂取の工夫などの生活指導や薬物療法などによる GERD の軽快を図り，栄養状態に注意を払うことが求められる．

　全身性エリテマトーデス（systemic lupus erythematosus; SLE）患者については，肥満が多いこと，また肥満・BMI がループス腎炎を含む疾患活動性，インスリン抵抗性，生活の質と関連することが報告されている[16,19,44-47]．Santos らの報告[16] では，RA 患者では中心性肥満が多いのに比べ SLE ではサルコペニアが多く，SLE 患者の 6.5%（RA では 5.6%）にサルコペニア肥満が認められたとしている．SLE では RA と同様，動脈硬化病変による心血管リスクが問題となるが，疾患活動性が軽度から中等度の SLE 患者（特に若年者）に対しては，有酸素運動の有効性が示されている[48-50]．

　膠原病ではどの疾患でもステロイド（グルココルチコイド；GC）をしばしば（多くは長期に）用いるため，ステロイドミオパチー（筋症）による筋萎縮の危険がある．GC が筋萎縮をもたらす分子メカニズムには，転写因子 FOXO の活性化や mTOR シグナル抑制などによる蛋白同化障害・異化亢進がかかわっていると考えられる[51]．こ

のため,疾患活動性が高く GC を比較的大量に投与中の場合,筋肉トレーニングは控えるべきである.蛋白同化障害のため分岐鎖アミノ酸の投与には効果が少なく,グルタミン,タウリン,クレアチンなどの使用が検討されているが[51],さらなる研究を要する.一方,GC は少量であっても食欲増進・摂食量増加をきたし,脂肪蓄積を促進して糖脂質代謝を容易に悪化させるほか骨粗鬆症のリスクも高めるため,これらのリスクにも対応する必要がある.

おわりに

膠原病・リウマチ性疾患患者はいくつかの疾病を合併している場合が多く,いまだ根本治療が確立していないため,一見安定しているようにみえても免疫異常や慢性炎症は患者に内在しており,関節症状や筋症状による調理や食事動作の困難さ,消化管病変,腎病変,間質性肺炎などによる食思不振や食事制限,またステロイドや免疫抑制薬の使用による代謝・免疫の変動などもあいまって栄養状態やエネルギー代謝に大きな影響を与えている.特に,再燃を繰り返すなど治療が難しい症例の場合,炎症の持続と運動量低下によって「リウマチ悪液質」が惹起される可能性は高い.したがって疾患活動性が高い時期にはまず疾患コントロール・機能維持を目標とし,全身状態が安定してステロイドの使用量が減量されてから運動機能の改善を図るべきである.

リウマチ性疾患・膠原病の患者においては,個々の症例において,各疾患の疾患活動性や薬剤使用状況とともに,合併症,食事動作や栄養状態,関節機能・ADL などを把握し,治療経過を見ながら評価・介入していくことが重要である. (増子佳世)

文 献

1) Walsmith J et al: Tumor necrosis factor-alpha production is associated with less body cell mass in women with rheumatoid arthritis. *J Rheumatol* **31**: 23-29, 2004.
2) Muscaritoli M et al: Consensus definition of sarcopenia, cachexia and pre-cachexia: joint document elaborated by Special Interest Groups (SIG) "cachexia-anorexia in chronic wasting diseases" and "nutrition in geriatrics". *Clin Nutr* **29**: 154-159, 2010.
3) Summers GD et al: Rheumatoid cachexia: a clinical perspective. *Rheumatology (Oxford)* **47**: 1124-1131, 2008.
4) Arshad A et al: The effect of disease activity on fat-free mass and resting energy expenditure in patients with rheumatoid arthritis versus noninflammatory arthropathies/soft tissue rheumatism. *Mod Rheumatol* **17**: 470-475, 2007.
5) Roubenoff R et al: Low physical activity reduces total energy expenditure in women with rheumatoid arthritis: implications for dietary intake recommendations. *Am J Clin Nutr* **76**: 774-779, 2002.
6) Binymin K et al: The effect of disease activity on body composition and resting energy expenditure in patients with rheumatoid arthritis. *J Inflamm Research* **4**: 61-66, 2011.
7) Walsmith J, Roubenoff R: Cachexia in rheumatoid arthritis. *Int J Cardil* **85**: 89-99, 2002.
8) Elkan AC et al: Rheumatoid cachexia, central obesity and malnutrition in patients with low-active rheumatoid arthritis: feasibility of anthropometry, Mini Nutritional Assessment and body composition techniques. *Eur J Nutr* **48**: 315-322, 2009.
9) Elkan AC et al: Malnutrition in women with rheumatoid arthritis is not revealed by clinical anthropometrical measurements or nutritional evaluation tools. *Eur J Clin Nutr*

62: 1239-1247, 2008.
10) van Bokhorst-de van der Schueren MA et al: Relevance of the new pre-cachexia and cachexia definitions for patients with rheumatoid arthritis. *Clin Nutr* **31**: 1008-1010, 2012.
11) Rall LC et al: Cachexia in rheumatoid arthritis is not explained by decreased growth hormone secretion. *Arthritis Rheum* **46**: 2574-2577, 2002.
12) Engvall IL et al: Cachexia in rheumatoid arthritis is associated with inflammatory activity, physical disability, and low bioavailable insulin-like growth factor. *Scand J Rheumatol* **37**: 321-328, 2008.
13) Metsios GS et al: Blockade of tumour necrosis factor-alpha in rheumatoid arthritis: effects on components of rheumatoid cachexia. *Rheumatology (Oxford)* **46**: 1824-1827, 2007.
14) Fukuda W et al: Contribution of rheumatoid arthritis disease activity and disability to rheumatoid cachexia. *Mod Rheumatol* **20**: 439-443, 2010.
15) Book C et al: Changes in body composition after 2 years with rheumatoid arthritis. *Scand J Rheumatol* **40**: 95-100, 2011.
16) Santos MJ et al: Body composition phenotypes in systemic lupus erythematosus and rheumatoid arthritis: a comparative study of Caucasian female patients. *Clin Exp Rheumatol* **29**: 470-476, 2011.
17) Roubenoff R et al: Rheumatoid cachexia: depletion of lean body mass in rheumatoid arthritis. Possible association with tumor necrosis factor. *J Rheumatol* **19**: 1505-1510, 1992.
18) Elkan AC et al: Rheumatoid cachexia is associated with dyslipidemia and low levels of atheroprotective natural antibodies against phosphorylcholine but not with dietary fat in patients with rheumatoid arthritis: a cross-sectional study. *Arthritis Res Ther* **11**: R37, 2009.
19) Chung CP et al: Inflammation-associated insulin resistance: differential effects in rheumatoid arthritis and systemic lupus erythematosus define potential mechanisms. *Arthritis Rheum* **58**: 2105-2112, 2008.
20) Ferraz-Amaro I et al: Metabolic syndrome in rheumatoid arthritis. *Mediators Inflamm* **2013**: 710928, 2013.
21) Dessein PH et al: Effects of disease modifying agents and dietary intervention on insulin resistance and dyslipidemia in inflammatory arthritis: a pilot study. *Arthritis Res* **4**: R12, 2002.
22) Marcora SM et al: Randomized phase 2 trial of anti-tumor necrosis factor therapy for cachexia in patients with early rheumatoid arthritis. *Am J Clin Nutr* **84**: 1463-1472, 2006.
23) Chen CY et al: Long-term Etanercept Therapy Favors Weight Gain and Ameliorates Cachexia in Rheumatoid Arthritis Patients: Roles of Gut Hormones and Leptin. *Curr Pharm Des* **19**: 1956-1964.
24) Kiortsis DN et al: Effects of infliximab treatment on insulin resistance in patients with rheumatoid arthritis and ankylosing spondylitis. *Ann Rheum Dis* **64**: 765-766, 2005.
25) Sarzi-Puttini P et al: Anti-TNF antibody treatment improves glucocorticoid induced insulin-like growth factor 1 (IGF1) resistance without influencing myoglobin and IGF1 binding proteins 1 and 3. *Ann Rheum Dis* **65**: 301-305, 2006.
26) Gonzalez-Gay MA et al: Insulin resistance in rheumatoid arthritis: the impact of the anti-TNF-alpha therapy. *Ann N Y Acad Sci* **1193**: 153-159, 2010.
27) Stagakis I et al: Anti-tumor necrosis factor therapy improves insulin resistance, beta cell function and insulin signaling in active rheumatoid arthritis patients with high insulin resistance. *Arthritis Res Ther* **14**: R141, 2012.
28) Lemmey A: Resistance Training for Patients with Rheumatoid Arthritis: Effects on Disability, Rheumatoid Cachexia, and Osteoporosis; and Recommendations for Prescription. In: Rheumatoid Arthritis-Treatment, DA Lemmey (ed) In Tech, 2012, pp287-310.
29) Hakkinen A et al: A randomized two-year study of the effects of dynamic strength training on muscle strength, disease activity, functional capacity, and bone mineral density in early rheumatoid arthritis. *Arthritis Rheum* **44**: 515-522, 2001.
30) Hurkmans E et al: Dynamic exercise programs (aerobic capacity and/or muscle

strength training) in patients with rheumatoid arthritis. *Cochrane Database Syst Rev* (4): CD006853, 2009.
31) Lemmey AB et al: Effects of high-intensity resistance training in patients with rheumatoid arthritis: a randomized controlled trial. *Arthritis Rheum* **61**: 1726-1734, 2009.
32) Sharif S et al: Resistance exercise reduces skeletal muscle cachexia and improves muscle function in rheumatoid arthritis. *Case Rep Med* **2011**: 205691, 2011.
33) Baillet A et al: Efficacy of resistance exercises in rheumatoid arthritis: meta-analysis of randomized controlled trials. *Rheumatology (Oxford)* **51**: 519-527, 2012.
34) Marcora SM et al: Can progressive resistance training reverse cachexia in patients with rheumatoid arthritis? Results of a pilot study. *J Rheumatol* **32**: 1031-1039, 2005.
35) Lemmey AB et al: Are the benefits of a high-intensity progressive resistance training program sustained in rheumatoid arthritis patients? A 3-year followup study. *Arthritis Care Res* **64**: 71-75, 2012.
36) Rall LC, Roubenoff R: Rheumatoid cachexia: metabolic abnormalities, mechanisms and interventions. *Rheumatology (Oxford)* **43**: 1219-1223, 2004.
37) Hagen KB et al: Dietary interventions for rheumatoid arthritis. *Cochrane Database Syst Rev* (1): CD006400, 2009.
38) Smedslund G et al: Effectiveness and safety of dietary interventions for rheumatoid arthritis: a systematic review of randomized controlled trials. *J Am Diet Assoc* **110**: 727-735, 2010.
39) Castillero E et al: Eicosapentaenoic acid attenuates arthritis-induced muscle wasting acting on atrogin-1 and on myogenic regulatory factors. *Am J Physiol Regul, Integr Comp Physiol* **297**: R1322-1331, 2009.
40) Castillero E et al: Fenofibrate, a PPAR {alpha} agonist, decreases atrogenes and myostatin expression and improves arthritis-induced skeletal muscle atrophy. *Am J Physiol Endocrinol Metabo* **300**: E790-799, 2011.
41) Castillero E et al: Fenofibrate administration to arthritic rats increases adiponectin and leptin and prevents oxidative muscle wasting. *Endocr Connect* **1**: 1-12, 2012.
42) Wilson G et al: Effects of beta-hydroxy-beta-methylbutyrate (HMB) on exercise performance and body composition across varying levels of age, sex, and training experience: a review. *Nutr Metabo* **5**: 1, 2008.
43) Marcora S et al: Dietary treatment of rheumatoid cachexia with beta-hydroxy-beta-methylbutyrate, glutamine and arginine: a randomised controlled trial. *Clin Nutr* **24**: 442-454, 2005.
44) Katz P et al: Obesity and its measurement in a community-based sample of women with systemic lupus erythematosus. *Arthritis Care Res* **63**: 261-268, 2011.
45) Katz P et al: Impact of obesity on functioning among women with systemic lupus erythematosus. *Arthritis Care Res* **63**: 1357-1364, 2011.
46) Lozovoy MA et al: Inflammatory biomarkers and oxidative stress measurements in patients with systemic lupus erythematosus with or without metabolic syndrome. *Lupus* **20**: 1356-1364, 2011.
47) Rizk A et al: The impact of obesity in systemic lupus erythematosus on disease parameters, quality of life, functional capacity and the risk of atherosclerosis. *Int J Rheum Dis* **15**: 261-267, 2012.
48) Strombeck B, Jacobsson LT: The role of exercise in the rehabilitation of patients with systemic lupus erythematosus and patients with primary Sjogren's syndrome. *Curr Opin Rheumatol* **19**: 197-203, 2007.
49) Prado DM et al: Exercise in a child with systemic lupus erythematosus and antiphospholipid syndrome. *Med Sci Sports Exerc* **43**: 2221-2223, 2011.
50) Prado DM et al: Exercise training in childhood-onset systemic lupus erythematosus: a controlled randomized trial. *Arthritis Res Ther* **15**: R46, 2013.
51) Schakman O et al: Mechanisms of glucocorticoid-induced myopathy. *J Endocrinol* **197**: 1-10, 2008.

第2章　主な疾患の悪液質に対するリハビリテーション栄養

7. 敗血症

> **ポイント**
> ○敗血症罹患後のICU関連筋力低下症発症率は非常に高い.
> ○重症患者においては，ICU入室後24〜48時間以内に経腸栄養を開始することで生命予後を改善できる.
> ○重症患者では積極的なリハを行うことにより離床，人工呼吸からの離脱を早めることができる.

はじめに

　敗血症に焦点を絞った栄養療法に関する研究は世界でも少ない．米国集中治療医学会が出している「Surviving Sepsis Campaing Guideline」の栄養療法の項目をみても一般的な重症患者に関するデータから敗血症患者への栄養療法の推奨を作成している[1]．本項では敗血症の病態とそれによる筋力低下，またICU関連筋力低下症（Intensive Care Unit Associated Weakness; ICUAW）について述べ，重症患者の悪液質に対するリハ栄養について論考する．

敗血症とは

　敗血症は一般的な疾患であるが致死率が高く，また生存後のQOLに影響するため，その対策は急務とされている．敗血症は北米では年間100万人以上が罹患し[2]，死亡率は敗血症全体で14〜20％，重症敗血症で25〜30％，敗血症性ショックで40〜70％にまでのぼる致死的疾患である．ドイツでは重症敗血症の90日死亡率は54％とされており，現在でもICU領域での死因の1位を占めている．
　また，生存後も後遺症は大きく，患者本人のみならず家族の精神的，肉体的ダメージにつながる[3]．海馬の萎縮から認知機能の不可逆的な低下が指摘されており[4]，また，患者の70〜100％にICUAWを発症するとされている[5]．

1. 敗血症の定義
　敗血症は，感染症によって生じた全身性炎症反応症候群（Systemic Inflammatory Response Syndrome; SIRS）と定義される．菌血症のように血液培養で病原体が検出されずとも，全身のどこかに感染があり，それに対する反応でSIRSが生じている場

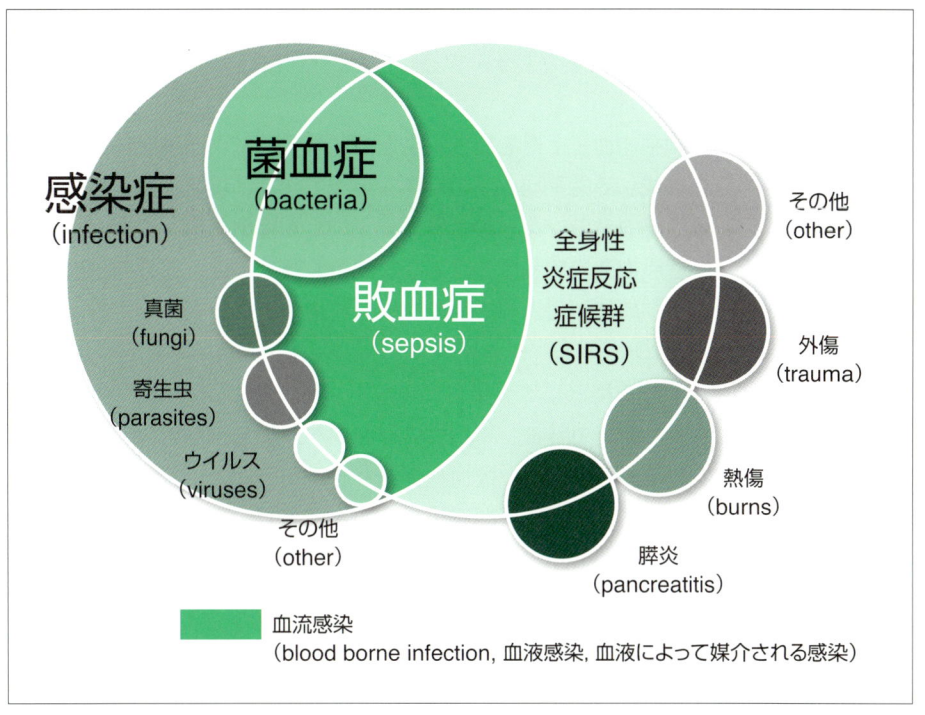

図1 敗血症の定義
敗血症は，感染症によって生じた SIRS（全身性炎症反応症候群）とされる．

(Bone et al, 1992)[6]

合に敗血症と判断される（**図1**）[6]．敗血症のなかで，臓器障害や臓器灌流低下または低血圧を呈する状態を重症敗血症とし，敗血症性ショックは重症敗血症のなかで十分な輸液負荷を行っても低血圧（収縮期血圧＜90mmHg または通常よりも＞40mmHg の低下）が持続するものとされる[7]．前述のとおり，状態が悪化するにつれて死亡率は上がっていく．

なお，次のうちの2項目以上が認められた場合，SIRS と判定される[7]．
① 38℃を超える，もしくは 36℃未満の体温．
② 心拍数 >90/分．
③ 呼吸数 >20/分または $PaCO_2$ ＜ 32torr．
④ 末梢白血球数 ＞ 12,000/mm^3 もしくは ＜ 4,000/mm^3，あるいは未熟型顆粒球 ＞ 10%．

2. 治療一般

敗血症患者の救命には，早期診断のためにできるだけ早い培養検体採取，感染巣のコントロール，およびその後の速やかな抗生剤の開始，輸液負荷を含む全身管理[7]，そして早期の経腸栄養開始が重要と考えられている．特に敗血症性ショックの場合は，Early Goal Directed Therapy（EGDT）に基づき，次に述べる目標に向かって治療開始する．EGDT は，末梢組織に酸素を供給するために全身状態を保つことを第一の目的としている．そのため，組織灌流圧の指標として平均血圧を確保し，組織を灌流している指標としての尿量，循環血液量の指標として中心静脈圧の確保，酸素需給バランスの指標として混合静脈血での酸素飽和度の確保を行う．具体的な目標値は，平均血

圧＞ 65 mmHg，尿量≧ 0.5 mL/ 体重 kg/ 時間，中心静脈圧 8 〜 12 mmHg（上限として 15 mmHg を超えないようにする），混合静脈血あるいは中心静脈血酸素飽和度≧ 70％である．

　治療開始時は平均血圧上昇を指標に主として晶質液による輸液負荷を行うが，目標中心静脈圧を達成しても平均血圧の目標を達成できない場合は昇圧薬（ノルアドレナリンもしくは塩酸ドパミンなどのカテコラミン）を使用する．酸素化および血圧は保たれても混合静脈血酸素飽和度を保てない場合，強心薬による心拍出量増加，輸血によるヘモグロビンの増加によって酸素運搬量を増やすことも考慮する．

3. アセスメント

　上記の EGDT の結果として大量の輸液（4 〜 5L を超えることもまれではない）を行うことになり，カテコラミン不応性のショックが起こった場合はステロイドの使用なども考慮される．そのため，敗血症性ショック後早期の患者は体重の増加および全身の浮腫が著しく，一般的な栄養アセスメントの指標は適応できない．しかし，ASPEN のアセスメントステートメント[8] で示されるところの高度の炎症を伴う状態であり，発症前の状態にかかわらず，栄養療法の対象であることは論を待たない．

炎症状態が全身に与える影響：敗血症から悪液質に陥る機序

　炎症反応は全身の修復に必要な反応であるが，それによる生体への傷害は大きい．生物は種全体の維持のために免疫反応を進化させており，一個体の生存に常に最適な免疫反応を生じるわけではなく，時に一個体には破壊的な反応を示す[9]．単なる飢餓の場合，尿から排泄される窒素は 7g/ 日程度であるが，炎症反応が加わっていると 15g/ 日となり[9]，その結果として筋肉は消耗していく．

　敗血症感染後の反応として，抗原提示細胞が活性化され，TNF-α（Tumor necrosis factor-α），IL-6（Interleukin-6），IL-1（Interleukin-1）などのサイトカイン分泌，内皮細胞や C3a，C5a などの補体の活性化より，フリーラジカルの産生や炎症反応を惹起する．その後，白血球増加，呼吸数増加などの臨床症状が生じ，ICUAW の発症の一因となる（図 2）[10]．炎症に対する防御的な反応として，抗炎症性サイトカイン（IL-10，TGF-β）も生じるが，それによって炎症反応が低く免疫が弱い状態（immunoparalysis）が長引くことがあり，院内感染，ICU 滞在日数の延長，慢性の多臓器不全，死亡率上昇に関連する．この長期化した炎症反応の継続および免疫反応の低下を一つの症候群としてとらえ，PICS（Persisetnt Inflammatory/Immunosuppressive Catabolism Syndrome）と最近は考えられている．PICS の診断基準は以下のとおりである．

・持続性：2 週間以上の ICU 日数もしくは在院日数．
・炎症反応：150μg/dL 以上の CRP 高値もしくはレチノール結合蛋白＜ 10μg/dL．
・免疫抑制：総リンパ球数＜ 800/mm．
・異化状態：アルブミン＜ 3g/dL，クレアチニン身長指数＜ 80％もしくは入院中の 10％以上の体重減少もしくは BMI ＜ 18[11]．

　前述のとおり，敗血症では患者の 70 〜 100％で筋力低下がみられる[12,13]．臨床的には横隔膜や四肢の筋力が健常者の 23 〜 36％程度まで低下する．これらは敗血症患

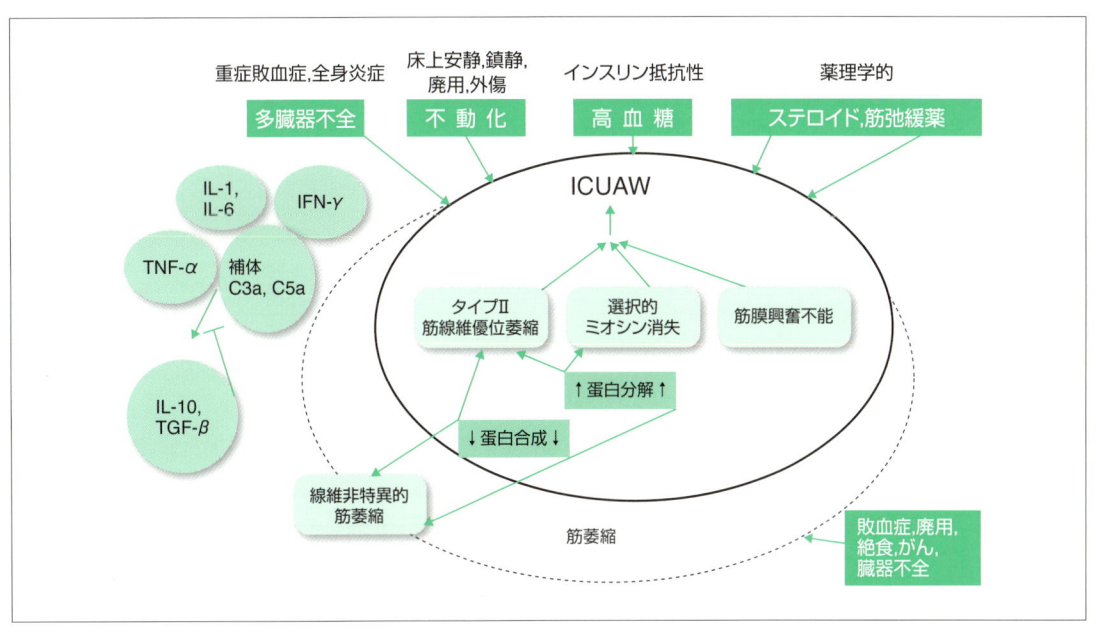

図2 筋萎縮および ICUAW のリスクファクター
　敗血症患者において，両者が重なることも多いが，それぞれ別の概念であり，同意語として考えるべきではない．
ICUAW では筋力低下を合併するが，筋力低下は必ずしも ICUAW と関連しているわけではない．
　ICUAW: ICU 関連筋力低下症，IL-1, IL-6, IL-10: interleukin-1, 6, 10.
　TNF-α: tumor necrosis factor-alpha.
　TGF-β: Tumor growth factor-β. IFN-γ: interferon-gamma. C3a, C5a: Complement 3a, 5s.

(Schefold et al, 2010)[10]を改変

者では生じるが，単なる長期臥床では筋力低下が生じないことから，さまざまなメディエーター[14]の影響があると考えられる．筋肉量の低下は分解の亢進，合成の阻害により生じる．分解に関しては，局所での炎症性サイトカインの影響や多数の発生源からのフリーラジカルの大量産生，カスパーゼおよびカルパインの活性化，ユビキチンプロテアソーム経路の影響が指摘されている．

　蛋白合成の抑制に関しては，IL-1βによる eIF4G および mTOR のリン酸化減少，骨格筋に生じるロイシン抵抗性が蛋白合成の低下に影響するとされている．また，呼吸筋および四肢の筋肉でのミトコンドリアの機能異常による筋肉の生体エネルギーの低下もみられる．

ICU 関連筋力低下症と敗血症

　ICU 関連筋力低下症（ICUAW）とは，重症疾患以外に原因がない筋力低下とされており，重症疾患関連ミオパチー，重症疾患関連ニューロパチー，重症疾患関連ニューロミオパチーを含む．詳細は『サルコペニアの摂食・嚥下障害 リハビリテーション栄養の可能性と実践』（医歯薬出版）を参照いただきたい．

ICUAW の症状，診断
　両側性の筋力低下および筋緊張の低下を示す．下肢に強く現れるが，重症例では四

表　ICUAW の診断基準

> ①重症疾患罹患後に発症した全身の筋力低下であること．
> ②筋力低下は全身性で（近位筋と遠位筋の両方が罹患），左右対称であり，弛緩性で，かつ脳神経はおおむね正常であること（たとえば，表情筋は正常であり左右対称に歪められる）．
> ③24 時間超の間隔をあけて 2 回以上評価したうえで，MRC で評価した筋力の合計点が 48 点未満もしくは平均 MRC が 4 未満であること．
> ④人工呼吸器管理が必要であること．
> ⑤筋力低下の原因として，重症疾患に関連しない疾患が除外されていること．
> 上記の①，②，③に加え，かつ④もしくは⑤を呈すれば ICUAW と診断される．

(Schefold et al, 2010)[10]

肢に生じ得る．脳神経は正常であることが多く，呼吸筋は多くの場合異常である．深部腱反射は正常，減少，消失すべて起こり得る．鑑別診断として，筋弛緩薬の遷延，他の神経筋疾患の存在などを除外する．**表**に診断基準を示した[10]．

　早期診断を行うために，従命可能な患者においては Medical Research Council（MRC）score によって判定を行う．MRC score とは上下肢の筋群を徒手筋力テストにて，筋肉が全く動かない場合は 0，最大の抵抗に対しても正常に収縮できる場合を 5 と点数化する．四肢の 3 つの機能筋領域において，平均 MRC score が 4 未満の場合[15]，もしくは生来健康であった患者においての効き手の握力が男性は 11kg，女性は 7kg 以上低下した場合に ICUAW とする[16]．また，気管挿管，人工呼吸中などで患者の協力が得られない場合は，電気的生理学検査にて ICUAW の診断を行う[17]．

敗血症の治療

　主な治療として，原疾患の治療，栄養療法，リハがあげられる．初期治療については前述のとおり EGDT に基づき，培養採取，抗生剤投与，輸液負荷を中心とした早期のバイタルサインの安定を図る．重症患者の生命予後に関しては早期経腸栄養によって改善すると考えられるが，機能予後に関してはランダム化比較試験において有意な改善をみられたのはリハによる介入を行った研究のみである[18]．

1. 栄養療法

　重症患者の栄養療法にはさまざまなガイドラインがあるが，ガイドライン間でコンセンサスを得ているのは以下の 3 つである．
　①経腸栄養を経静脈栄養よりも優先すること．
　② ICU 入室後早期（24 ～ 48 時間以内）の経腸栄養開始により生命予後を改善すること．
　③血糖値は 150 ～ 180mg/dL 程度の範囲で管理すること．

(1) 経腸栄養（重症患者）

①理論的背景

　重症患者では全身の炎症反応から腸管の透過性が亢進すると考えられており[19]，この腸管透過性亢進と感染症の重症度は比例している[20]．早期経腸栄養では感染症が減少し，その効果は重症度が高い患者においてより大きいと考えられている[21, 22]．そもそも透過性亢進は，好中球やマクロファージを損傷部位に到達させ，そこで組織の

治癒を行うための反応である．しかし，過度の亢進は腸管の正常なバリア機能が傷害され，細菌やエンドトキシンが全身の循環に侵入し，多臓器不全につながると考えられている．

これに対し，早期経腸栄養を行った群では重症患者でみられる糖分吸収の低下を防ぐことが示されており[23]，消化管機能を保つことや腸管免疫が保全されると考えられている．また，腸管の蠕動運動が生じることによる細菌の腸管内滞在時間の短縮，正常細菌叢が増加することによる病的細菌の抑制，分泌型 IgA の分泌による細菌の腸上皮への結合の抑制，ナイーブ CD 4 ヘルパーリンパ球の刺激による免疫寛容の保持により，炎症反応の惹起を抑制する効果もあると考えられている[24]．

② 臨床データ

早期の経腸栄養の有効性はさまざまな臨床データで示されている．ドイツの敗血症患者のデータでは，その 20% のみが経腸栄養だけで管理されていたが，静脈栄養のみの群および混合栄養の群と比して生存率が高かった[25]．わが国の Sepsis registry 調査でも，経腸栄養を使用していた群では生存率が高かった[26]．一般的な重症患者に対するデータでは，メタアナリシスにて早期経腸栄養（ICU 入室 24 時間以内）による生命予後の改善が示されている[27]．

また，血圧が低い患者に対する経腸栄養は，虚血性腸炎の懸念から抵抗が強いが，平均血圧，カテコラミンの使用などに対するエビデンスを示した基準は存在しない．しかし，低血圧の状態では門脈脾臓腸管領域の灌流が低下している可能性も高く，経腸栄養を開始することにより腸管虚血を生じる恐れがあるため，血圧の安定（平均血圧で 60mmHg，収縮期圧で 90mmHg を達成）後に投与開始することが多く，米国集中治療医学会の栄養ガイドラインでも勧められている[28]．

③ ICU 入室後早期の経腸栄養投与量

エネルギー負債が予後悪化に相関があることは以前より知られているが，ICU 入室後，特に初期の投与量に関しては議論があり，初期はむしろ投与量を少なくする，低投与量許容戦略も喧伝されている．これは，初期は trophic feeding（腸管を刺激する程度の経腸栄養）を 5〜6 日間継続し，それ以降は本来必要な投与量に向かって増量していくという戦略である．急性呼吸窮迫症候群（acute respiratory distress syndrome; ARDS）患者において，6 日間の trophic feeding 群と通常の目標量投与群とで比較した研究では生命予後の差はなく[29]，また 1 年後の ADL などの差もなかった[30]．これらのデータは初期投与量を低く保つことを正当化するために使用され得るが，本研究では BMI が 30 ± 8 という高値かつ 53 ± 16 歳という若年であり低栄養に耐え得る症例群であることには注意が必要であり，実際の患者への適応には慎重を期する必要があろう．

(2) 静脈栄養

① エネルギー負債を静脈栄養で抑制することの是非

エネルギー負債を軽減し，予後を改善するために早期の静脈栄養投与が正当化されるか否かには議論がある．EPaNIC trial[31] は早期経腸栄養を施行している多様な ICU 入室患者を対象に，3 日目から経静脈栄養を加えた群と，8 日目から加えた群を比較した研究であるが，早期に静脈栄養を加えた群において生命予後が悪化した．また，この患

者群では早期静脈栄養と筋肉量に関連はなく，筋肉内の脂肪の量は増加した[32]．これらから，静脈栄養によるエネルギー負荷が過度になると筋肉の質が悪化すると考えられる．

これに対し，SPN trial[33]では経静脈栄養を4日目から付加し，過量投与を避けるため間接熱量計を使用し，栄養剤以外のエネルギー投与にも注意を払った結果，感染症の減少が早期静脈栄養群において認められた．

②絶食状態と静脈栄養の比較

これまではICUでの筋肉量の減少に対する栄養療法はあまり変化を与えないと考えられていた．それは観察研究にて栄養バランスの正負と筋肉量の減少に関連がなかったためである．しかし，経腸栄養を行えない患者に対する静脈栄養の影響を検討したデータでは，栄養投与により筋肉量の減少を抑えた[34]．この研究では，平均2.8日の絶食期間群と，ICU入室後平均13時間で研究に登録され，その後平均44分で静脈栄養を開始した群とを比較した．結果として，早期の静脈栄養開始群では，筋肉量の減少が有意に低減した．上腕周囲径，筋肉量の評価，RAND36（the Research and Development 36，身体機能および社会生活上の制限まで考慮した健康上の認識をスコアリングしたもの）では有意に改善したが，臨床的には差がなかった．

以上より，栄養療法は重症患者の機能予後に大きな影響を与えると考えられるが，投与量に関してはいまだ議論がある．できるだけ経腸栄養を行う必要があるが，不可能な場合は絶食を続けるよりは適切な投与量の静脈栄養投与で筋肉をある程度維持できる可能性がある．

(3) 免疫調整栄養

重症患者は重度の酸化障害を受けていることに異論はない．この酸化障害の抑制を期待されている栄養素にグルタミン，抗酸化剤があげられる．また，n-3系脂肪酸も炎症反応抑制効果から予後の改善が期待されている．

①グルタミン，抗酸化剤

グルタミンは血中で最多のアミノ酸であり，重症時に血中濃度が低下し，血中濃度が低い場合，生命予後が悪化する．さらに抗酸化作用をもつグルタチオンの材料であり，リンパ球などのエネルギー源ともなる．

また，ビタミン，セレンなどの抗酸化剤は，過度の炎症反応を低減することで生命予後を改善することが期待されている．

しかしREDOX study[35]では，グルタミン投与群において生命予後が悪化する可能性が指摘され，また抗酸化剤は生命予後に影響を与えなかった．この研究の結果を受け，ショック状態の患者に対するグルタミン投与は推奨されていない．ただ，研究の対象症例の多くがショック患者であったため，ショックに陥っていない患者においては有効な可能性はある．

② n-3系脂肪酸

魚油に含まれるDHA，EPAなどのn-3系脂肪酸は，炎症惹起性プロスタノイド産生を抑え，また代謝されてレゾルビンなど炎症を抑制する物質となる．そして，炎症反応を低減する[36]ことにより，重症患者の予後を改善すると考えられている．早期敗血症患者へのn-3系脂肪酸を多く含む製剤の使用は，敗血症の重症化を減少させ，循環，呼吸不全や人工呼吸が必要になる確率，ICU在室日数も減少した[37]．

また，急性呼吸窮迫症候群を発症している敗血症患者への n-3 系脂肪酸の投与により，在院日数や人工呼吸日数の減少を示した研究があり，n-3 系脂肪酸を含む栄養剤の投与は多数のガイドラインにおいて推奨されている．しかし，コントロール製剤や投与量の問題が指摘されており，通常の製剤と比較した研究では予後に影響を与えなかったというデータもあり，今後の検討が必要である．

2. リハビリテーション

(1) 重症患者におけるリハビリテーション

重症病態においては明確にはなっていないが，炎症反応はリハによって低下するとされる．敗血症による重度の炎症反応に対し，感染源のコントロール，循環呼吸管理に併せて栄養管理やリハによって予後の改善が期待される．また，電気的筋肉刺激（electrical muscle stimulation; EMS）によって筋肉の萎縮を抑制し，プロテアソーム - ユビキチン経路の活性化を軽減し，インスリン様成長因子を刺激したという報告もある[38]．

(2) 具体的な研究

これまでリハの介入により重症患者の機能予後の改善を示した研究は筆者が調べた範囲で 7 つあり，うち 5 つで長期の機能予後が有意に改善している．なお，介入法および時期は研究によって異なっている．

また，早期モビライゼーションを可能にするプロトコルを使用することにより，より早期に立位や歩行が可能になり，人工呼吸からの離脱が早くなり，せん妄の期間も短くなった[39]．別の報告では人工呼吸期間に変化はなかったが，ICU 滞在日数や在院日数が減少した[40]．ADL は立位や歩行距離において早期モビライゼーション群で改善している．

(3) 早期リハビリテーションの内容

Schweikert らの研究[39] をリハの一例として述べる．人工呼吸を開始して 72 時間以内の症例に理学療法士，作業療法士によるリハを開始し，症例の耐容能に合わせ徐々にステップアップしていった．従命不可な症例では関節可動域訓練を四肢に行い，鎮静剤を中止して意志疎通が可能になれば，床上での他動および自動訓練を行った．それも可能になれば，端座位，日常生活動作，座位から立位訓練，椅子や室内便器への移動，足踏み，歩行と進めていった．人工呼吸中でも座位は 78％，立位は 51％，足踏みは 27％，2 歩以上の歩行は 24％，30.5m 歩行は 6％の患者において可能であった．これらのリハは入院前のレベルにまでに機能が回復するか退院するまで続けられた．その結果，介入群での Barthel Index は高く，ADL は有意に改善し，退院時の歩行距離も長く，退院時に ICUAW を呈した症例（MRC スコア < 48 と定義された）は介入群では 31％とコントロール群（49％）よりも低い傾向であった．

(4) 安全性

人工呼吸中など，重症患者に対する早期モビライゼーションのリスクに関しての観察研究を 2 つ示す．4 日を超える人工呼吸を受けている呼吸不全に対する早期リハのリスクを分析した研究では，249 回の歩行を含む 593 回のリハを施行し，1％で有害事象（膝をつく，低酸素血症，栄養チューブ脱落，血圧の変動）が起こったが，いずれも特別な処置を必要としなかった[41]．また，気管挿管，人工呼吸を開始した直後から毎朝鎮静を中止し，理学療法，作業療法を行った研究では，16％に有害事象（低酸素血症，

頻拍，人工呼吸器との同調不良，不穏，不快，頻呼吸，栄養チューブ，直腸チューブ，動脈ラインなどの器具の離脱）が起こったがその半数は生理的反応と考えられた[42]．

以上より，中止基準をあらかじめ設定したうえでの早期モビライゼーションは有効かつ安全と考えられている．

その他のICUAWのリスク因子

(1) 血糖コントロール

重症敗血症では血糖値の上昇がよくみられる．かつて血糖値を厳格にコントロール（90〜110mg/dL）したところICUAWのリスクが減少したと報告されたが[43]，その後の研究では厳格なコントロールを行うと死亡率が上昇し，かつICUAWのリスクは低減しないことがわかった[44]．また，筋肉の分解の促進も変化しないことも報告されている[45]．

(2) ステロイド

ステロイドの使用は以前よりICUAW発症のリスクファクターとなることが指摘されてきたが[46]，その後のメタアナリシスでは明確な関係が指摘できないことが明らかになっている[47]．投与量に影響される可能性もあり，今後の研究が待たれるところである．

(3) 筋弛緩薬使用

筋弛緩薬の使用により，ICUAWのリスクが上昇することが指摘されており[48]，まだ確定したとはいえないが注意深い使用が求められる．

おわりに

敗血症とICUAWの関係およびその予防，治療について概説した．敗血症は発症の頻度が高くかつ致命的な疾患であり，抗生剤の投与，輸液負荷を迅速に行い，バイタルサインを安定化した後に早期経腸栄養，早期リハを行っていくことが肝要である．免疫栄養でのICUAWの予防に関してのデータがなく，これからの研究が待たれるところである．

（東別府直紀）

文献

1) Dellinger RP et al; Surviving Sepsis Campaign Guidelines Committee including the Pediatric Subgroup: Surviving sepsis campaign: international guidelines for management of severe sepsis and septic shock: 2012. *Crit Care Med* **41**:580-637, 2013.
2) Martin GS et al: The epidemiology of sepsis in the United States from 1979 through 2000. *N Engl J Med* **348**:1546-1554, 2003.
3) Rosendahl et al: Physical and mental health in patients and spouses after intensive care of severe sepsis: a dyadic perspective on long-term sequelae testing the Actor-Partner Interdependence Model. *Crit Care Med* **41**:69-75, 2013.
4) Semmler A et al: Persistent cognitive impairment, hippocampal atrophy and EEG changes in sepsis survivors. *J Neurol Neurosurg Psychiatry* **84**:62-69, 2013.
5) Khan J et al: Early development of critical illness myopathy and neuropathy in patients with severe sepsis. *Neurology* **67**:1421-1425, 2006.
6) Bone RC et al: Definitions for sepsis and organ failure and guidelines for the use of

innovative therapies in sepsis. The ACCP/SCCM Consensus Conference Committee. American College of Chest Physicians/Society of Critical Care Medicine. *Chest* **101**: 1644-1655, 1992.

7) 日本集中治療医学会 Sepsis Registry 委員会：日本版敗血症診療ガイドライン．日集中医誌 **20**:124-173, 2013.

8) White JV et al ; Malnutrition Work Group; A.S.P.E.N. Malnutrition Task Force; A.S.P.E.N. Board of Directors: sensus statement: Academy of Nutrition and Dietetics and American Society for Parenteral and Enteral Nutrition: characteristics recommended for the identification and documentation of adult malnutrition (undernutrition). *JPEN J Parenter Enteral Nutr* **36**:275-283, 2012.

9) Soeters PB, Grimble RF: Dangers, and benefits of the cytokine mediated response to injury and infection. *Clin Nutr* **28**:583-596, 2009.

10) Schefold JC et al: Intensive care unit-acquired weakness (ICUAW) and muscle wasting in critically ill patients with severe sepsis and septic shock. *J Cachexia Sarcopenia Muscle* **1**:147-157, 2010.

11) Gentile LF et al: Persistent inflammation and immunosuppression: a common syndrome and new horizon for surgical intensive care. *J Trauma Acute Care Surg* **72**:1491-1501, 2012.

12) Witt NJ et al: Peripheral nerve function in sepsis and multiple organ failure. *Chest* **99**:176-184, 1991.

13) Tennila A et al: Earlysigns of critical illness polyneuropathy in ICU patients with systemic inflammatory response syndrome or sepsis. *Intensive Care Med* **26**:1360-1363,2000.

14) Eikermann M et al: Muscle force and fatigue in patients with sepsis and multiorgan failure. *Intensive Care Med* **32**:251-259, 2006.

15) Stevens RD et al: A framework for diagnosing and classifying intensive care unit-acquired weakness. *Crit Care Med* **2037**: S299-308, 2009.

16) Latronico N, Rasulo FA: Presentation and management of ICU myopathy and neuropathy. *Curr Opin Crit Care* **16**:123-127, 2010.

17) Weber-Carstens S et al: Nonexcitable muscle membrane predicts intensive care unit-acquired paresis in mechanically ventilated, sedated patients. *Crit Care Med* **37** : 2632-2637, 2009.

18) Calvo-Ayala E et al: Interventions to improve the physical function of ICU survivors: a systematic review. *Chest* **144**: 1469-1480, 2013.

19) Hietbrink F et al: Systemic inflammation increases intestinal permeability during experimental human endotoxemia. *Shock* **32**:374-378, 2009.

20) Ziegler TR et al: Increased intestinal permeability associated with infection in burn patients. *Arch Surg* **123**:1313-1319, 1998.

21) Khalid I et al: Early enteral nutrition and outcomes of critically ill patients treated with vasopressors and mechanical ventilation. *Am J Crit Care* **19**:261-268, 2010.

22) Artinian V et al: Effects of early enteral feeding on the outcome of critically ill mechanically ventilated medical patients. *Chest* **129**:960-967, 2006.

23) Nguyen NQ et al: Delayed enteral feeding impairs intestinal carbohydrate absorption in critically ill patients. *Crit Care Med* **40**: 50-54, 2012.

24) McClave SA, Heyland DK: The physiologic response and associated clinical benefits from provision of early enteral nutrition. *Nutr Clin Pract* **24**:305-315, 2009.

25) Elke G et al ; German Competence Network Sepsis (SepNet): Current practice in nutritional support and its association with mortality in septic patients--results from a national, prospective, multicenter study. *Crit Care Med* **36**: 1762-1767, 2008.

26) 日本集中治療医学会 Sepsis Registry 委員会：日本集中治療学会第 1 回 Sepsis Registry 調査－2007 年の重症敗血症および敗血症性ショックの診療結果報告．日集中医誌 **20**：329-334，2013.

27) Doig GS et al: Early enteral nutrition, provided within 24 h of injury or intensive care unit admission,significantly reduces mortality in critically ill patients: a meta-analysis of randomised controlled trials. *Intensive Care Med* **35**:2018-2027, 2009.

28) McClave SA et al; A.S.P.E.N. Board of Directors; American College of Critical Care Medicine; Society of Critical Care Medicine: Guidelines for the Provision and

Assessment of Nutrition Support Therapy in the Adult Critically Ill Patient: Society of Critical Care Medicine (SCCM) and American Society for Parenteral and Enteral Nutrition (A.S.P.E.N.). *JPEN J Parenter Enteral Nutr* **33**:277-316, 2009.
29) National Heart, Lung, and Blood Institute Acute Respiratory Distress Syndrome (ARDS) Clinical Trials Network, Rice TW et al: Initial trophic vs full enteral feeding in patients with acute lung injury: the EDEN randomized trial. *JAMA* **307**:795-803, 2012.
30) Needham DM et al ; NIH NHLBI ARDS Network: One year outcomes in patients with acute lung injury randomised to initial trophic or full enteral feeding: prospective follow-up of EDEN randomised trial. *BMJ* **346**: f15322, 2013.
31) Casaer MP et al: Early versus late parenteral nutrition in critically ill adults. *N Engl J Med* **365**:506-517, 2011.
32) Casaer MP et al: Impact of Early Parenteral Nutrition on Muscle and Adipose Tissue Compartments During Critical Illness. *Crit Care Med* **2013** [Epub ahead of print]
33) Heidegger CP et al: Optimisation of energy provision with supplemental parenteral nutrition in critically ill patients: a randomised controlled clinical trial.*Lancet* **381**: 385-393, 2013.
34) Doig GS et al ; Early PN Investigators of the ANZICS Clinical Trials Group: Early parenteral nutrition in critically ill patients with short-term relative contraindications to early enteral nutrition: a randomized controlled trial. *JAMA* **309**: 2130-2138, 2013.
35) Heyland D et al ; Canadian Critical Care Trials Group: A randomized trial of glutamine and antioxidants in critically ill patients. *N Engl J Med* **368**: 1489-1497, 2013.
36) Barros KV et al: Pharmaconutrition: Acute Fatty Acid Modulation of Circulating Cytokines in Elderly Patients in the ICU. *JPEN J Parenter Enteral Nutr*. **2013** [Epub ahead of print]
37) Pontes-Arruda A; Investigating Nutritional Therapy with EPA, GLA and Antioxidants Role in Sepsis Treatment (INTERSEPT) Study Group: Enteral nutrition with eicosapentaenoic acid, γ-linolenic acid and antioxidants in the early treatmentof sepsis: results from a multicenter, prospective, randomized, double-blinded,controlled study: the INTERSEPT study. *Crit Care* **15**:R144, 2011.
38) Gerovasili V et al: Electrical muscle stimulation preserves the muscle mass of critically ill patients: a randomized study. *Crit Care* **13**: R161, 2009.
39) Schweickert WD et al: Early physical and occupational therapy in mechanically ventilated, critically ill patients: a randomised controlled trial. *Lancet* **373**: 1874-1882, 2009.
40) Morris PE et al: Early intensive care unit mobility therapy in the treatment of acute respiratory failure. *Crit Care Med* **36**: 2238-2243, 2008.
41) Bailey P et al: Early activity is feasible and safe in respiratory failure patients. *Crit Care Med* **35**: 139-145, 2007.
42) Pohlman MC et al: Feasibility of physical and occupational therapy beginning from initiation of mechanical ventilation. *Crit Care Med* **38**: 2089-2094, 2010.
43) Van den Berghe G et al: Insulin therapy protects the central and peripheral nervous system of intensive care patients. *Neurology* **64**: 1348-1353, 2005.
44) Finfer S et al: Intensive versus conventional glucose control in critically ill patients. *N Engl J Med* **360**: 1283-1297, 2009.
45) Derde S et al: Muscle atrophy and preferential loss of myosin in prolonged critically ill patients. *Crit Care Med* **40**: 79-89, 2012.
46) De Jonghe B et al: Paresis acquired in the intensive care unit: a prospective multicenter study. *JAMA* **288**: 2859-2867, 2002.
47) Stevens RD et al: Neuromuscular dysfunction acquired in critical illness: a systematic review. *Intensive Care Med* **33**: 1876-1891, 2007
48) Segredo V et al: Persistent paralysis in critically ill patients after long-term administration of vecuronium. *N Engl J Med* **327**: 524-528, 1992.

索引

あ

アグーチ関連蛋白……18
悪液質……2, 22, 42, 80
　　──の診断基準……3
　　──のステージ……6, 7
　　──の定義……3, 4
アクティブサイクル呼吸法……75
握力……54
アコチアミド塩酸塩……46
アダリムマブ……156
アンギオテンシンⅡ……25
アンギオテンシン変換酵素阻害薬……25
一側嚥下……74
遺伝子型……8
イトプリド塩酸塩……46
インスリン抵抗性……26, 144
インスリン抵抗性改善薬……146
インフリキシマブ……156
運動仮説モデル……57
運動処方……119
運動療法……53
エイコサペンタエン酸……49
衛星細胞……15
栄養・薬物療法……83
栄養カウンセリング……63, 81
栄養関連サルコペニア……12
栄養療法……60
エタネルセプト……156
エルゴジェニックエイド……158
嚥下関連筋群……70
嚥下造影検査……73
嚥下内視鏡検査……72
炎症性サイトカイン……19
オートファジー経路……14

か

外来緩和ケア管理料……34
化学療法……92, 94
活動関連サルコペニア……12
加齢性サルコペニア……12
がん……71, 78
がん悪液質……3
　　──のマネジメント・アルゴリズム……66, 67
がん関連倦怠感……106, 112
がん関連性体重減少……78
肝機能障害……144
肝硬変……144, 145
肝疾患運動療法プログラム……150
患者教育……128
関節リウマチ……153
感染症……41
がん対策基本法……33
がん対策推進基本計画……33
カンナビノイド……46, 48
肝庇護薬……147
がん免疫栄養療法……88
がんリハチーム……109
がんリハビリテーション……106, 107
　　──の病期……108
緩和ケア……29, 30
緩和ケア診療加算……32
急性肝炎……144
急性腎障害……133
強制呼出手技……75
強皮症……158
筋萎縮……25
筋仮説……116
筋力……54
グルココルチコイド……26, 46
グルタミン……168
グレリン……21, 50
経口的栄養補充……89
経腸栄養……166
経腸栄養剤……87
外科周術期……85
結合組織病……153
原発性（一次性）サルコペニア……11
抗IL-6受容体抗体……157
抗うつ薬……47
抗炎症……47
抗炎症性サイトカイン……20
抗がん剤……96
高強度負荷……127
口腔衛生……101
口腔カンジダ症……103
口腔乾燥……103
口腔ケア……101
口腔粘膜炎……102
膠原病……153
抗酸化剤……146, 168
抗酸化物質……127
口臭……103
黄体ホルモン類……48
抗ヒトTNF-αモノクローナル抗体……153
抗不安薬……47
コカイン・アンフェタミン調節転写産物……19
呼吸理学療法……75
呼吸リハ……126
国際生活機能分類……38, 110
コルチコステロイド……50

さ

最大酸素摂取量……55
サイトカイン……19
サイトカイン抑制薬……47
酢酸メゲステロール……48
酢酸メドロキシプロゲステロン……48
サリドマイド……47, 49
サルコペニア……11, 23, 124, 145
　　──の分類……12
サルコペニア肥満……21, 37, 137
酸化ストレス……123, 124
持久性トレーニング……58
脂質異常症治療薬……146
脂質代謝……25
施設ホスピス（緩和ケア病棟）……32
疾患修飾性抗リウマチ薬……156
疾患関連サルコペニア……12
室傍核……19
周術期口腔機能管理……104, 105
周術期リハ……111
重症疾患関連ニューロミオパチー……165
重症疾患関連ニューロパチー……165
重症疾患関連ミオパチー……165
術前栄養管理……86
消化管運動改善薬……46
静脈栄養……89, 167
食事指導……138
食思不振……34, 35
食欲促進……46
食欲促進薬……46
食欲調節……18
食欲不振患者アセスメントシート……62
神経ペプチドY……18
心臓悪液質……115
腎臓体操……139
腎臓リハ……142
身体機能評価……108
心不全のステージ分類……117
心理障害……65
心理評価……66
心理療法……65
ステロイドミオパチー……158
精神療法……82
成長ホルモン……15
成長ホルモン分泌促進因子受容体……21
生物学的製剤……156
摂食・嚥下機能評価……71
摂食・嚥下訓練……74
摂食・嚥下障害……70

173

舌前方保持嚥下訓練……74
セロトニン……19
前悪液質……6, 42, 80
全身持久力……55
全身性エリテマトーデス……158
全身性炎症……123
全身性炎症反応症候群……162
全人的苦痛（トータルペイン）
……31, 35
選択的アンドロゲン受容体修飾剤
……51
せん妄……68
早期モビライゼーション……169

た
ダイナペニア……53
炭水化物代謝……25
蛋白質代謝……25
チーム医療……42
中枢性メカニズム……20
長時間作用型吸入β2刺激薬……126
長時間作用型抗コリン薬……126
治療域……94
つらさと支障の寒暖計……67
低強度負荷……127
適応障害……65
テストステロン……48, 51, 127
糖の脂肪変換……148
頭部挙上訓練……74
遠のき現象……65
徒手筋力テスト……55
トシリズマブ……157

な
二次性栄養障害……60
二次性サルコペニア……11
日本リハビリテーション栄養研究会
……43
ネスファチン……118

は
肺悪液質……122
敗血症……162
廃用症候群……53
バルーン法……74
非アルコール性脂肪性肝炎……144
非アルコール性脂肪性肝疾患……146
非侵襲的陽圧換気療法……126
非ステロイド性抗炎症薬……50
ビタミンD……127
ビタミンE製剤……146
表現型……8

標準化蛋白異化率……136
標準化蛋白窒素出現率……136
不応性悪液質……7, 42, 80
副作用……95
副腎皮質刺激ホルモン放出ホルモン……19
フレイルティ……39, 56
ブローイング訓練……74
プロオピオメラノコルチン……19
プロゲスチン……48
プロゲステロン……46
分岐鎖アミノ酸……25, 40, 47
包括的がん医療……31
歩行速度……57
ホスピス……29
ホスピスケア……29

ま
マクロオートファジー……14
末期腎不全……136
末梢性メカニズム……21
慢性肝炎……145
慢性腎臓病……133
慢性心不全……41, 71, 115
慢性腎不全……71, 133
慢性閉塞性肺疾患……41, 70, 122
ミオスタチン-Smad3経路……15
ミルタザピン……47
無酸素性作業閾値……55
メトクロプラミド……46
メトトレキサート……153
メラトニン……47
メラノコルチン4型受容体……19
免疫栄養療法……87, 98
免疫調整栄養……168
メンデルソン手技……74
モサプリドクエン酸塩……46

や
薬物療法……45
薬理学的介入……46
誘発性体重減少……78
ユビキチン-プロテアソーム経路
……14
横向き嚥下……74

ら
リウマチ悪液質……154
リウマチ悪液質性肥満……154
六君子湯……46, 50
リハビリテーション……82
リハビリテーション栄養……37

レジスタンストレーニング……58
レプチン……21, 50
ロイシン……25, 40

わ
ワシントン定義……3

数字
3-ヒドロキシイソ酪酸……157
5-HT2CR……19
6分間歩行テスト……56

A
acute kidney injury（AKI）……133
agouti-related protein（AgRP）
……19
alpha-melanocyte-stimulating hormone（α-MSH）……19
AngⅡ……25

B
BCAA……25, 40, 47
BCAA/チロシンモル比……145
beta-hydroxy-beta-methylbutyrate（HMB）……157
BTR……145

C
cancer related fatigue（CRF）
……106
CAWL……78
chronic kidney disease（CKD）
……133
CIWL……78
CKDの重症度分類……138
cocaine and amphetamine-regulated transcript（CART）
……19
Confusion Assessment Method（CAM）……68
COPD……41, 70, 122
corticotropin releasing factor（CRF）……19
CRF受容体2（CRFR2）……20

D
Delirium Rating Scale-R-98（DRS-R-98）……68
Delirium Screening Tool（DST）
……68
DMARDs……156

E

Early Goal Directed Therapy (EGDT) ……163
ECOG Performance Status Scale (PS) 日本語版……109
end-stage renal disease (ESRD) ……136
EPA……49
ERAS®……87, 88, 89, 111

F

Fischer 比……145
FITT……126
frailty……39, 56

G

genotype……8
Geriatric Nutritional Risk Index (GNRI) ……137
Glasgow Prognostic Score (GPS) ……97
growth hormone secretagogue receptor-1a (GHSR-1a) ……22

H

Hospital Anxiety and Depression Scale (HADS) ……67

I

ICF……38, 110
ICU 関連筋力低下症……162, 165
IGF-1/IGFBP-1 比……155
immune-enhancing diet (IED) ……87
immune-modulating enteral diet (IMD) ……87
Intensive Care Unit Associated Weakness (ICUAW) ……162

K

Karnofsky Performance Scale (KPS) ……109
Karvonen の式……119

L

lipid mobilizing factor (LMF) ……5, 25, 49

M

melanocortin-4 receptor (MC4R) ……19
Memorial Delirium Assessment Scale (MDAS) ……68
METs……39, 58
MIA (malnutrition, inflammation and atherosclerosis) 症候群……134
MMT……55
MRC score……166
MTX……153
myostatin……15

N

n-3 系脂肪酸……168
NASH activity score (NAS) ……146
neuropeptide Y (NPY) ……18
Non-alcoholic steatohepatitis (NASH) ……144
Nonalcoholic fatty liver disease (NAFLD) ……146
noninvasive positive pressure ventilation (NPPV) ……126
nPCR……136
nPNA……136
NPPV……129
Nuclear factor erythroid 2-related factor 2 (Nrf2) ……123
N-アセチルシステイン……127

O

oncologic emergency……90
oral nutritional supplements (ONS) ……89, 90, 112

P

palliative care……30
paraventricular nucleus (PVN) ……19
Patient Centered Outcome……83
performance status (PS) ……93
Persisetnt Inflammatory/Immunosuppressive Catabolism Syndrome (PICS) ……164
PEW の診断基準……135
pharmaconutrition……87
phenotype……8
PI 3-k-Akt-mTOR 経路……12
POMC/CART ニューロン……19
PPAR アゴニスト……157
pro-opiomelanocortin (POMC) ……19
protein-energy wasting (PEW) ……133
proteolysis-inducing factor (PIF) ……5, 25, 49

S

sarcopenic obesity……21, 37, 137
SARM……51
Scored Patient-Generated Subjective Global Assessment (PG-SGA) ……60, 61
Self-rating Depression Scale (SDS) ……68
Shaker 法……74
Short Physical Performance Battery (SPPB) ……56
STARS-MRTF-A-SRF 経路……13
State-Trait Anxiety Inventory (STAI) ……68
Systemic Inflammatory Response Syndrome (SIRS) ……162
systemic lupus erythematosus (SLE) ……158

T

the Research and Development 36 (RAND36) ……168
Timed Up & Go Test……57
TNF 阻害薬……156
trophic feeding……167

V

VE……72
VF……73

ギリシア文字

αメラニン細胞刺激ホルモン……19
γ-aminobutyric acid (GABA) ……19
γ-アミノ酪酸……19

【編著者略歴】

荒金 英樹(あらがね ひでき)

1992年	京都府立医科大学医学部卒業
1992年	京都府立医科大学第一外科
1993年	済生会京都府病院外科
1996年	京都府立医科大学消化器外科
2000年	愛生会山科病院外科医長
2004年	愛生会山科病院消化器外科部長
	現在に至る

E-mail: hidearagane@gmail.com

若林 秀隆(わかばやし ひでたか)

1995年	横浜市立大学医学部卒業
1995年	日本赤十字社医療センター内科研修医
1997年	横浜市立大学医学部附属病院リハビリテーション科
1988年	横浜市総合リハビリテーションセンターリハビリテーション科
2000年	横浜市立脳血管医療センターリハビリテーション科
2003年	済生会横浜市南部病院リハビリテーション科医長
2008年	横浜市立大学附属市民総合医療センターリハビリテーション科助教
2017年	横浜市立大学附属市民総合医療センターリハビリテーション科講師
	現在に至る

E-mail：noventurenoglory@gmail.com
リハビリテーション栄養・サルコペニアブログ：http://rehabnutrition.blogspot.com/

悪液質とサルコペニア
リハビリテーション栄養アプローチ　　ISBN978-4-263-21441-1

2014年2月25日　第1版第1刷発行
2017年5月15日　第1版第3刷発行

編著者　荒金　英樹
　　　　若林　秀隆
発行者　白石　泰夫
発行所　医歯薬出版株式会社

〒113-8612　東京都文京区本駒込1-7-10
TEL．(03)5395-7628(編集)・7616(販売)
FAX．(03)5395-7609(編集)・8563(販売)
http://www.ishiyaku.co.jp/
郵便振替番号　00190-5-13816

乱丁，落丁の際はお取り替えいたします　　印刷・第一印刷所／製本・皆川製本所
© Ishiyaku Publishers, Inc., 2014. Printed in Japan

本書の複製権・翻訳権・翻案権・上映権・譲渡権・貸与権・公衆送信権(送信可能化権を含む)・口述権は，医歯薬出版(株)が保有します．
本書を無断で複製する行為(コピー，スキャン，デジタルデータ化など)は，「私的使用のための複製」などの著作権法上の限られた例外を除き禁じられています．また私的使用に該当する場合であっても，請負業者等の第三者に依頼し上記の行為を行うことは違法となります．

JCOPY <(社)出版者著作権管理機構 委託出版物>
本書をコピーやスキャン等により複製される場合は，そのつど事前に(社)出版者著作権管理機構(電話03-3513-6969，FAX 03-3513-6979，e-mail：info@jcopy.or.jp)の許諾を得てください．

サルコペニアの摂食・嚥下障害
リハビリテーション栄養の可能性と実践

若林秀隆・藤本篤士　編著

- B5判　234頁
- 定価(本体4,400円＋税)
- ISBN978-4-263-21869-3

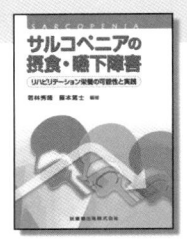

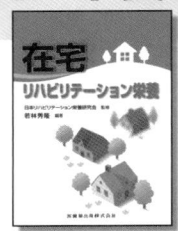

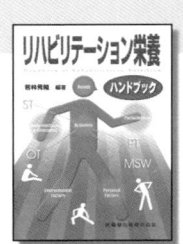

PT・OT・STのための リハビリテーション栄養
栄養ケアがリハを変える

第2版

若林秀隆　著

- B5判　124頁
- 定価(本体3,200円＋税)
- ISBN978-4-263-21530-2

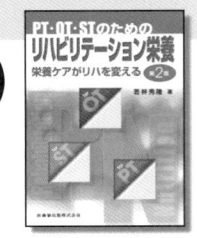

在宅 リハビリテーション栄養

日本リハビリテーション栄養研究会　監修
若林秀隆　編著

- B5判　160頁
- 定価(本体3,400円＋税)
- ISBN978-4-263-21944-7

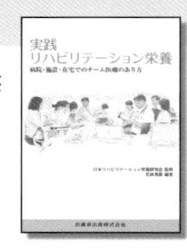

認知症の リハビリテーション栄養

若林秀隆　編著

- B5判　200頁
- 定価(本体4,000円＋税)
- ISBN978-4-263-21493-0

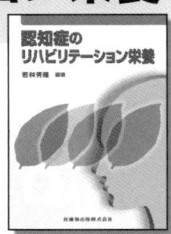

リハビリテーションに役立つ栄養学の基礎

栢下　淳・若林秀隆　編著

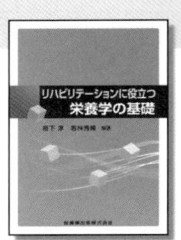

- B5判　184頁
- 定価(本体3,800円＋税)
- ISBN978-4-263-21438-1

実践リハビリテーション栄養
病院・施設・在宅での チーム医療のあり方

日本リハビリテーション栄養研究会　監修
若林秀隆　編著

- B5判　142頁
- 定価(本体3,400円＋税)
- ISBN978-4-263-21229-5

リハビリテーション栄養 ハンドブック

若林秀隆　編著

- B6判　292頁
- 定価(本体3,600円＋税)
- ISBN978-4-263-21863-1

リハビリテーション栄養 ケーススタディ
臨床で成果を出せる30症例

若林秀隆　編著

- B5判　180頁
- 定価(本体3,600円＋税)
- ISBN978-4-263-21867-9

医歯薬出版株式会社　〒113-8612 東京都文京区本駒込1-7-10　TEL03-5395-7610　FAX03-5395-7611　http://www.ishiyaku.co.jp/

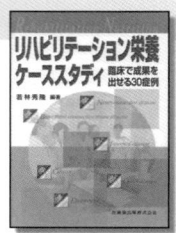